胡兰贵简介

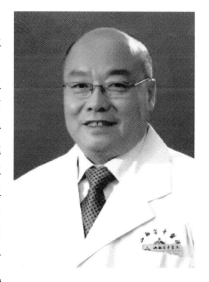

胡兰贵，男，汉族，山西省太原市人。主任医师，教授，博士研究生导师，第五批全国老中医药专家学术经验继承工作指导老师，山西省名中医。

胡兰贵师承朱进忠老先生，1991年其独立著书立说，1993年破格晋升为副主任医师，1996年被确定为第二批全国老中医药专家朱进忠学术经验继承人，2000年晋升主任医师，2004年参加国家中医药管理局第一批优秀中医临床人才研修项目，被授予"全国优秀中医临床人才"称号，2012年被确定为第五批全国老中医药专家学术经验继承工作指导老师，2017年被授予第二批"山西省名中医"称号。他曾历任山西省中医院和平分院副院长，山西省中医药学会常务理事，山西省中医药学会内科专业委员会副主任委员，山西省中西医结合学会风湿病专业委员会副主任委员，《世界中医药》杂志编委，《河北中医》杂志编委，中国管理科学研究院学术委员会特约研究员，中华中医药学会继续教育委员会委员。

胡教授工作在中医教学与临床一线约五十载，有着丰富的临床经验和精深的理论造诣，对内科疑难病的诊治规律、风湿病的临床研究和治疗、治未病理念和辨证论治方法学的研究尤有建树，擅长应用中医经典理论治疗内科疑难病、风湿病；尤其在治未病方面独树一帜，擅长应用膏方防治内科疑难病；还率先采用了现代工艺制作贴脐剂治疗内科和儿科疾病。他提出"疑难病辨证以脉为根""风湿病从五脏论治"等学术观点。胡教授不仅在工作中兢兢业业，竭诚为患者诊病治病，还热心于中医的公众健康教育事业，受电视台邀请多次做客健康栏目，得到广大观众的一致好评，并从2010年起作为《健康时间·话说中医》的主讲人。他主持完成"十五"国家重点科技攻关项目课题1项"名老中医学术思想、经验传承研究"，省级课题3项，报批新药2个。出版了《临证效验秘方》《神方仙方灵验方》《中成药应用必备》《朱进忠临床经验传承》等26部著作。在国内外期刊发表论文30余篇。

胡 娜 简 介

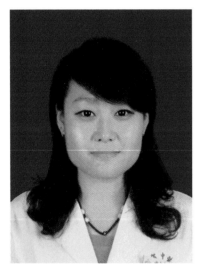

胡娜，女，汉族，山西省太原市人。自幼受外祖父朱进忠、父亲胡兰贵的熏陶，热爱中医，于2001年考入山西中医学院（现山西中医药大学）中医临床专业就读本科，常随同外祖父朱进忠、父亲胡兰贵出诊，对中医汤头、中医经典"滚瓜烂熟"。又于2006年考入山西省中医药研究院，攻读硕士研究生学位。2009年获得硕士学位后就职于山西省中医药研究院肝病科。2019年考入上海中医药大学，攻读博士研究生学位。临床主攻肝硬化的研究与治疗，擅长肝病的中医治疗。

完成"十五"国家重点科技攻关项目"名老中医学术思想、经验传承研究"课题1项，该项目荣获山西省科技进步奖三等奖。完成国家中医药管理局"名老中医朱进忠工作室的建设"项目；山西省科技攻关项目"东垣益气膏对肺气虚证防治机制的研究"；山西省卫生厅"朱进忠学术流派传承工作室项目建设"项目；山西省中医药研究院院级课题"肝痛贴治疗肝郁血瘀型胁痛的临床观察"。在国家核心期刊发表了《朱进忠以脉为根辨证论治的经验》《胡兰贵教授应用经方治疗疑难病的经验》等具有代表性的论文10余篇。主编《朱进忠临床经验传承》，参编《明医之路，道传薪火》《中医临证五十年心得录》《药物集成》《甲子回眸》等著作。

胡兰贵临证效验秘方

第 2 版

胡兰贵　胡　娜　编著

科　学　出　版　社

北　京

内 容 简 介

本书根据胡兰贵教授约 50 年的临床、教学经验汇编总结而成。全书以病种用方的方式介绍了其在临床实践中屡用屡效的经方、家传秘方、个人经验方和协议处方 400 余首。本书是总结了多年临床经验而成，方剂编排按方名、组成（含剂量）、力歌、证型、指征、注意（包括加减用药）来阐述，以利于读者掌握与应用。

本书内容翔实，具科学性、可读性、实用性，且有其临床实践经验的独特之处，可供中医院校师生、临床医师及中医爱好者阅读使用。

图书在版编目（CIP）数据

胡兰贵临证效验秘方 / 胡兰贵，胡娜编著. — 2 版. — 北京：科学出版社，2024.6
ISBN 978-7-03-078215-1

Ⅰ.①胡… Ⅱ.①胡…②胡… Ⅲ.①秘方-汇编 Ⅳ.①R289.2

中国国家版本馆 CIP 数据核字（2024）第 057727 号

责任编辑：郭海燕 孙 曼 / 责任校对：杨 赛
责任印制：徐晓晨 / 封面设计：图悦社

科 学 出 版 社 出版
北京东黄城根北街 16 号
邮政编码：100717
http://www.sciencep.com

北京九州迅驰传媒文化有限公司印刷
科学出版社发行 各地新华书店经销
*
1999 年 7 月第 一 版 开本：787×1092 1/16
2024 年 6 月第 二 版 印张：14 1/2 插页：1
2024 年 6 月第 次印刷 字数：350 000
定价：**118.00 元**
（如有印装质量问题，我社负责调换）

前　言

随着社会不断地进步发展，人们的生活水平相应也在不断地提高，以前常发生的病证渐渐减少或被治愈，甚至消失，但同时又增加了前所未有的新病证，因此，医者们需要不断深思解决问题的方法：是固守于已有的经验方，还是探索寻找新的思路、新的治疗方案？依据最为朴实的长期临床实践，我们不难发现，中医药时时刻刻都在为人们的健康做无私奉献，做最有底气的安全保障。

作为健康保障的方法有很多种，其中中医手段包括中药内服、中药外用、中医心理诊疗、中医针灸、中医按摩等诸多行之有效的方法。其中占有很大比重的当属中药的运用，有的一味药就是一个方，即我们所说的单方，有的两味药也是一个方，也有多味药物组成的方。这些大大小小、功效不同的方剂，都是经过长时间考验保存下来的，形成我们现在所认知的经典方剂、经验方剂、家传秘方等。近年来国家中医药管理局大力倡导"传承精华，守正创新"的理念，为中医药事业的发展提供优越条件。其中许多方剂，方精药专，方便有效，被广泛流传。如果运用得当，能解急难，救危困，起沉疴。

本书是胡兰贵教授约 50 年的临床与教学经验的总结。胡兰贵教授体会到抓主症、用经方、经方能治大病、经方能治怪病的深刻含义，特定的症状、特定的证型应用特定的方剂的理念。胡兰贵教授特将临床实践中屡用屡效的经方、家传秘方、个人经验方和临床应用的协议处方、膏方，按病种用药的方式汇编整理，总结临床经验和常用方剂为"胡兰贵协议处方"内容部分，重点列出每一个协议处方的汤方辨证，每一个协议处方所包含的方剂有哪些，更重要的是突出了思维秘诀。

全书内容包括内科、男科、外科、皮肤科、妇科、儿科、五官科疾病七部分临床疾病诊疗经验，另将胡兰贵临床协议方、胡兰贵常用膏方列专章进行介绍，是一部将科别、病种、病证、病因、方剂和注意事项融为一体的临床书籍。书中选病 130 余种，都是各科的常见病、多发病、疑难症，利于查找；方剂 400 余首，方剂编排按方名、组成（含剂量）、方歌、证型、指征、注意（包括加减用药）来阐述。增补了临证协议方 16 首，包括了组成（含剂量）、汤方辨证、所包含的方剂、思维秘诀。另有常用膏方 13 首，介绍了每首膏方的适用人群，充分体现了中医治未病的思想。以见病知方、知药，且知剂量，知随症加减；许多重要方剂，书中反复出现，体现了中医独特的异病同治理论。由于水平有限，本书不足之处在所难免，敬请同道们批评指正。

本书方剂中有犀角，根据国家有关规定，此药现均用水牛角代之。因本书所用为古方，为保全古方原貌未作删改，但临床用药应改用水牛角，在此特此说明。

本次出版得到了山西省中医院胡兰贵名医工作室资助和闫牛、范俊来的大力协助，特此致谢。

编　者

2023 年 12 月

目　录

第一章 内科疾病

一、感冒

感冒是指外感风邪，引起症见发热、头痛、鼻塞、流涕等为主的疾病。其中病情轻微，仅有鼻塞喷嚏者又称伤风；病情较重者，在一定时期内形成流行时称时行感冒。由于本病多因邪伤肺卫，所以治疗时多用疏风解表治法；至于反复感冒者，多因正气虚所致，治疗时多用扶正解表治法。笔者根据其临床疾病的特点和方剂应用的指征，多采用柴胡桂枝汤、柴胡枳桔汤、柴葛解肌汤、升降散、藿香正气散、大青龙汤、桂枝加石膏汤、银翘散、清暑益气汤、杏苏散、桑杏汤、丹栀逍遥散、参苏饮、滋水清肝饮、桂枝汤。

（一）柴胡桂枝汤

【组成】柴胡 10g，半夏 10g，黄芩 10g，党参 10g，甘草 6g，生姜 3 片，大枣 5 枚，桂枝 10g，白芍 10g。

【方歌】

> 小柴胡汤和解用，半夏党参甘草从，
> 更加黄芩生姜枣，少阳为病此方宗，
> 增入桂枝与白芍，汤名柴胡桂枝汤。

【证型】太阳、少阳并病证。

【指征】各种类型感冒。

【注意】若见发热，体温在 38℃以上，柴胡用量改为 20g；若见身疼痛较甚者，桂枝用量改为 15g，白芍用量改为 15g；若见关节疼痛恶风者，加防风 10g；若见咳嗽者加杏仁 10g，厚朴 10g。本方治疗春季感冒效果甚佳。

（二）柴胡枳桔汤

【组成】柴胡 10g，枳壳 10g，白芍 10g，桔梗 10g，杏仁 10g，青皮 10g，陈皮 10g，瓜蒌 15g，薄荷 10g，苏叶 10g，黄芩 10g，甘草 6g。

【方歌】

> 柴胡枳桔汤，四逆甘草帮，
> 桔杏青陈皮，瓜薄苏芩尝。

【证型】痰气郁结，外受风邪证。

【指征】感冒见有胸痛，胸闷，咳嗽痰多或鼻塞流黄涕，或咽喉疼痛，或舌苔黄白，或舌苔薄黄，脉弦滑或沉弦。

【注意】若痰多者，加半夏 10g。

（三）柴葛解肌汤

【组成】柴胡 10g，葛根 15g，羌活 10g，白芷 10g，白芍 10g，黄芩 10g，生石膏 15g，桔梗 10g，甘草 6g，生姜 3 片，大枣 5 枚。

【方歌】

> 柴葛解肌汤用羌，石膏大枣与生姜，
> 芩芍桔梗甘草芷，邪热三阳热势张。

【证型】外邪客于三阳经证。

【指征】发热，头痛，牙痛，或大便秘结，口苦，口干，苔薄白或薄黄，脉浮紧或浮数。

【注意】本方若用于发热，体温在 38℃以上者，柴胡改为 20g；若身痛较重者，加防风 10g。方中大枣临床一般不用。

（四）升降散

【组成】蝉蜕 10g，僵蚕 10g，片姜黄 10g，大黄 3g。

【方歌】

> 升降散内用僵蚕，蝉蜕姜黄大黄掺。

【证型】表热里实证。

【指征】发热，咽痛，大便秘结。

【注意】若咽痛较甚者加薄荷 10g，元参（即玄参）15g；咳嗽加杏仁 10g，桔梗 10g。

（五）藿香正气散

【组成】藿香 10g，大腹皮 10g，陈皮 10g，茯苓 10g，苍术 15g，厚朴 10g，半夏 10g，白芷 10g，生姜 3 片，桔梗 6g，苏叶 10g，大枣 5 枚，甘草 6g。

【方歌】

> 藿香正气大腹苏，甘桔陈苓术朴俱，
> 夏曲白芷加姜枣，和中解表气化湿。

【证型】暑湿夹寒，外受风邪证。

【指征】夏季发病。发热，恶寒，头身重痛，恶心，呕吐，腹痛，腹泻，舌苔白，脉濡或浮紧。

【注意】若舌苔黄者可加黄连 10g。本方治疗长夏感冒效果甚佳。

（六）大青龙汤

【组成】麻黄 10g，桂枝 10g，杏仁 10g，甘草 10g，生姜 4 片，大枣 7 枚，生石膏 15g。

【方歌】

> 大青龙汤桂麻黄，杏草石膏姜枣藏，
> 太阳无汗兼烦躁，风寒两解此方昆。

【证型】内有蕴热，外受风寒证。

【指征】发热，恶寒，肢节烦痛，无汗，舌苔薄白或黄白，脉浮紧。

【注意】若咳嗽加前胡 10g。本方治疗冬季感冒效果甚佳。

（七）桂枝加石膏汤

【组成】桂枝 10g，白芍 10g，甘草 6g，生姜 3 片，大枣 7 枚，生石膏 15g。

【方歌】

桂枝膏汤太阳风，芍药甘草姜枣同。

【证型】表寒里热证。

【指征】发热，恶寒，身痛，口干，苔黄，脉浮数。

【注意】若咳嗽加麻黄 10g，杏仁 10g。

（八）银翘散

【组成】金银花 10g，连翘 10g，竹叶 6g，荆芥 6g，薄荷 6g，豆豉 6g，牛蒡子 10g，甘草 6g，桔梗 6g，芦根 15g。

【方歌】

银翘散主上焦疴，竹叶荆牛豉薄荷，

甘桔芦根凉解法，轻宣温热煮无过。

【证型】风热表证。

【指征】发热，咽痛，身痛，苔薄黄，脉浮数。

【注意】表证明显者加蝉蜕 10g。

（九）清暑益气汤

【组成】黄芪 15g，甘草 6g，党参 10g，当归 10g，麦冬 10g，五味子 10g，青皮 10g，陈皮 10g，神曲 10g，苍术 10g，白术 10g，泽泻 10g，升麻 12g，葛根 15g，黄柏 10g。

【方歌】

清暑益气参草芪，当归麦味青陈皮，

曲柏葛根苍白术，升麻泽泻姜枣随。

【证型】暑热外感，气阴两伤证。

【指征】夏季发病，发热微恶寒，汗出，疲乏无力，口干，舌苔白，脉濡或虚大。

【注意】本方治疗每至夏季感冒效果甚佳。

（十）杏苏散

【组成】杏仁 10g，紫苏 10g，半夏 10g，陈皮 10g，前胡 10g，枳壳 10g，桔梗 6g，茯苓 10g，甘草 6g，生姜 3 片，大枣 5 枚。

【方歌】

杏苏散内夏陈前，枳桔苓草姜枣研，

轻宣温润治凉燥，止咳化痰病自痊。

【证型】凉燥客表证。

【指征】秋季发病，发热恶寒，头痛头晕，鼻塞咳嗽，咽干，脉浮。

【注意】本方治疗秋季外感效果甚佳。小儿用量减半。

（十一）桑杏汤

【组成】桑叶 10g，贝母 6g，沙参 15g，栀子 10g，豆豉 6g，杏仁 10g，黄梨 1 个。

【方歌】

　　　　　　　　桑杏贝豉栀沙梨，轻宣凉润温燥医。

【证型】表热阴伤证。

【指征】发热微恶风寒，咳嗽少痰，咽干，鼻燥，口渴，舌质红，右脉数大。

【注意】本方治疗阴虚受热的外感效果甚佳。本方应用黄梨时需切开。

（十二）丹栀逍遥散

【组成】柴胡 10g，当归 10g，白芍 10g，白术 10g，茯苓 10g，甘草 6g，生姜 3 片，牡丹皮 10g，栀子 10g，薄荷 3g。

【方歌】

　　　　　　　　逍遥散用当归芍，柴苓术草加姜薄，

　　　　　　　　散郁除蒸功最奇，调经加入丹栀著。

【证型】肝郁血虚，外受风邪证。

【指征】经期感冒。

【注意】表证严重者，薄荷改为 10g。本方治疗经期感冒效果甚佳。

（十三）参苏饮

【组成】陈皮 10g，党参 10g，苏叶 10g，枳壳 10g，前胡 10g，葛根 15g，半夏 10g，木香 6g，桔梗 6g，茯苓 10g，甘草 6g。

【方歌】

　　　　　　　　参苏饮内用陈皮，枳壳前胡半夏依。

　　　　　　　　干葛木香甘桔茯，内伤外感此方医。

【证型】肝气郁结，外受风邪证。

【指征】生气后感冒长期不愈。

【注意】本方治疗气郁外感效果甚佳。

（十四）滋水清肝饮

【组成】生地 10g，泽泻 10g，茯苓 10g，牡丹皮 10g，山药 10g，白芍 10g，当归 10g，柴胡 10g，栀子 6g，五味子 10g，炒枣仁 15g。

【方歌】

　　　　　　　　滋水清肝六味汤，白芍当柴枣栀乡。

【证型】肝肾俱虚，卫表不固证。

【指征】遗精或房事后感冒。

【注意】本方原方有山萸肉，临床用五味子代替。表证严重时，加薄荷 10g。

（十五）桂枝汤

【组成】桂枝 10g，白芍 10g，甘草 6g，生姜 3 片，大枣 5 枚。

【方歌】

桂枝汤治太阳风，芍药甘草姜枣同。

【证型】营卫不和，外受风邪证。

【指征】身体一般比较健康，但偶有汗出，遇风则喷嚏流涕，咳嗽，全身酸痛，脉缓。

【注意】服本方后要饮开水或热稀粥一碗，盖被发汗。咳嗽者加厚朴 10g，杏仁 10g。

结语 治疗感冒时需要注意的问题：

（1）需注意感冒的季节时令，冬季外感多属风寒，春季外感多属风热，夏季外感多属暑湿，秋季外感多属燥邪。

（2）需注意特殊的感冒，例如，妇女月经来潮时的感冒，大便干燥时的感冒，遗精或房劳后的感冒。

（3）治疗感冒时除注意表证外，难于治愈的感冒要兼治它证。例如，经期感冒要调经，便秘感冒要通便。

（4）处方只能以解表为主，佐以治里，不可本末倒置：如用升降散时，大黄只能用 3～5g，不能用量太大，否则表邪入里，病必难除。

（5）应用桂枝汤时，不但要注意适应证，而且要注意服药方法。例如，服药后必需饮热稀粥或白开水一碗以助药力，否则难以治愈。

（6）经常反复感冒，不但要注意正气虚，而且要注意里实：例如，肝郁化火和里有积热而卫气不固者，必须先治其肝火或里之积热，否则感冒难以治愈。

二、咳　嗽

咳嗽是指由外感或内伤等原因引起，症见以咳嗽为主的疾病。由于本病是肺气宣降失职所致，所以治法以宣降肺气为必要措施。由于外邪有风、寒、暑、湿、燥、火的不同，内伤有气虚、阴虚、阳虚、痰饮的区别，所以咳嗽有各种不同的治法。《黄帝内经》有"五脏六腑皆令人咳，非独肺也"和"脾为生痰之源，肺为贮痰之器"的论述。因此，治疗咳嗽不但要治肺而且要治其他脏腑。笔者临床根据疾病的特点和方剂应用的指征，多采用柴胡枳桔汤、清气化痰汤、金沸草散、咳嗽遗尿方、大青龙汤、桑菊饮、加减小柴胡汤、沙参麦冬饮、加减麦门冬汤、止嗽散、杏苏散、二陈姜味汤、平陈汤。

（一）柴胡枳桔汤

【组成】柴胡 10g，枳壳 10g，白芍 10g，甘草 6g，桔梗 6g，杏仁 10g，青皮 10g，陈皮 10g，瓜蒌 15g，薄荷 3g，黄芩 10g，苏叶 10g。

【方歌】

柴胡枳桔汤，四逆甘草帮，
桔杏青陈皮，瓜薄苏芩尝。

【证型】痰湿郁滞，肺气不宣证。

【指征】咳嗽，痰黄或不黄，痰多，胸满，胸痛，脉沉弦滑。

【注意】若痰多加半夏10g；若咳嗽不恶心去苏叶。

（二）清气化痰汤

【组成】半夏10g，南星10g，橘红10g，杏仁10g，浙贝母10g，瓜蒌15g，黄芩10g，枳壳15g，干姜1g。

【方歌】

> 清气化痰夏星芩，橘杏枳贝瓜蒌姜，
>
> 咳嗽痰热稠黄腻，气顺火消痰自行。

【证型】痰热阻肺证。

【指征】咳嗽，咽痛或咽喉不利，痰多，舌苔黄，脉弦滑或滑数。

【注意】本方用干姜1g，因佐以药物之寒凉不可量大。

（三）金沸草散

【组成】旋覆花^{（布包煎）}0.5～1g，细辛1g，半夏2g，甘草2g，荆芥1g，茯苓2g，陈皮2g，前胡2g。

【方歌】

> 金沸草散前胡辛，半夏荆甘陈茯苓。

【证型】痰湿阻肺，外受风邪证。

【指征】咳嗽痰多，平卧加重，逆气上冲。

【注意】本方用量要小，主要用于小儿咳嗽。

（四）咳嗽遗尿方

【组成】柴胡10g，当归10g，白芍10g，麦冬10g，五味子10g，党参10g，半夏10g，青皮10g，陈皮10g，紫菀10g，黄芩10g。

【方歌】

> 经验方，柴当芍，
>
> 麦味参，半青陈，
>
> 各十克，菀黄芩。

【证型】气阴两虚，痰湿郁滞证。

【指征】咳而遗尿，脉沉细。

【注意】应用本方剂量成等量。

（五）大青龙汤

【组成】麻黄10g，桂枝10g，杏仁10g，甘草6g，生石膏20g，生姜3片，大枣5枚。

【方歌】

> 大青龙汤桂麻黄，杏草石膏姜枣藏，
>
> 太阳无汗兼烦躁，风寒两解此方良。

【证型】内有郁火，外受风寒证。

【指征】咳嗽，恶寒，脉浮紧。

【注意】本方多用于冬季咳嗽。

（六）桑菊饮

【组成】桑叶 10g，桔梗 10g，连翘 10g，菊花 10g，杏仁 10g，薄荷 10g，甘草 6g，芦根 10g。

【方歌】

桑菊饮中桔梗翘，杏仁甘草薄荷饶，
芦根为引轻清剂，热盛阳明入石膏。

【证型】风热犯肺证。

【指征】咳嗽痰黄，头痛，咽痒或咽痛，苔薄黄，脉浮数。

【注意】临床应用本方多去芦根。

（七）加减小柴胡汤

【组成】柴胡 10g，半夏 10g，黄芩 10g，干姜 3g，五味子 10g，紫菀 10g，丝瓜络 10g。

【方歌】

加减小柴胡，半芩姜紫菀，
五味丝瓜络，少咳此方宗。

【证型】枢机不利，肺气失宣证。

【指征】咳嗽，口干，口苦，头痛，恶心，苔白，脉弦。

【注意】寒象较重者加细辛 3g。

（八）沙参麦冬饮

【组成】沙参 15g，麦冬 10g，扁豆 10g，桑叶 10g，玉竹 10g，甘草 6g，天花粉 12g。

【方歌】

沙参麦冬饮豆桑，玉竹甘花共合方。

【证型】肺阴不足证。

【指征】咳嗽，音哑，口干，舌红少津。

【注意】咳嗽较重者加百合 15g。

（九）加减麦门冬汤

【组成】半夏 10g，紫菀 10g，桑白皮 15g，麦冬 10g，竹叶 6g，枇杷叶 6g，甘草 6g。

【方歌】

加减麦门冬，半夏菀桑皮。
枇杷竹叶草，夜咳咽喉燥。

【证型】阴虚作咳证。

【指征】夜间咳嗽。

【注意】本方用于夜间咽痒咳嗽效果甚佳，白昼咳嗽无效。

（十）止嗽散

【组成】桔梗 10g，白前 10g，陈皮 10g，甘草 6g，荆芥 6g，紫菀 10g，百部 15g。

【方歌】

止嗽散中用白前，陈皮桔梗草荆添，

紫菀百部同煎用，感冒咳嗽此方先。

【证型】痰湿阻肺，外受风邪证。

【指征】普通感冒咳嗽。

【注意】痰多者加半夏 10g。

（十一）杏苏散

【组成】杏仁 10g，苏叶 10g，桔梗 10g，前胡 10g，陈皮 10g，茯苓 10g，半夏 10g，甘草 6g，枳壳 10g，生姜 3 片，大枣 5 枚。

【方歌】

杏苏散内夏陈前，枳桔苓草姜枣研，

轻宣温润治凉燥，止咳化痰病自痊。

【证型】肺胃气逆证。

【指征】咳而即吐。

【注意】咳嗽较重时加紫菀 10g。

（十二）二陈姜味汤

【组成】陈皮 3g，半夏 3g，茯苓 3g，甘草 3g，五味子 3g，干姜 3g，细辛 1g。

【方歌】

二陈姜味汤，细辛一克尝。

【证型】寒饮郁肺证。

【指征】咳嗽，痰多，小儿支气管炎或肺炎。

【注意】病痰饮者，当以温药和之；注意姜辛味法治疗咳喘的有效方法。

（十三）平陈汤

【组成】苍术 10g，厚朴 10g，陈皮 10g，半夏 10g，茯苓 10g，甘草 6g。

【方歌】

平胃二陈汤，痰湿阻肺尝。

【证型】痰湿阻于肺胃证。

【指征】咳嗽痰多，胃脘胀满，进食猪肉后咳嗽加重。

【注意】口苦痰黄脉滑加黄芩 10g；食后或进食猪肉后加重者加焦三仙各 10g，紫苏 10g；若食欲不振，饥饿时咳嗽加重者，改用六君子汤加芡实 10g。

结语　治疗咳嗽时需要注意的问题：

（1）咳嗽发生的季节，春季发病多为风热，秋季发病多为燥，长夏发病多为湿，冬季发病多为风寒。

（2）昼夜对咳嗽的影响，夜间咳嗽严重，痰少者为阴虚，痰多者为寒饮。

（3）咳嗽平卧时加重，坐起好转者为水饮射肺。

（4）咳嗽兼有表邪者，必须先解表。初起多兼表邪，冬季发作多为风寒，春季发作多为风热，秋季发作多为燥邪。病程稍久多为邪入少阳，寒饮内伏，脾胃寒湿。

三、哮　喘

哮喘是指内有痰饮，复感外邪或饮食情志劳倦等引发，症见呼吸气促困难，喉中有哮鸣声，严重时张口抬肩，难以平卧为主的一种疾病。现代医学称为支气管哮喘，由于本病病位在肺，且多夹痰，故治以宣肺定喘，化痰止咳。但由于肺主出气，肾主纳气，肺为贮痰之器，脾为生痰之源，所以肾虚不能纳气者，又当纳气定喘；脾虚不能化饮者，又当健脾化饮；发作期宜定喘，发作后宜扶正。笔者根据其临床疾病的特点和方剂应用的指征，多采用小青龙汤、射干麻黄汤、金水六君煎、桂理二陈汤、六君子汤、桔己桑浙汤、桂枝加厚朴杏子汤、黄芪鳖甲汤、麻杏石甘汤、木己二陈汤、金匮肾气丸。

（一）小青龙汤

【组成】麻黄 3g，桂枝 3g，干姜 3g，白芍 3g，甘草 3g，细辛 1.5g，半夏 3g，五味子 3g。

【方歌】

> 小青龙汤治水气，喘咳呕哕渴利微，
> 姜桂麻黄芍药甘，细辛半夏兼五味。

【证型】寒饮内郁，水饮上冲证。

【指征】咳嗽，气短，平卧时加重。

【注意】应用本方剂量要小，治疗久咳易喘的患者效果更佳。

（二）射干麻黄汤

【组成】射干 6g，麻黄 6g，紫菀 6g，细辛 3g，五味子 6g，款冬花 6g，半夏 6g。

【方歌】

> 射干麻黄汤紫菀，细辛五味款冬半。

【证型】寒饮内郁，水饮上冲证。

【指征】咳而上气，喉中水鸣声。

【注意】若有外感或脾胃虚弱者加生姜 3 片，大枣 5 枚。

（三）金水六君煎

【组成】半夏 10g，陈皮 10g，茯苓 10g，甘草 6g，当归 10g，熟地 10g。

【方歌】

> 金水六君用二陈，再加熟地与归身。

【证型】寒湿蕴肺证。

【指征】咳嗽痰多，反复发作，早晨痰多尤甚，舌苔白，脉浮大。

【注意】咳嗽不利加白芥子 6g，咳嗽较甚者加紫菀 10g。

（四）桂理二陈汤

【组成】附子10g，肉桂10g，党参10g，白术10g，干姜10g，甘草6g，陈皮10g，半夏10g，茯苓10g。

【方歌】

桂理二陈附子襄，肉桂党参术干姜，

二陈汤用半夏陈，益以茯苓甘草臣。

【证型】肺胃虚弱，痰湿阻肺证。

【指征】咳嗽痰多，胃脘痞满，食欲不振，大便溏泻，舌苔白，脉弦紧。

【注意】如咳喘较甚者加葶苈子3g，大枣5枚。

（五）六君子汤

【组成】陈皮10g，半夏10g，茯苓10g，甘草6g，白术10g，党参10g。

【方歌】

四君子汤中和义，参术茯苓甘草比，

益以夏陈名六君，祛痰补气阳虚意。

【证型】痰湿蕴肺证。

【指征】咳嗽，气短，腹泻。

【注意】脾为生痰之源，肺为贮痰之器，五脏六腑皆令人咳，故治疗重在健脾。

（六）桔己桑浙汤

【组成】桔梗10g，防己10g，桑皮10g，浙贝母10g，瓜蒌30g，甘草6g，丹参15g，党参10g，生薏米30g，黄芪15g，百合15g，白芥子1g。

【方歌】

桔己桑浙汤，瓜甘参丹忙，

米芪百合芥，胸水此方尝。

【证型】气血两虚，痰湿蕴肺证。

【指征】咳嗽，胸满，胸痛或胸腔积液、胸膜炎。

【注意】若喘甚加葶苈子6g，吐脓痰加鱼腥草30g。

（七）桂枝加厚朴杏子汤

【组成】桂枝10g，白芍10g，甘草6g，生姜3片，大枣7枚，杏仁10g，厚朴10g。

【方歌】

桂枝厚朴杏子汤，汗出咳嗽此方良。

【证型】营卫不和，外受风邪证。

【指征】咳嗽，恶风，汗出，脉浮缓。

【注意】本方多用于老年人或治疗气虚外感兼咳嗽者效果甚佳。

（八）黄芪鳖甲汤

【组成】黄芪 15g，地骨皮 10g，紫菀 10g，党参 10g，茯苓 10g，柴胡 10g，半夏 10g，知母 10g，生地 10g，白芍 10g，肉桂 10g，甘草 6g，麦冬 10g。

【方歌】

黄芪鳖甲地骨皮，芫菀参苓柴半知，

地黄芍药麦冬桂，甘桔桑皮劳热宜。

【证型】气阴俱虚，痰湿内郁证。

【指征】咳嗽，冬夏俱喘，气短，乏力，自汗，盗汗，脉虚大紧。

【注意】临床应用本方去鳖甲、秦艽、桔梗、桑皮，故组成中未列出上述中药。

（九）麻杏石甘汤

【组成】麻黄 10g，杏仁 10g，生石膏 15g，甘草 6g。

【方歌】

热喘麻杏石甘汤，肺热咳喘此方良。

【证型】热邪蕴肺证。

【指征】咳嗽，吐黄痰，发热。

【注意】本方可用于小儿肺炎。

（十）木己二陈汤

【组成】防己 10g，党参 10g，生石膏 15g，桂枝 10g，半夏 10g，陈皮 10g，茯苓 10g，甘草 6g。

【方歌】

木己二陈汤，饮聚心下尝。

【证型】饮聚心下，上热下寒证。

【指征】咳嗽，气喘，痰多不爽。

【注意】临床应用本方去甘草，加紫菀 10g。

（十一）金匮肾气丸

【组成】生地 10g，山药 10g，山萸肉 10g，茯苓 10g，泽泻 10g，牡丹皮 10g，附子 6g，肉桂 6g。

【方歌】

金匮肾气丸，地八山山四，

丹茯泽泻三，肉桂附子一。

【证型】肺肾俱虚，肾不纳气证。

【指征】咳嗽气喘，动则加重，呼多吸少，汗出肢冷。

【注意】临床应用本方去山萸肉，加五味子 10g 及车前子 10g。

结语 治疗哮喘时需要注意的问题：

（1）首先分清发病的部位是肺还是其他脏腑，然后按照脉象确定标本缓急。

（2）若应用麻黄以后，头晕咳喘加重者多为肾不纳气，阴虚喘咳。

（3）要注意外邪和伏饮的关系，脾、肺、胃、肾之间的关系，千万不可拘于治肺而忽视它脏。

四、自汗、盗汗

自汗、盗汗是指阴阳失调，腠理不固所出现的以汗液外泄为主的疾病。其中白天时时汗出，活动后加重的称自汗；睡中汗出，醒后很快停止的称盗汗。自汗大多属虚，亦有营卫不调者。治疗虚者多以补虚为主，营卫不调者调和营卫。笔者根据自汗、盗汗临床疾病的特点和方剂应用的指征，多采用奔豚汤、柴胡加龙骨牡蛎汤、清暑益气汤、桂枝汤、炙甘草汤、柴胡枳桔汤、丹栀逍遥散、大柴胡汤、桂枝加附子汤、白虎汤。

（一）奔豚汤

【组成】黄芩 10g，白芍 10g，当归 10g，川芎 10g，甘草 6g，半夏 10g，葛根 15g，桑白皮 15g，生姜 3 片。

【方歌】

> 奔豚汤治肾中邪，气上冲胸腹痛佳，
> 芩芍归芎甘草半，生姜干葛桑白加。

【证型】肝郁血虚，痰火阻滞证。

【指征】阵发性烦热上冲，冲则面赤心烦，头晕汗出。

【注意】临证应用本方时加党参 10g，麦冬 10g，五味子 10g。

（二）柴胡加龙骨牡蛎汤

【组成】柴胡 10g，半夏 10g，党参 10g，甘草 6g，黄芩 10g，生姜 3 片，大枣 5 枚，桂枝 10g，茯苓 15g，熟大黄 3g，龙骨 15g，牡蛎 15g。

【方歌】

> 柴胡龙骨牡蛎汤，党参半夏甘草从，
> 更加黄芩同姜枣，桂枝茯苓熟军康。

【证型】肝气郁结，寒热夹杂证。

【指征】阵发性烦热上冲，冲则全身烘热，头晕心烦，口干胸满，苔薄白，脉弦紧。

【注意】应用本方时一定要饭后服用。

（三）清暑益气汤

【组成】黄芪 15g，甘草 6g，党参 10g，当归 10g，麦冬 10g，五味子 10g，青皮 10g，陈皮 10g，神曲 10g，黄柏 10g，葛根 15g，苍术 10g，白术 10g，升麻 12g，泽泻 10g。

【方歌】

> 清暑益气参草芪，当归麦味青陈皮，
> 曲柏葛根苍白术，升麻泽泻姜枣随。

【证型】气阴两虚，湿热郁滞证。

【指征】汗出，动则更甚，疲乏无力，脉虚。

【注意】应用本方时升麻为 12g。

（四）桂枝汤

【组成】桂枝 10g，白芍 10g，甘草 6g，生姜 3 片，大枣 7 枚。

【方歌】

桂枝汤治太阳风，芍药甘草姜枣同。

【证型】营卫不和证。

【指征】阵发性汗出，别无所苦，舌苔白，脉缓。

【注意】咳喘者加厚朴 10g、杏仁 10g。

（五）炙甘草汤

【组成】炙甘草 10g，党参 10g，桂枝 10g，麦冬 15g，生地 15g，火麻仁 10g，大枣 5 枚，阿胶^(烊化) 10g，干姜 3g。

【方歌】

炙甘草汤参桂姜，麦冬生地麻仁帮，

大枣阿胶共煎服，脉来结代心悸尝。

【证型】心阴不足证。

【指征】手汗出，乏力，心悸。

【注意】本方可用于心悸。

（六）柴胡枳桔汤

【组成】柴胡 10g，枳壳 10g，白芍 10g，甘草 6g，桔梗 10g，杏仁 10g，青皮 10g，陈皮 10g，瓜蒌 15g，薄荷 6g，苏叶 10g，黄芩 10g。

【方歌】

柴胡枳桔汤，四逆甘草帮，

桔杏青陈皮，瓜薄苏芩尝。

【证型】肺胃气郁证。

【指征】头汗出，余处无汗，胸满心烦，脉弦滑。

【注意】本方用于治疗咳嗽、感冒效果较佳。

（七）丹栀逍遥散

【组成】柴胡 10g，当归 10g，白芍 10g，茯苓 10g，白术 10g，甘草 6g，生姜 3 片，薄荷 3g，牡丹皮 10g，栀子 10g。

【方歌】

逍遥散用当归芍，柴苓术草加姜薄，

散郁除蒸功最奇，调经加入丹栀著。

【证型】肝郁血虚，郁而化火证。

【指征】腋下汗出，头晕心烦，脉弦。

【注意】临证应用本方加丹参 10g。

（八）大柴胡汤

【组成】柴胡 10g，半夏 10g，枳实 10g，白芍 10g，黄芩 10g，大黄 3g，生姜 3 片，大枣 5 枚。

【方歌】

大柴胡汤白芍芩，半夏大黄枳枣姜。

【证型】肝胃实火证。

【指征】手足心汗出，胸脘满胀，头晕，口苦心烦，脉弦滑。

【注意】本方亦可用于太阳、阳明合病之大便秘结。

（九）桂枝加附子汤

【组成】桂枝 10g，白芍 10g，甘草 6g，生姜 3 片，大枣 5 枚，附子 10g。

【方歌】

桂枝汤治太阳风，芍药甘草姜枣同，
阳虚漏汗加附子，阳虚汗出用此方。

【证型】卫阳不足证。

【指征】汗出不止，恶风，小便不利，四肢抽搐。

【注意】本方用于阳虚汗出不止效佳。

（十）白虎汤

【组成】生石膏 15g，知母 10g，粳米 10g，甘草 6g。

【方歌】

白虎汤清气分热，石膏知母草粳入。

【证型】阳明热盛证。

【指征】烦热汗出，不恶寒反恶热。

【注意】本方加桂枝名桂枝白虎汤，治疗热痹效果较佳。

结语　治疗自汗、盗汗应注意的问题：

（1）汗出恶风者多为风邪所致之营卫失调，治宜调和营卫，宜桂枝汤；热甚汗出，烦渴喜饮为阳明经证，治宜清气泻热，宜白虎汤；若暑季汗出不止，乏力，为气阴两伤，治宜补气养阴，宜清暑益气汤；若每至冬季多汗畏风，为阳虚卫阳不固，治宜温阳固表，宜桂枝加附子汤。

（2）白天汗出，劳累更甚为气虚、阳虚。气虚者宜益气固表，阳虚者宜温阳固表。夜间盗汗者多为阴虚有热，治宜滋阴清热；早晨睡眠初醒突然汗出，瞬间即消失者，为肝经郁火，治宜解郁泻火。

五、衄　血

衄血是风热燥邪外客或嗜食辛辣、七情劳倦、久病等所引起，症见以鼻、齿、眼、耳、脐、乳头、肌肤等出血为主的疾病。其中溢出于鼻，从鼻孔而出者，称鼻衄；溢出于齿龈，从齿龈出血者称齿衄；溢出于耳窍，从耳窍中而出者，称耳衄；溢出于脐窍，从脐孔而出者，称脐衄；溢出于乳头，从乳头而出者，称乳衄；溢出于肌肤，从肌肤而出成紫斑者，称肌衄或紫斑。由于衄血不行于常道，所以治疗时首先应止血，由于病因的不同，所以治法也有所区别。笔者根据其疾病特点和方剂应用指征，多采用止衄汤、泻黄散、骨碎元活汤、菖蒲止衄汤、柴茜降橘汤、脐衄汤、丹参银翘饮。

（一）止衄汤

【组成】元参 15g，麦冬 15g，生地 15g，肉桂 1g。
【方歌】

> 止衄汤中元麦地，肉桂一克此方宜。

【证型】阴虚火旺，虚火上炎证。
【指征】鼻衄。
【注意】肉桂剂量不必加大，意在引火归原。

（二）泻黄散

【组成】生石膏 15g，栀子 10g，藿香 10g，防风 6g，甘草 6g。
【方歌】

> 泻黄甘草与防风，石膏栀子藿香充。

【证型】胃热炽盛证。
【指征】齿衄，口疮。
【注意】本方可治口疮。

（三）骨碎元活汤

【组成】元参 60g，骨碎补 10g，独活 10g。
【方歌】

> 骨碎元活汤，眼衄此方良。

【证型】肝肾阴虚证。
【指征】眼衄，眼底出血。
【注意】本方对眼底出血引起的失明效果其佳。

（四）菖蒲止衄汤

【组成】石菖蒲 10g，麦冬 30g，生地 30g。
【方歌】

> 菖蒲止衄汤，麦冬生地裹。

【证型】心肾阴虚，虚火上炎证。
【指征】耳衄。
【注意】口苦者加龙胆草 10g。

（五）柴茜降橘汤

【组成】柴胡 10g，茜草 10g，降香 10g，白芍 10g，瓜蒌 15g，橘叶 10g，青皮 10g。

【方歌】

柴茜降橘汤，芍青瓜蒌藏。

【证型】肝气郁结，气滞血瘀证。

【指征】乳衄。

【注意】本方也可用于支气管扩张引起的出血。

（六）脐衄汤

【组成】熟地 30g，山茱萸 30g，麦冬 30g，五味子 15g，山药 15g，白术 15g。

【方歌】

脐衄熟地山萸术，麦冬五味山药服。

【证型】脾肾亏虚证。

【指征】脐衄。

【注意】大腹当脐，大腹属脾，脾为后天之本，肾为先天之本，故脐衄多从培补脾肾着手。

（七）丹参银翘饮

【组成】丹参 15g，金银花 10g，当归 10g，白芍 10g，生地 15g，连翘 10g，薄荷 3g，胡麻仁 10g，川芎 10g。

【方歌】

丹参银翘四物汤，薄荷胡麻煎服良。

【证型】热毒伤及血络证。

【指征】肌衄。

【注意】本方也可用于夜间身痒证。

结语　治疗衄血时需注意的几个问题：

（1）衄血有虚实两个方面：火热亢盛者属实；由于阴虚火旺，气虚不能摄血所致者属虚。治疗应掌握治火、治气、治血 3 个原则，治实火当清热泻火；虚火当滋阴降火；实证当清热泻火；虚证当补气益气。在治疗衄血时要酌情配伍凉血止血，活血止血的药物。

（2）从鼻衄四时季节来看：春季鼻衄者，多为风热犯肺，治以疏风清热泻火；夏季鼻衄者，多为暑热入于阳明，治以清暑泻热凉血；秋季鼻衄者，多为燥热外客，治以甘寒润燥；冬季鼻衄者，多为寒包火，治以外散风寒、内清郁热。

（3）从鼻衄时间来看：夜间鼻衄者，多为阴虚火旺，治以滋阴降火；早晨鼻衄者，为肝阴不足，虚火上炎，治以养阴平肝泻火；白天反复鼻衄者，多为实火，或气虚夹火，治以通腑泻火或补气泻火；温热鼻衄者多为火热，治以滋阴泻火。

（4）从齿衄时间来看：春、夏、秋季发生齿衄者，以胃火多见，治以清泻胃火；冬季齿衄者，寒包火者多见，治以泻火散寒；夜间齿衄加剧者，治以滋阴降火；白天齿衄较剧者，为胃火灼阴，治以清泻胃火。

六、血小板减少性紫癜

血小板减少性紫癜为皮下出血。根据中医出血机制不外乎血热迫血妄行，引起的皮下出血；气虚不能统摄血液，引起的皮下出血。其症多表现为皮肤紫癜或小的出血点，临床常以清热凉血或补气健脾摄血为治法。笔者根据其疾病特点和方剂应用指征，多采用化斑良方、丹参银翘饮、归脾汤、芪脉二妙汤、元参白虎汤。

（一）化斑良方

【组成】侧柏叶 12g，生地 15g，黄连 6g，生石膏 15g，荷叶 15g。

【方歌】

化斑侧柏生地荷，黄连石膏此方康。

【证型】热迫血行证。

【指征】血小板减少性紫癜，口疮。

【注意】根据中医斑出于胃，疹出于肺的理论，口疮属胃热炽盛，迫血妄行，治当清胃热，凉血止血；若口干者，加麦冬、元参各 15g。

（二）丹参银翘饮

【组成】丹参 15g，金银花 10g，当归 10g，白芍 10g，生地 15g，连翘 10g，薄荷 3g，胡麻仁 10g，川芎 10g。

【方歌】

丹参银翘四物汤，薄荷胡麻煎服良。

【证型】热毒伤及血络证。

【指征】血小板减少性紫癜。

【注意】用于治疗血小板减少性紫癜时加元参 30g。

（三）归脾汤

【组成】黄芪 15g，白术 10g，党参 10g，当归 10g，甘草 6g，茯神 10g，远志 10g，炒枣仁 10g，龙眼肉 10g，生姜 3 片，大枣 5 枚，木香 3g。

【方歌】

归脾汤用参术芪，归草茯神远志随，
酸枣木香龙眼肉，煎加姜枣益心脾。

【证型】脾不统血证。

【指征】紫斑，面色萎黄，乏力，纳呆。

【注意】用于血小板减少性紫癜时加鸡血藤 15g，丹参 10g。

（四）芪脉二妙汤

【组成】黄芪 15g，当归 10g，党参 10g，麦冬 10g，五味子 10g，苍术 10g，黄柏 10g。

【方歌】

芪脉二妙汤，当归入此方。

【证型】气阴两虚，湿热蕴结证。

【指征】紫斑，面色㿠白，舌苔黄白腻，脉虚。

【注意】用于治疗血小板减少性紫癜时加石斛 10g，生地 10g；本方也可用于治疗风湿性关节炎。

（五）元参白虎汤

【组成】元参 15g，知母 10g，甘草 6g，生石膏 15g，粳米 10g。

【方歌】

白虎汤清气分热，石膏知母草粳入，
增入元参名亦是，阳明斑疹此方尝。

【证型】阳明热盛证。

【指征】斑疹，色红。

【注意】大便秘结者加大黄 3g。

结语　治疗血小板减少性紫癜时需注意的几个问题：

（1）从面色来辨：面色㿠白者，多为气阴两虚；萎黄多为血虚；萎黄而瘦为脾胃湿热；汗多如油，为气阴两虚兼湿热；面如油垢，为湿热伤及肾阴、肾阳。

（2）从斑疹来看：出血点小如针尖者为肺热迫及血络，斑大成片者为胃热伤及阴血，斑色红为热，色暗为虚寒。

（3）本病的治疗大法：二补二泻，补即补肺、补脾，泻即清肺、泻胃，同时要注意寒热并见，标本先后，采用先治标、后治本或标本兼治，胃热者要分清有无腑实，有腑实者必加大黄，否则难以取效。

七、咳　　血

咳血是肺脏受邪，症见血随咳嗽而出为主的疾病，其中有痰中带血，有痰血相兼，有纯血鲜红兼夹泡沫。本病轻者易治，重者难治。笔者根据其疾病特点和方剂应用指征，多采用桑杏汤、柴胡枳桔汤、百合固金汤、黄芪鳖甲汤、桔己桑浙汤、柴降茜草汤。

（一）桑杏汤

【组成】桑叶 12g，川贝母 10g，沙参 15g，杏仁 10g，豆豉 3g，栀子 10g，梨 1 个。

【方歌】

桑杏贝豉栀沙梨，轻宣凉润温燥医。

【证型】燥热犯肺证。

【指征】咽痒，咳嗽，痰中带血。

【注意】咳血严重时加白茅根 30g，元参 30g。

（二）柴胡枳桔汤

【组成】柴胡 10g，枳壳 10g，白芍 10g，甘草 6g，桔梗 10g，杏仁 10g，青皮 10g，陈皮 10g，瓜蒌 15g，薄荷 10g，苏叶 10g，黄芩 10g。

【方歌】

> 柴胡枳桔汤，四逆甘草帮。
> 桔杏青陈皮，瓜薄苏芩尝。

【证型】肺热壅盛证。

【指征】咳血，胸闷，胸痛，脉滑数。

【注意】治疗咳血可加桑叶 15g。

（三）百合固金汤

【组成】百合 15g，熟地 15g，生地 15g，元参 15g，浙贝母 10g，桔梗 10g，甘草 6g，麦冬 10g，白芍 10g，当归 10g。

【方歌】

> 百合固金二地黄，元参贝母桔草藏，
> 麦冬芍药当归配，喘咳痰血肺家伤。

【证型】阴虚肺热证。

【指征】咳血，口干，咽燥，潮热，舌质红，舌苔白，脉细数。

【注意】咳血严重时可加牡丹皮 10g，白及 6g（研末冲服）；若咳血较久时加丹参 6g，活血止血；也可用于西医支气管扩张引发的出血。

（四）黄芪鳖甲汤

【组成】黄芪 15g，鳖甲 15g，地骨皮 10g，紫菀 10g，秦艽 3g，党参 10g，茯苓 10g，柴胡 10g，半夏 10g，知母 10g，生地 10g，白芍 10g，麦冬 10g，肉桂 6g，甘草 6g，桑白皮 6g，桔梗 6g。

【方歌】

> 黄芪鳖甲地骨皮，艽菀参苓柴半知，
> 地黄芍药麦冬桂，甘桔桑皮劳热宜。

【证型】气阴俱虚，痰湿阻滞证。

【指征】咳血，五心烦热，骨蒸劳热，疲乏无力，气短，自汗，盗汗，脉弦大紧。

【注意】本方治疗哮喘时，去鳖甲、秦艽、桔梗、桑白皮。

（五）桔己桑浙汤

【组成】桔梗 10g，防己 10g，桑白皮 10g，浙贝母 10g，瓜蒌 15g，甘草 6g，党参 10g，丹参 15g，生薏仁 15g，黄芪 15g，百合 15g，白芥子 3g。

【方歌】

> 桔己桑浙汤，瓜甘参丹忙，
> 米芪百合芥，胸水此方尝。

【证型】气阴两虚，痰热阻肺证。

【指征】咳血，咳嗽，痰多，气喘。

【注意】咳血时加黄芩 10g；痰多咳喘时加葶苈子 10g，大枣 5 枚；本方也可用于结核性胸膜炎。

（六）柴降茜草汤

【组成】柴胡 10g，降香 10g，茜草 10g，黄芩 10g，白芍 10g，甘草 6g，枳壳 10g，射干 10g。

【方歌】

柴降茜草汤，芩射壳草芍。

【证型】气滞血瘀证。

【指征】咳血量多，血色鲜红，胸满，胸痛，脉沉弦。

【注意】治疗咳血时加百合 15g。

结语　治疗咳血时需注意的几个问题：

（1）咳血多因肺热所致，肺热内伤、燥热犯肺、肝火犯肺、阴虚火旺，均可致肺热咳血。

（2）从发病季节来看：冬季咳血者，多为内热外寒，治以散寒解表，清热止咳；春季咳血者多为风热犯肺，治以宣散风热，止咳凉血；夏季咳血者，多因暑热犯肺，治以清暑泻热，凉血止血；秋季咳血者，多为燥热犯肺，治以养阴润燥。

（3）从发病时间来看：夜间咳血加重者，多为阴虚火旺，治以养阴泻火；白天咳血，夜间不咳血者，多为心肝阴虚火旺、气不摄血，治以养阴泻火、补气摄血；早晨或日落前咳血多发者，多为瘀血阻滞，治以活血止血。

（4）从脉象来看：脉滑数者，为热迫血行；脉虚大，寸脉甚，尺脉微，为阴虚阳浮，血不归经；脉沉弦者为瘀血阻滞。

（5）咳血久治不愈者，注意肺癌的情况。

八、便　　血

便血是指血从肛门排出为主的疾病。其中大便下血，血色鲜红者，又称肠风；血色暗而浊者，称脏毒；先血后便者，称近血；先便后血者，称远血。本病轻者易治；若病程长，便血量多，日渐消瘦者，要警惕肠癌。笔者根据其疾病特点和方剂应用指征，多采用当归赤小豆汤、黄土汤、红糖五灵汤、增液承气汤。

（一）当归赤小豆汤

【组成】当归 10g，赤小豆 60g。

【方歌】

当归赤小豆，近血此方良。

【证型】肠道湿热证。

【指征】便血鲜红，大便不爽，腹痛，苔黄腻，脉濡数。

【注意】治疗便血时加枳壳 15g，黄连 4g，地榆 10g。

（二）黄土汤

【组成】灶心土^{（水煎去渣，以汁煎下药）}30g，黄芩 10g，阿胶^{（烊化）}10g，生地 10g，白术 10g，附子 10g，甘草 6g。

【方歌】

黄土汤将远血医，芩胶地术附甘随。

【证型】脾胃虚寒证。

【指征】便血紫暗或黑便，腹部隐痛，喜热饮。

【注意】若便血时间较长，应先作肠镜，排除癌变，然后用药。

（三）红糖五灵汤

【组成】红糖 60g，炒五灵脂 30g，三七^{（研末冲服）}6g。

【方歌】

红糖五灵汤，三七研末良。

【证型】寒凝血滞证。

【指征】便血量多，有血块，腹痛，舌有瘀斑，脉弦紧涩。

【注意】若舌质淡，腹痛较重者加炮姜 3g。

（四）增液承气汤

【组成】元参 15g，麦冬 15g，生地 15g，枳实 10g，大黄 3g，厚朴 10g。

【方歌】

增液承气元地冬，枳实厚朴大黄通。

【证型】大肠湿热证。

【指征】大便下血，血色鲜红，便秘，痔疮肿痛。

【注意】本方也可用于津枯便秘。

结语 治疗便血时需注意以下几个问题：

（1）便血首先要询问病程长短：若病程长，提示有器质性病变，多为虚，多为寒；若病程短，多为实，多为热。

（2）要注意与痢疾的鉴别：痢疾下血呈脓血便；便血一般无脓。

（3）要注意是否是痔疮出血：若是痔疮出血，首先解决大便秘结问题，在服药同时，要注意肛门的清洁，可在肛门周围局部涂红霉素软膏。

九、尿　　血

尿血是指小便中混有血液，甚至血块为主的疾病。其中排尿不痛或痛不明显者，称为尿血；尿血而兼有小便点滴涩痛者又称血淋。其病位在肾与膀胱，其病机多为热伤脉络，脾肾不固，一般尿血兼有尿痛者容易治疗，无尿痛者大多都是严重疾病的表现，临床应加以重视。笔者根据其疾病特点和方剂应用指征，多采用三才滋肾丸、芪脉地黄汤、越婢汤、知柏地黄汤、归脾汤、补阴益气煎。

（一）三才滋肾丸

【组成】元参 15g，麦冬 15g，生地 15g，知母 10g，黄柏 10g，砂仁 10g。

【方歌】

三才滋肾元麦地，知柏砂仁合为宜。

【证型】阴虚火旺证。

【指征】尿血或血精，脉大，尺脉尤甚。

【注意】若舌质淡或有轻度胃脘疼痛者加肉桂 1g。

（二）芪脉地黄汤

【组成】黄芪 15g，当归 10g，党参 10g，麦冬 10g，五味子 10g，生地 15g，苍术 10g，茯苓 10g，泽泻 10g，牡丹皮 10g，黄连 6g，肉桂 6g，防己 15g。

【方歌】

芪脉地黄汤，生脉六味帮，

去掉药山黄，苍归肉连己。

【证型】气阴两虚，湿热蕴结证。

【指征】尿血，乏力，腰困或下肢轻度浮肿。

【注意】若尿血、尿热者加白茅根 30g，本方对于蛋白尿有药到病除之疗效。

（三）越婢汤

【组成】麻黄 6g，生石膏 15g，生姜 3 片，大枣 5 枚，甘草 6g。

【方歌】

越婢汤用姜草枣，麻黄石膏加之好。

【证型】风寒外客，循经入里证。

【指征】突然尿血，恶寒。

【注意】本方治疗尿血加元参 15g，白茅根 30g。

（四）知柏地黄汤

【组成】知母 10g，黄柏 10g，生地 20g，山药 10g，山萸肉 10g，茯苓 10g，泽泻 10g，牡丹皮 10g。

【方歌】

知柏地黄汤，六味加入良。

【证型】肾阴亏虚，虚火上炎证。

【指征】尿血，尿赤，头晕，耳鸣，潮热，盗汗。

【注意】若头晕、耳鸣较重者加龟甲 30g。

（五）归脾汤

【组成】黄芪 15g，白术 10g，党参 10g，当归 10g，甘草 6g，茯神 10g，远志 10g，炒枣仁 10g，龙眼肉 10g，生姜 3 片，大枣 5 枚，木香 3g。

【方歌】

归脾汤用参术芪，归草茯神远志随，

酸枣木香龙眼肉，煎加姜枣益心脾。

【证型】脾不统血证。

【指征】久病尿血，面色无华，少气懒言。

【注意】尿血较久者可加鹿角胶^(烊化)10g，阿胶^(烊化)10g。

（六）补阴益气煎

【组成】生地 15g，山药 10g，五味子 10g，茯苓 10g，泽泻 10g，牡丹皮 10g，当归 10g，黄芪 15g，白术 10g，党参 10g，陈皮 10g，甘草 6g，柴胡 6g，升麻 6g。

【方歌】

补阴益气煎，补中六味添。

【证型】气阴两虚证。

【指征】腰困，腰痛，尿血，脉虚大，尺脉尤甚。

【注意】根据阴阳互根的原理，本方加肉苁蓉 10g，效果更佳。山萸肉用五味子代替。

结语 治疗尿血时应注意的几个问题：

（1）从病程来看：急性发作的尿血多为实证；病程较长者多为虚证。

（2）有表证兼有尿血，应以解表为主，佐以清热凉血，如越婢汤方。

（3）血尿的辨证方法，一般按照舌苔、舌质、脉象相结合的方法进行，舌苔黄腻者为湿热，舌尖红赤者为心火，脉虚大者为气血俱虚或气阴两虚，尺大而弦者为肾阳亏损，尺大而滑者为肾虚火旺。

十、再生障碍性贫血

再生障碍性贫血是指骨髓造血功能逐步衰竭或部分停止所引起的一种进行性贫血，以出血、反复感染为主要临床表现。本病患者周围血液中，红细胞、白细胞、血小板均减少。本病以青年患者最多，属于中医学中"虚劳"、"血证"的范畴。其病因多与心、肝、脾、肾四脏有关，其中关键在于脾、肾两脏。治疗上多采用益气养血，填精补髓，健脾的方法。笔者根据其临床疾病的特点和方剂应用的指征，多采用龟鹿二仙胶、丹栀逍遥散、黄芪建中汤、十四味建中汤、犀角地黄汤。

（一）龟鹿二仙胶

【组成】龟甲 15g，鹿角胶^(烊化)10g，人参 10g，枸杞子 10g。

【方歌】

龟鹿二仙最守真，补人三宝气精神。

人参枸杞与龟鹿，益寿延年实可珍。

【证型】气阴两虚证。

【指征】面色㿠白，疲乏无力，五心烦热，脉沉细。

【注意】用于再生障碍性贫血时加黄精 10g，菟丝子 10g，何首乌 10g，黄芪 15g。

（二）丹栀逍遥散

【组成】牡丹皮 10g，栀子 10g，柴胡 10g，当归 10g，白芍 10g，茯苓 10g，白术 10g，甘草 10g，生姜 3 片，薄荷 3g。

【方歌】

逍遥散用当归芍，柴苓术草加姜薄，

散郁除蒸功最奇，调经加入丹栀著。

【证型】肝郁血虚，郁而化火证。

【指征】面色㿠白，头晕，胸满，心烦，失眠，脉弦细小数。

【注意】应用本方治疗再生障碍性贫血加丹参 15g；头晕较重者加菊花 12g，元参 15g。

（三）黄芪建中汤

【组成】黄芪 15g，桂枝 10g，白芍 20g，生姜 3 片，大枣 5 枚，甘草 6g，饴糖 30g。

【方歌】

小建中汤芍药多，桂姜甘草大枣和，

更加饴糖补中气，虚劳腹冷服之瘥。

增入黄芪名亦是，表虚身痛效无过。

【证型】脾胃虚寒证。

【指征】面色㿠白，胃脘痛，饥饿时加重，脉弦缓，右大于左。

【注意】面色萎黄，疲乏无力，脉沉细弦者改用十四味建中汤。

（四）十四味建中汤

【组成】党参 10g，白术 10g，茯苓 10g，甘草 6g，川芎 10g，当归 10g，生地 10g，白芍 10g，黄芪 15g，肉桂 10g，麦冬 10g，半夏 10g，附子 10g，肉苁蓉 10g。

【方歌】

十全大补加附子，麦夏苁蓉仔细哦。

【证型】气血俱虚，寒湿不化证。

【指征】面色㿠白，胃脘疼痛，腹部悸动。

【注意】若大便秘结肉苁蓉可加至 15～30g。

（五）犀角地黄汤

【组成】犀角 ^{（先煎）} 10g，生地 15g，白芍 15g，牡丹皮 15g。

【方歌】

犀角地黄芍药丹，血升胃热火邪干，

斑黄阳毒皆堪治，热在营血服之安。

【证型】血热妄行，热毒蕴盛证。

【指征】斑疹，鼻衄，齿衄，口舌生疮。

【注意】大量出血者加茜草 15g，小蓟炭 30g，白茅根 30g，元参 30g，金银花 10g，连翘

10g，龟甲 10g；犀角用水牛角代替。

结语 治疗再生障碍性贫血时需要注意的问题：

（1）要注意病位的用药。病位在肺，宜用生脉散；病位在肝，属肝郁血虚者，宜养血疏肝，宜用丹栀逍遥散；肝火旺者宜养阴泻火，火旺则迫血妄行，宜用犀角地黄汤；病位在脾，宜用黄芪建中汤、十四味建中汤；病位在肾，宜用龟鹿二仙胶。

（2）本病以虚为主，但应注意虚中夹实，否则只予补益、不予祛邪，病必难除。

（3）本病的改善以食欲、脉象为重点。如食欲、脉象没有改善，血红蛋白虽有上升，不久很快又下降。

十一、心　悸

心悸是指患者感觉心中悸动，惊悸不安，甚至不能自主为主的疾病。其中因外界事物惊动而发生心跳者称惊悸；无明显原因而发生心跳者称怔忡。因本病主要发生在心，故以养心安神为主要治法。笔者根据其临床疾病的特点和方剂应用的指征，多采用参芪丹鸡黄精汤、炙甘草汤、十四味温胆汤、小柴胡加瓜蒌汤、柴胡加龙骨牡蛎汤、苓桂术甘汤、归脾汤。

（一）参芪丹鸡黄精汤

【组成】黄芪 30g，当归 10g，丹参 30g，党参 10g，苍术 15g，白术 10g，陈皮 10g，青皮 10g，生地 10g，柴胡 10g，黄精 10g，莪术 10g，三棱 10g，薄荷 3g，夜交藤 30g，鸡血藤 15g。

【方歌】

> 参芪丹鸡黄精汤，地归薄荷白术苍，
> 柴棱莪交青陈皮，老师传方学生记。

【证型】气血俱虚，气滞血瘀证。

【指征】心烦，心悸，手足憋胀，腹满，腹胀，脉沉。

【注意】腹胀明显者加砂仁、莱菔子各 10g。

（二）炙甘草汤

【组成】炙甘草 15g，党参 10g，大枣 7 枚，生姜 3 片，桂枝 10g，麦冬 10g，生地 15g，胡麻仁 10g，阿胶 (烊化) 10g。

【方歌】

> 炙甘草汤参桂姜，麦冬生地麻仁帮，
> 大枣阿胶共煎服，脉来结代心悸尝。

【证型】心阴阳两虚证。

【指征】心悸，气短，脉结代。

【注意】应用本方炙甘草的剂量一定要大，否则不成炙甘草汤，达不到治疗效果。

（三）十四味温胆汤

【组成】黄芪 15g，当归 6g，麦冬 10g，党参 10g，五味子 10g，竹茹 10g，枳实 10g，半夏 10g，陈皮 10g，茯苓 10g，甘草 6g，石菖蒲 10g，远志 10g，生地 10g。

【方歌】

自拟十四温胆汤，芪当参麦五味子，

陈夏苓草竹茹实，菖蒲远志生地行。

【证型】气阴两虚，痰湿郁滞证。

【指征】头晕，心悸，乏力，嗜睡，脉濡缓。

【注意】本方可用于治疗头晕、失眠，效果甚佳。

（四）小柴胡加瓜蒌汤

【组成】柴胡 10g，半夏 10g，黄芩 10g，党参 10g，甘草 6g，生姜 3 片，大枣 5 枚，瓜蒌 15g。

【方歌】

小柴胡加瓜蒌汤，心悸胸满此方藏。

【证型】肝气郁结，痰湿不化证。

【指征】心烦，心悸，胸满，胸痛，脉弦。

【注意】若小腹胀痛，月经不调，脉弦细涩去瓜蒌，加当归 15g，白芍 15g，香附 15g，乌药 15g。

（五）柴胡加龙骨牡蛎汤

【组成】柴胡 10g，半夏 10g，黄芩 10g，党参 10g，甘草 6g，生姜 3 片，大枣 5 枚，桂枝 10g，茯苓 15g，熟大黄 3g，龙骨 15g，牡蛎 15g。

【方歌】

柴胡龙骨牡蛎汤，党参半夏甘草从，

更加黄芩同姜枣，桂枝茯苓熟军康。

【证型】肝气郁结，上热下寒，三焦运化失职证。

【指征】心烦，心悸，头晕，头痛，逆气上冲，脉弦紧。

【注意】本方可用于头晕、失眠，效果甚佳。

（六）苓桂术甘汤

【组成】茯苓 10g，桂枝 10g，白术 10g，甘草 10g。

【方歌】

苓桂术甘汤，水饮心悸尝。

【证型】水气凌心证。

【指征】头晕，心悸，胃脘痞满，逆气上冲。

【注意】若胃脘悸动者加肉桂 10g，白芍 10g，生姜 3 片，大枣 7 枚；若手足厥冷，气短而喘，脉沉细而促者加附子 4g，生姜 1 片，杏仁 4g，厚朴 6g。

（七）归脾汤

【组成】黄芪 15g，白术 10g，党参 10g，当归 10g，甘草 6g，茯神 10g，远志 10g，炒枣仁 10g，龙眼肉 10g，生姜 3 片，大枣 5 枚，木香 3g。

【方歌】

> 归脾汤用参术芪，归草茯神远志随，
> 酸枣木香龙眼肉，煎加姜枣益心脾。

【证型】心脾不足，气血俱虚证。

【指征】头晕，心悸，疲乏无力，面色萎黄。

【注意】本方治疗妇女崩漏效果甚佳。

结语 治疗心悸时需要注意的几个问题：

（1）治疗心悸，辨证和脉象是一个非常重要的问题，要确定相应的证型，必须和脉象吻合。

（2）一般脉结代应首选炙甘草汤；脉弦滑应选小柴胡加瓜蒌汤；脉濡缓，当用十四味温胆汤；脉弦或弦紧，用柴胡加龙骨牡蛎汤；脉缓或沉细缓，当用归脾汤；脉沉或弦或紧，根据仲景"脉得诸沉当责有水"或"单弦者饮，双弦者寒"，采用苓桂术甘汤；若脉沉，无逆气上冲者当采用参芪丹鸡黄精汤。

（3）若心悸，逆气上冲者，应用柴胡加龙骨牡蛎汤、苓桂术甘汤；胃脘痞满，逆气上冲者可选苓桂术甘汤；头晕，头痛，失眠兼有逆气上冲者可选柴胡加龙骨牡蛎汤。

十二、冠 心 病

冠心病是冠状动脉硬化而发生狭窄或闭塞而致心肌缺血缺氧的心脏病。中医没有此病名，大致包括在中医的"胸痹"、"心痛"、"胸痛"范畴中。从临床来看多发生于年老体衰者，本病多因阴寒、痰浊、瘀血等痹阻胸阳或痰热蕴肺，闭塞气机所致，故治以宣痹通阳，活血化瘀，涤痰泻热为主。笔者根据其临床疾病的特点和方剂应用的指征多采用参芪丹鸡黄精汤、瓜蒌薤白半夏桂枝厚朴汤、柴胡陷胸汤、奔豚生脉汤、逍遥丹参饮、小柴胡加瓜蒌汤、血府逐瘀汤、五磨饮子。

（一）参芪丹鸡黄精汤

【组成】黄芪 30g，当归 10g，丹参 30g，党参 10g，生地 10g，柴胡 10g，苍术 10g，白术 10g，陈皮 10g，青皮 10g，黄精 10g，莪术 10g，三棱 10g，薄荷 3g，夜交藤 30g，鸡血藤 15g。

【方歌】

> 参芪丹鸡黄精汤，地归薄荷白术苍，
> 柴棱莪交青陈皮，老师传方学生记。

【证型】气血俱虚，气滞血瘀证。

【指征】心悸，心前区憋闷疼痛，腹胀，腹满，脉沉。

【注意】若腹胀较甚者加消胀散（砂仁、莱菔子各 10g）。

（二）瓜蒌薤白半夏桂枝厚朴汤

【组成】瓜蒌 30g，薤白 15g，半夏 10g，厚朴 10g，桂枝 10g，枳壳 10g。

【方歌】

> 瓜蒌薤白治胸痹，益以白酒温肺气，
> 加夏加朴枳桂枝，治法稍殊名亦异。

【证型】痰气郁结，心阳不振证。

【指征】胸满胸痛，脉沉滑或弦紧。

【注意】若舌质暗有瘀斑者加降香 10g，桃仁 10g，红花 10g。

（三）柴胡陷胸汤

【组成】柴胡 10g，半夏 10g，黄连 4g，黄芩 6g，生姜 3 片，枳实 10g，瓜蒌 45g。

【方歌】

> 柴胡陷胸连夏蒌，黄芩枳实生姜有。

【证型】肝气郁结，痰热不化证。

【指征】胸满心烦，头晕，口苦咽干，脉弦稍滑。

【注意】本方治疗胆囊炎效果甚佳。

（四）奔豚生脉汤

【组成】黄芩 10g，白芍 10g，当归 10g，川芎 10g，甘草 6g，半夏 10g，生姜 1 片，葛根 15g，桑皮 15g，党参 10g，麦冬 10g，五味子 10g。

【方歌】

> 奔豚汤治肾中邪，气上冲胸腹痛佳，
> 芩芍归芎甘草半，生姜干葛桑白加，
> 增入生脉名亦是，燥汗奔豚此方佳。

【证型】气阴两虚，肝气郁结证。

【指征】胸满，头晕，心烦，心悸，汗多，脉虚大。

【注意】若胸满较甚者加青皮 10g，陈皮 10g。

（五）逍遥丹参饮

【组成】柴胡 10g，当归 10g，白芍 10g，茯苓 10g，白术 10g，甘草 6g，干姜 3g，薄荷 3g，丹参 15g，檀香 10g，砂仁 10g。

【方歌】

> 逍遥散用当归芍，柴苓术草加姜薄，
> 丹参饮里用檀砂，心胃诸痛效验查。

【证型】肝郁血虚，肝脾不调证。

【指征】胸满心痛，心烦，心悸，两胁胀痛，脉弦细。

【注意】若五心烦热加牡丹皮 10g，栀子 10g。

（六）小柴胡加瓜蒌汤

【组成】柴胡 10g，半夏 10g，黄芩 10g，党参 10g，甘草 6g，生姜 3 片，大枣 5 枚，瓜蒌 15g。

【方歌】

小柴胡加瓜蒌汤，心悸胸满此方藏。

【证型】肝气郁结，痰湿不化证。

【指征】胸满，心悸，脉弦滑。

【注意】本方对期前收缩效果甚佳。

（七）血府逐瘀汤

【组成】当归10g，生地10g，桃仁10g，红花10g，赤芍10g，枳壳10g，甘草6g，柴胡10g，川芎10g，桔梗10g，牛膝15g。

【方歌】

血府当归生地桃，红花甘草壳赤芍，

柴胡川芎桔牛膝，宽胸理气活血瘀。

【证型】瘀血阻滞证。

【指征】胸痛呈刺痛样，夜间为甚，舌质紫暗，脉涩。

【注意】古人云："久病入络，久病入血。"故用本方要有病程长且有瘀血的指征。

（八）五磨饮子

【组成】乌药10g，槟榔10g，沉香10g，枳实10g，木香10g。

【方歌】

五磨饮子二香槟，乌药枳实在其中。

【证型】肝胃气滞证。

【指征】胸满心痛，生气后加重。

【注意】治疗冠心病时加入丹参饮（丹参、檀香、砂仁各10g）。

结语 治疗冠心病时需要注意的几个问题：

（1）从季节气候来看：若冬季发病者，多为寒邪入于少阳或痰热内阻，治以和解少阳，宣肺化痰；若胸痛较甚者，为胸阳不振，治以宽胸通阳。若春季发病者，多为肝郁血虚或阴虚血瘀，治以疏肝养血，养阴活血。秋季发病者，多为肺气郁滞，治以温肺化痰通络。夏季发病者，多为湿热内郁、气阴两虚，治以补气养阴、除湿清热。

（2）注意脏腑的不同，用药的不同。若肝郁气滞者，当疏肝理气；肾阳亏损者，当温补肾阳；脾肾虚寒者，当温中健脾；肺气不足者，当补益肺气。

（3）本病虽然胸阳痹阻，气血郁结者较多，但不可全部认为是这两种原因引起的，不能将瓜蒌薤白白酒汤、血府逐瘀汤作为治疗冠心病的万能方剂。

十三、肺 心 病

肺源性心脏病是指肺、胸或肺动脉慢性病变时肺功能或结构改变引起肺动脉高压并进一步导致右心肥大、右心代偿不全和呼吸衰竭的疾病，常简称肺心病。本病在我国以慢性支气管炎并发阻塞性肺气肿引起的为多见。其病大致包括在中医的"痰饮"、"哮喘"等范畴之中，治疗以痰饮、哮喘论治。笔者根据其临床疾病的特点和方剂应用的指征，多采用附理二陈汤、真武汤、咳嗽遗尿方、木己二陈汤、黄芪鳖甲汤、济生肾气丸。

（一）附理二陈汤

【组成】附子 10g，党参 10g，白术 10g，干姜 10g，甘草 10g，陈皮 10g，半夏 10g，茯苓 10g。

【方歌】

　　　　　　　　　　　附理二陈汤，肺心此方良。

【证型】脾胃虚寒，水饮不化证。

【指征】咳嗽气喘，口唇紫绀，腹部胀满，手足厥冷，脉弦大紧。

【注意】用于治疗肺心病肺气肿时，可加葶苈大枣汤（葶苈子 2g，大枣 7 枚）。

（二）真武汤

【组成】附子 6g，茯苓 10g，白术 10g，白芍 10g，生姜 3 片。

【方歌】

　　　　　　　　　　真武汤壮肾中阳，茯苓术芍附生姜。

【证型】心肾阳虚，肾水上泛证。

【指征】咳嗽气短，平卧加重，下肢浮肿，手足厥冷。

【注意】用于肺心病时，加杏仁 10g，人参 10g；若身痛，加麻黄 2g；若腹胀者，加厚朴 6g。

（三）咳嗽遗尿方

【组成】柴胡 10g，当归 10g，白芍 10g，党参 10g，麦冬 10g，五味子 10g，黄芩 10g，紫菀 10g，半夏 10g，青皮 10g，陈皮 10g。

【方歌】

　　　　　　　　　　　经验方，柴当芍，
　　　　　　　　　　　麦味参，半青陈，
　　　　　　　　　　　各十克，菀黄芩。

【证型】气阴两虚，痰湿郁滞证。

【指征】咳嗽气短，心烦心悸，手足心热，脉沉细。

【注意】应用本方剂量成等量。

（四）木己二陈汤

【组成】防己 10g，党参 10g，生石膏 15g，桂枝 10g，半夏 10g，陈皮 10g，茯苓 10g，甘草 6g。

【方歌】

　　　　　　　　　　木己二陈汤，饮聚心下尝。

【证型】饮聚心下，上热下寒证。

【指征】咳嗽气短，紫绀，面色黧黑。

【注意】应用本方大便不爽者加芒硝 2g。

（五）黄芪鳖甲汤

【组成】黄芪 15g，地骨皮 10g，紫菀 10g，党参 10g，茯苓 10g，柴胡 10g，半夏 10g，知母 10g，生地 10g，白芍 10g，麦冬 10g，肉桂 10g，甘草 6g。

【方歌】

> 黄芪鳖甲地骨皮，艽菀参苓柴半知，
> 地黄芍药麦冬桂，甘桔桑皮劳热宜。

【证型】气阴俱虚，痰湿内郁证。

【指征】咳喘气短，疲乏无力，浮肿，脉虚大。

【注意】应用本方时去鳖甲、秦艽、桔梗、桑白皮临床效果更佳。

（六）济生肾气丸

【组成】生地 24g，山药 12g，山萸肉 12g，茯苓 10g，泽泻 10g，牡丹皮 10g，附子 3g，肉桂 3g，车前子 (包煎) 10g，怀牛膝 15g。

【方歌】

> 济生肾气丸，地八山山四，
> 丹茯泽泻三，肉桂附子一，
> 牛膝车前子，水肿此方宜。

【证型】肾不纳气，水饮上泛证。

【指征】咳喘，不能平卧，手足逆冷，下肢浮肿，脉沉弦尺大。

【注意】本方用于肺心病时，加蛤蚧 1 对（去头足，研末冲服）；若逆气上冲，腹满者，加沉香 3g；临床运用此方时，将山萸肉改为五味子。

结语 治疗肺心病时需要注意的几个问题：

（1）应用于慢性支气管炎合并感染，在宣肺定喘、清热化痰时，一定要注意虚实寒热夹杂的情况，不可单纯从肺治疗，否则损伤正气可使病加剧。

（2）采用宣肺定喘、清热化痰之后，病情若有所加重，多为肾不纳气或气阴两虚；肾不纳气，虚阳上浮反用宣肺升浮之品，则气短难愈，故病重；若气阴两虚过用清邪之品，肺气受伤，肺失肃降，故咳喘加重。

（3）若用宣肺定喘，效果不佳，应考虑肝肺气郁、痰郁中焦、心肾阳虚，治疗应益气养阴，理气化痰。单用宣肺化痰，清热定喘药，并非治其所在。

（4）治疗本病时一定要注意正气的虚衰。若为心肾阳虚，水饮上泛所致的肺心病且兼有表证，应在温阳化饮的真武汤证的基础上加入麻黄、甘草，否则单用解表药，病必不除。

（5）治疗本病注意麻黄汤的禁忌，肾不纳气者不可用麻黄之升浮之品，当用补肾纳气之法，其喘自定。

十四、心力衰竭

心力衰竭是指心脏代偿能力丧失，心室舒张期的容量过度，心室排血阻力增加，心脏收缩无力，静脉流回的血液不能充分排出，动脉血液供血不足，静脉淤血等引起的一系列症状和体征。本病大致属于中医"心悸"、"哮喘"、"痰饮"的范畴。其病因多与劳累过度，水气凌心，复感外邪有关。因本病是危重病，其治疗多采用温阳利水、理气活血、补气养阴、理气化痰等法。笔者根据其临床疾病的特点和方剂应用的指征，多采用真武汤、葛苏二陈汤、十四味温胆汤、炙甘草汤、实脾饮、咳嗽遗尿方、参芪丹鸡黄精汤。

（一）真武汤

【组成】附子 6g，茯苓 10g，白术 10g，白芍 10g，生姜 3 片。

【方歌】

> 真武汤壮肾中阳，茯苓术芍附生姜。

【证型】心肾阳虚，肾水上泛证。

【指征】咳嗽气短，不能平卧，下肢浮肿，手足厥冷。

【注意】紫绀严重，胸痛，舌下瘀斑者加苏木 3g，丹参 10g。

（二）葛苏二陈汤

【组成】葛根 15g，紫苏 10g，陈皮 10g，半夏 10g，茯苓 10g，甘草 6g，杏仁 10g，党参 10g，黄芩 10g，枳壳 10g。

【方歌】

> 葛苏二陈汤，杏参枳芩藏。

【证型】脾胃湿郁，肺气不降证。

【指征】咳嗽气喘，胃脘胀满，食后呼吸困难加重，脉滑数。

【注意】若脉细数加麦冬 10g，五味子 10g；若失眠加竹茹 10g，远志 10g，石菖蒲 10g，炒枣仁 10g。

（三）十四味温胆汤

【组成】黄芪 15g，当归 6g，党参 10g，麦冬 10g，五味子 10g，陈皮 10g，半夏 10g，茯苓 10g，甘草 6g，竹茹 10g，枳实 10g，石菖蒲 10g，远志 10g，生地 10g。

【方歌】

> 自拟十四温胆汤，芪当参麦五味子，
> 陈夏苓草竹茹实，菖蒲远志生地行。

【证型】气阴俱虚，痰气郁结证。

【指征】头晕，心烦，失眠或嗜睡，乏力，脉濡缓。

【注意】若手足憋胀者，加丝瓜络 10g。

（四）炙甘草汤

【组成】炙甘草 15g，党参 10g，大枣 7 枚，生姜 3 片，桂枝 10g，麦冬 10g，生地 15g，胡麻仁 10g，阿胶^(烊化)10g。

【方歌】

> 炙甘草汤参桂姜，麦冬生地麻仁帮，
> 大枣阿胶共煎服，脉来结代心悸尝。

【证型】气阴两虚证。

【指征】心悸，气短，脉结代。

【注意】本方治疗心悸效果甚佳。

（五）实脾饮

【组成】附子 10g，茯苓 10g，甘草 10g，木香 10g，大腹皮 10g，草果 10g，干姜 10g，厚朴 10g，白术 10g，木瓜 10g。

【方歌】

> 实脾苓术与木瓜，甘草木香大腹加，
> 草果附姜兼厚朴，虚寒阴水效堪夸。

【证型】脾胃虚寒，水饮上泛证。

【指征】腹胀，腹水，浮肿，尿少，四肢厥冷，气短而喘，心悸。

【注意】服上方心悸、尿少不改善者，加桂枝 10g。

（六）咳嗽遗尿方

【组成】柴胡 10g，当归 10g，白芍 10g，党参 10g，麦冬 10g，五味子 10g，黄芩 10g，紫菀 10g，半夏 10g，青皮 10g，陈皮 10g。

【方歌】

> 经验方，柴当芍，
> 麦味参，半青陈，
> 各十克，菀黄芩。

【证型】气阴两虚，痰湿郁滞证。

【指征】胸满，气短，咳嗽，心烦，手足心热，脉沉细。

【注意】应用本方剂量成等量。

（七）参芪丹鸡黄精汤

【组成】黄芪 30g，当归 10g，丹参 30g，党参 10g，苍术 15g，白术 10g，陈皮 10g，青皮 10g，生地 10g，柴胡 10g，黄精 10g，莪术 10g，三棱 10g，薄荷 3g，夜交藤 30g，鸡血藤 15g。

【方歌】

> 参芪丹鸡黄精汤，地归薄荷白术苍，
> 柴棱莪交青陈皮，老师传方学生记。

【证型】气血俱虚，气滞血瘀证。

【指征】心慌气短，胸闷，心烦，手足憋胀，腹满，腹胀，脉沉。

【注意】若腹满较甚者，加消胀散（砂仁、莱菔子各 10g）。

结语 治疗心力衰竭时需要注意的问题：

（1）本病以虚为主，虚实夹杂。其虚者有气虚、阴虚、阳虚 3 类；其实者有痰饮、瘀血、气滞之类。

（2）一般脉虚大者为气阴两虚，脉沉细者为阳虚，脉弦者为肝郁气滞，脉滑者为痰热。

（3）从面色来看：面色青紫者为瘀血，面白者为气阴两虚，面青而熏黄者为湿热瘀血。

（4）真武汤应用的重点是手足厥冷，喘；实脾饮应用的重点是腹胀，腹水，手足厥冷；咳嗽遗尿方应用的重点是心悸、五心烦热；参芪丹鸡黄精汤应用的重点是紫绀。

十五、病毒性心肌炎

病毒性心肌炎是指各种病毒所引起的心肌急性或慢性炎症，是内科临床常见病。多见于儿童、青壮年，以发热、咽痛、咳嗽、胸闷、气短为主要表现。治疗以理气化痰，补气养阴为主。笔者根据其临床疾病的特点和方剂应用的指征，多采用小柴胡汤加减、蒿芩清胆汤、黄芪鳖甲汤、咳嗽遗尿方、升阳散火汤。

（一）小柴胡汤加减

【组成】柴胡 15g，半夏 10g，党参 10g，黄芩 10g，甘草 10g，瓜蒌 30g，桔梗 10g，杏仁 10g，薄荷 10g。

【方歌】

小柴胡加减，半夏参草芩，
瓜桔杏薄荷，病毒心肌良。

【证型】少阳外感，痰热阻滞证。

【指征】头晕，头痛，胸满，胸痛，心烦，心悸，口苦，咽干，脉弦滑。

【注意】脉不滑，气短平卧时呼吸困难者，去桔梗、杏仁，加干姜 5g、五味子 10g。

（二）蒿芩清胆汤

【组成】青蒿 15g，黄芩 10g，竹茹 10g，枳壳 10g，半夏 10g，陈皮 10g，赤茯苓 10g，滑石 12g，甘草 6g，青黛 1g。

【方歌】

俞氏蒿芩清胆汤，陈皮半夏竹茹襄，
赤苓枳壳兼碧玉，湿热轻宣此法良。

【证型】阴虚痰热证。

【指征】午后发热，心烦，心悸，头晕气短，口苦口干，脉滑数。

【注意】本方用于妇女面部蝴蝶斑效果甚佳。

（三）黄芪鳖甲汤

【组成】黄芪 15g，地骨皮 10g，紫菀 10g，党参 10g，茯苓 10g，柴胡 10g，半夏 10g，知母 10g，生地 10g，白芍 10g，麦冬 10g，肉桂 10g，甘草 6g。

【方歌】

黄芪鳖甲地骨皮，芫菀参苓柴半知，
地黄芍药麦冬桂，甘桔桑皮劳热宜。

【证型】气阴俱虚，痰湿内郁证。

【指征】气喘，心慌，心悸，气短，乏力，盗汗，自汗，脉虚大紧。

【注意】应用本方时去鳖甲、秦艽、桔梗、桑皮。

（四）咳嗽遗尿方

【组成】柴胡 10g，当归 10g，白芍 10g，党参 10g，麦冬 10g，五味子 10g，半夏 10g，青皮 10g，陈皮 10g，黄芩 10g，紫菀 10g。

【方歌】

> 经验方，柴当芍，
> 麦味参，半青陈，
> 各十克，菀黄芩。

【证型】气阴两虚，湿热郁滞证。

【指征】咳而遗尿，脉沉细。

【注意】应用本方剂量应成等量。

（五）升阳散火汤

【组成】甘草 6g，防风 7g，炙甘草 6g，升麻 15g，葛根 15g，独活 15g，白芍 15g，羌活 15g，党参 10g，柴胡 24g，生姜 1 片，大枣 2 枚。

【方歌】

> 升阳散火葛升柴，羌独防风参芍侪，
> 生炙二草加姜枣，阳经火郁发之佳。

【证型】火郁不散证。

【指征】四肢发热，按之肌热烙手，舌苔白，脉细数。

【注意】本方升麻、柴胡、葛根、独活，用量一定要大，不能低于 15g，才能起到升阳散火的作用。

结语 治疗病毒性心肌炎时需要注意的问题：

本病病程短，应考虑少阳外感，痰热阻滞，采用小柴胡汤加减；若以发热为主，肌肤热甚，宜升阳散火汤；若病程长，午后热甚乃阴虚痰热，宜蒿芩清胆汤；若疲乏无力，自汗咳嗽者乃气阴两虚，痰湿郁滞，可用黄芪鳖甲汤、咳嗽遗尿方。

十六、风湿性心脏病

风湿性心脏病是指风湿病引起的慢性心瓣膜损害，形成瓣膜口的狭窄或关闭不全或狭窄与关闭不全同时存在，导致血流动力学的改变，最后心功能代偿不全，形成充血性心力衰竭，以心悸、呼吸困难，甚者咳血为主要表现。其病因多由心脉闭阻，复感外邪所致。治疗上多采用活血祛风，益气养阴，温阳化水等方法。笔者在临床上根据疾病的特点和方剂应用的指征，多采用逍遥复脉汤、身痛逐瘀汤、真武汤、人参养荣汤、三甲复脉汤。

（一）逍遥复脉汤

【组成】柴胡 10g，当归 10g，白芍 10g，麦冬 10g，党参 10g，五味子 10g，半夏 10g，青皮 10g，陈皮 10g，降香 10g，丹参 10g，炒枣仁 10g，生地 10g。

【方歌】

逍遥复脉柴当芍，生脉半夏青陈皮，

降香丹参枣生地，气阴两虚血滞医。

【证型】气阴两虚，气滞血瘀证。

【指征】头晕，头痛，心烦，心悸，胸满气短，脉沉细。

【注意】若两胁胀痛为甚者加砂仁 10g，檀香 10g。

（二）身痛逐瘀汤

【组成】桃仁 10g，当归 10g，川芎 10g，五灵脂 10g，秦艽 10g，羌活 10g，地龙 10g，牛膝 15g，红花 10g，没药 10g，甘草 6g，香附 10g，苍术 10g，黄柏 10g。

【方歌】

身痛逐瘀膝地龙，艽羌归芎草桃红，

香附没药五灵脂，苍术黄柏量减增。

【证型】瘀血阻滞证。

【指征】全身关节疼痛，心烦，心悸，脉沉。

【注意】脉细涩加丹参 15g，苏木 10g。

（三）真武汤

【组成】茯苓 10g，白术 10g，白芍 10g，附子 10g，生姜 3 片。

【方歌】

真武汤壮肾中阳，茯苓术芍附生姜。

【证型】肾阳虚衰，心肾不交证。

【指征】心悸，气短，活动后加重，肢冷。

【注意】应用本方治疗风湿性心脏病时加党参 10g，炒枣仁 15g，龙骨 15g，牡蛎 15g。

（四）人参养荣汤

【组成】黄芪 15g，肉桂 10g，当归 10g，熟地 10g，白芍 10g，党参 10g，白术 10g，茯苓 10g，炙甘草 10g，五味子 10g，陈皮 10g，远志 10g，生姜 3 片，大枣 5 枚。

【方歌】

人参养荣即十全，除却川芎五味联，

陈皮远志加姜枣，脾肺气虚补方先。

【证型】脾胃虚寒，气血俱虚证。

【指征】面色萎黄，心烦心悸，胃脘冷痛，五心烦热，脉沉细。

【注意】若胃脘疼痛较重者，可先用黄芪建中汤调治，然后再用本方。

（五）三甲复脉汤

【组成】牡蛎 30g，鳖甲 30g，龟甲 10g，炙甘草 10g，生地 10g，白芍 10g，麦冬 10g，麻仁 10g，阿胶^(烊化) 10g。

【方歌】

三甲复脉牡龟甲，炙甘地芍胶麦麻。

【证型】气阴两虚证。

【指征】面色萎黄，自汗，盗汗，心悸，气短，身热。

【注意】本方对于震颤麻痹效果甚佳。

结语 治疗风湿性心脏病时需要注意的问题：

（1）一般身痛，胸痛为瘀血；手足厥冷为手足阳虚；面色萎黄为气血俱虚；面色㿠白、自汗、盗汗为气阴两虚。

（2）区别本病阴虚、阳虚谁为主导地位，十分重要，阴虚多应补气养阴；阳虚多宜温阳利水；若口渴，舌质嫩红，以阴虚为主；四肢厥冷以阳虚为主。

（3）风湿性心脏病，虚实夹杂比较多，如气血俱虚兼瘀血当补气养血为主，兼以活血；气滞血瘀又兼气血俱虚，当理气活血为主，兼以补虚；气阴俱虚兼以痰热，当以补气养阴为主，清热化痰为辅。

十七、失 眠

失眠又称不寐，是以经常不能正常睡眠为主要特征的一种病证。其证轻重不一，轻者有入眠困难，有寐而易醒，有醒后不能再寐，亦有时寐时醒；严重者整夜不能入睡。其病因多有劳倦过度，心肾不交等，发病虽然主要在心，但其他脏腑引起失眠的也不少见。在治疗上以补虚泻实、调整阴阳为原则。除注意养心安神外，还应注意其他的疾病。笔者根据其临床疾病的特点和方剂应用的指征，多采用十四味温胆汤、柴胡加龙骨牡蛎汤、补阴益气煎、柴苓温胆汤、酸枣仁汤、黄连阿胶汤、孔圣枕中丹、桑螵蛸散。

（一）十四味温胆汤

【组成】黄芪15g，当归6g，党参10g，麦冬10g，五味子10g，陈皮10g，半夏10g，茯苓10g，甘草6g，竹茹10g，枳实10g，石菖蒲10g，远志10g，生地10g。

【方歌】

自拟十四温胆汤，芪当参麦五味子，
陈夏苓草竹茹实，菖蒲远志生地行。

【证型】气阴两虚，痰湿郁结证。

【指征】失眠，多梦，头晕，乏力，脉濡缓。

【注意】失眠较重者加合欢花30g。

（二）柴胡加龙骨牡蛎汤

【组成】柴胡10g，半夏10g，黄芩10g，党参10g，甘草6g，生姜3片，大枣5枚，桂枝10g，茯苓15g，熟大黄3g，龙骨15g，牡蛎15g。

【方歌】

柴胡龙骨牡蛎汤，党参半夏甘草从，
更加黄芩同姜枣，桂枝茯苓熟军康。

【证型】肝气郁结，上热下寒，三焦运化失职证。

【指征】失眠，头晕，胸满，心烦，脉弦紧。

【注意】脉沉细，脉沉缓非本方指征。

（三）补阴益气煎

【组成】生地 15g，山药 10g，五味子 10g，茯苓 10g，泽泻 10g，牡丹皮 10g，党参 10g，甘草 6g，白术 10g，当归 10g，陈皮 10g，黄芪 15g，升麻 6g，柴胡 6g。

【方歌】

补阴益气煎，补中六味添。

【证型】气阴两虚证。

【指征】失眠，腰困，乏力，脉大，尺脉尤甚。

【注意】本方治疗气阴两虚的尿血效果甚佳。临床运用本方时，将山萸肉改为五味子。

（四）柴芩温胆汤

【组成】柴胡 10g，黄芩 10g，竹茹 10g，半夏 10g，龙胆草 10g，竹叶 6g，滑石 12g，夜交藤 30g，陈皮 10g，枳实 10g。

【方歌】

柴芩温胆半夏陈，枳茹龙胆夜交藤，

加入竹叶与滑石，肝胆湿热此方通。

【证型】肝郁化火，湿热郁滞证。

【指征】失眠，头晕，头痛，心烦，脉弦滑。

【注意】应用本方时加滑石 12g，竹叶 6g（原方无滑石、竹叶）。

（五）酸枣仁汤

【组成】炒枣仁 15g，甘草 6g，川芎 10g，知母 10g，茯苓 10g。

【方歌】

酸枣仁汤用枣仁，草芎知母与茯苓。

【证型】血不养心，虚热内扰证。

【指征】失眠，心悸。

【注意】应用本方加合欢花 30g。

（六）黄连阿胶汤

【组成】黄连 6g，阿胶^(烊化)10g，白芍 10g，黄芩 10g，鸡子黄^(冲服)2 枚。

【方歌】

黄连阿胶汤，芍芩鸡子黄。

【证型】阴虚火旺证。

【指征】失眠，心烦，心悸，口苦，尿赤，舌苔黄。

【注意】若口干舌燥加麦冬 15g，元参 15g，夜交藤 30g，合欢花 15g。

（七）孔圣枕中丹

【组成】鳖甲 15g，龙骨 15g，远志 10g，石菖蒲 10g。

【方歌】

枕中鳖龙远志菖，失眠多梦此方康。

【证型】心神不宁证。

【指征】顽固性失眠。

【注意】若晨起头痛加沉香 3g。

（八）桑螵蛸散

【组成】桑螵蛸 15g，党参 10g，茯苓 10g，龙骨 10g，龟甲 15g，石菖蒲 10g，远志 10g，当归 10g。

【方歌】

桑螵蛸、桑螵蛸，参茯龙骨与龟壳，
菖蒲远志及当归，补心宁神睡大觉。

【证型】肾气不固，心火上扰证。

【指征】心烦，失眠，小便频数。

【注意】本方亦可用于遗尿。

结语 治疗失眠时需要注意的问题：

（1）失眠的一般治疗规律以养心安神为大的原则，但由于脾胃痰湿、清阳失升、肝郁气滞、瘀血阻滞、肾阴亏损、心肾不交，都可以引起失眠，因此在治疗失眠时，必须按照痰湿者宜化其痰、清阳不升者宜升清降浊、肝郁气结者宜疏肝理气、瘀血阻滞者宜活血化瘀、肾阴不足者宜滋肾降火、心肾不交者宜交通心肾的原则进行治疗，不必再加入安神药。如清阳失升，在用升阳益气药物的同时再加入龙骨、牡蛎、磁石、朱砂等重镇之品，必使清阳失升而更难入睡。

（2）造成失眠的原因，临证常见一为气郁，二为火热扰心，三为痰火内扰，因此在治疗时气郁者必散发，才能入睡；火热者必泻火，才能入睡；痰者必化痰，才能入睡。若只用安神使气郁更甚，火必难除，故炒枣仁、龙骨、牡蛎、朱砂对郁结而引起的失眠不可应用，否则郁结更甚，病必难除。

十八、郁　　证

郁证是指情志不舒，气机郁滞导致的以心情忧郁，情绪不宁，胁肋胀满疼痛或易怒善哭或咽中有异物梗阻，失眠等为主要表现的疾病。由于气郁日久不愈，由气及血可引起多种症状，发生多种心事的疾病，所以又有气郁、血郁、痰郁、湿郁、热郁、食郁等六郁之说，在治疗上因其为气郁所致，故疏通气机为本病的主要治法，但若病程较长正气亏虚者又当扶助正气。笔者根据其临床疾病的特点和方剂应用的指征，多采用四逆香佛二花汤、丹栀逍遥散、半夏厚朴汤、越鞠丸、甘麦大枣汤、滋水清肝饮。

（一）四逆香佛二花汤

【组成】柴胡 10g，白芍 10g，枳壳 10g，甘草 6g，香橼 10g，佛手 10g，玫瑰花 10g，代代花 10g，黄芩 6g，丝瓜络 10g。

【方歌】

> 四逆香佛二花汤，不忘芩丝在此方。

【证型】痰气郁结证。

【指征】精神抑郁，胸满，胸痛，手足憋胀，脉沉滑。

【注意】本方治疗类风湿关节炎效果甚佳。

（二）丹栀逍遥散

【组成】柴胡 10g，当归 10g，白芍 10g，茯苓 10g，白术 10g，甘草 6g，生姜 3 片，薄荷 3g，牡丹皮 10g，栀子 6g。

【方歌】

> 逍遥散用当归芍，柴苓术草加姜薄，
>
> 散郁除蒸功最奇，调经加入丹栀著。

【证型】肝郁血虚，冲任失养证。

【指征】烦躁易怒，胸闷，胁胀，脉弦数。

【注意】若头晕，加菊花 12g，元参 15g；若手足心热，加生地 15g。

（三）半夏厚朴汤

【组成】半夏 10g，厚朴 10g，苏叶 10g，茯苓 10g，生姜 3 片。

【方歌】

> 半夏厚朴苏苓姜，气滞痰郁此方良。

【证型】气滞痰郁证。

【指征】梅核气，脉沉缓。

【注意】若咽干，舌苔黄白，脉弦滑者宜改用加减柴胡枳桔汤[①]。

（四）越鞠丸

【组成】川芎 10g，苍术 10g，香附 10g，栀子 10g，神曲 10g。

【方歌】

> 越鞠丸治六般郁，气血痰火湿食因，
>
> 芎苍香附兼栀曲，气畅郁舒痛闷伸。

【证型】痰气郁结证。

【指征】梅核气，生气时加重，苔白腻，脉弦。

【注意】若兼有胃脘痞满加保和丸（神曲 10g，山楂 15g，陈皮 10g，连翘 6g，莱菔子 10g，

[①] 加减柴胡枳桔汤组成：柴胡 10g，枳壳 10g，瓜蒌 15g，桔梗 10g，甘草 6g，杏仁 10g，苏叶 10g，青皮 10g，陈皮 10g，郁金 10g，黄芩 3g；方歌：加减柴胡枳汤，四逆去草帮，桔杏青陈皮，瓜苏苓郁金。

茯苓 10g，半夏 10g，麦芽 15g），名曰越鞠保和丸，本方对胆囊炎效果甚佳。

（五）甘麦大枣汤

【组成】甘草 30g，小麦 30g，大枣 10 枚。

【方歌】

甘麦大枣汤，脏躁此方良。

【证型】久郁神伤证。

【指征】精神恍惚，悲伤欲哭，时时欠伸。

【注意】应用本方加百合 15g，合欢花 15g，柏子仁 15g。

（六）滋水清肝饮

【组成】生地 15g，山药 10g，五味子 10g，茯苓 10g，泽泻 10g，牡丹皮 10g，柴胡 10g，白芍 10g，当归 10g，栀子 6g，炒枣仁 15g。

【方歌】

滋水清肝六味汤，白芍当柴枣栀乡。

【证型】阴虚火旺证。

【指征】心烦易怒，心悸，少寐，男子遗精腰酸，妇女月经不调，舌质红，脉弦细。

【注意】若神志不宁者加珍珠母 30g；腰酸、遗精者加龟甲 15g，知母 15g；月经不调者加香附 10g，益母草 15g。临床运用本方时，将山萸肉改为五味子。

结语　治疗郁证时需要注意的问题：

（1）郁证是由于情志不畅，气机郁滞所致，日久可耗伤正气、营血，以致心神不安，脏腑阴阳失调。

（2）郁证有虚实之分，初起多为实，以理气为主，久病多为虚，以养血、滋阴、益气、扶正为主。

（3）治疗郁证，应用理气药，久病者不宜多用，因理气药为香燥之品，易耗营血，而香橼、佛手其性平和，理气而不伤阴，不论新旧病均可应用。

（4）治疗郁证，除药物治疗外，精神治疗也极为重要。

十九、精神分裂症

精神分裂症是以思维、感情、行为等多种精神活动与周围环境不协调为主的疾病，中医称为癫狂。临床所见本病多与阴阳失调、情志抑郁、痰气上扰、气血凝结等有直接关系。治疗精神抑郁者，应疏肝理气，化痰开窍；对狂躁不安者，当镇心祛痰，清肝泻火。笔者根据其临床疾病的特点和方剂应用的指征，多采用大柴胡汤、柴苓温胆汤、癫狂梦醒汤、半苏白虎汤。

（一）大柴胡汤

【组成】柴胡 18g，半夏 10g，枳实 15g，白芍 15g，黄芩 15g，大黄 3～9g，生姜 3 片，大枣 5 枚。

【方歌】

大柴胡汤白芍芩，半夏大黄枳枣姜。

【证型】痰火郁结，肝气不舒证。

【指征】哭笑无常，言语错乱，动作多受幻觉支配，舌苔黄白厚腻，脉弦滑数。

【注意】应用本方治疗精神分裂症时加苏子10～30g，大便秘结者大黄剂量应在10g以上。

（二）柴芩温胆汤

【组成】柴胡10g，黄芩10g，竹茹10g，半夏10g，龙胆草10g，竹叶10g，滑石10g，夜交藤30g，陈皮10g，枳壳10g。

【方歌】

柴芩温胆半夏陈，枳茹龙胆夜交藤，

加入竹叶与滑石，肝胆湿热此方通。

【证型】肝郁化火，湿热郁滞证。

【指征】头晕，头痛，烦躁，失眠，注意力不集中，幻觉妄想，脉弦滑数。

【注意】应用本方加合欢花30g，苏叶10g。

（三）癫狂梦醒汤

【组成】桃仁10g，香附10g，青皮10g，柴胡10g，半夏10g，木通10g，陈皮10g，赤芍10g，桑皮15g，苏子15g，甘草30g。

【方歌】

癫狂梦醒桃仁功，香附青柴半木通，

陈皮赤桑苏子妙，倍加甘草缓甘中。

【证型】痰气郁结，瘀血阻滞证。

【指征】生活懒散，漫不经心，食欲不振，脉沉弦细。

【注意】应用本方时，甘草和苏子的用量不可低于15g。

（四）半苏白虎汤

【组成】半夏15g，苏子15g，生石膏30g，知母15g，粳米10g，甘草6g，麦冬15g，枳实12g，黄芩12g，大黄9g。

【方歌】

半苏白虎汤，麦枳芩大黄。

【证型】阳明胃热，痰热不化证。

【指征】狂躁，喜冷饮，面赤，舌苔黄厚腻，脉滑数。

【注意】若大便秘结者加元参30g。

结语　治疗精神分裂症时需要注意的问题：

（1）本病为实证，主要鉴别病位在肝，还是在胃、在心；其性是痰火，还是实火。

（2）在治疗时泻火是本病的主要治法，其中痰火者，治以化痰泻火；胃热者，治以泻火攻下；肝火者，治以泻火平肝。

（3）本病初起，治法宜猛、宜攻，不可缓投留邪。

二十、癫痫

癫痫是由于七情失调，先天因素，胸部外伤等导致脏腑失调，痰浊阻滞，风阳内动而发病。症见精神恍惚，甚至突然昏倒，昏不知人，口吐涎沫，两目上视，四肢抽搐或口中作猪羊叫声，移时苏醒等。俗称"羊癫风"。由于本病的发作与痰、与风有直接关系，所以化痰息风、开窍为本病的主要治法。笔者根据其临床疾病的特点和方剂应用的指征多采用柴胡加龙骨牡蛎汤、龙胆泻肝汤、礞石滚痰丸、加减生铁落饮、癫狂梦醒汤。

（一）柴胡加龙骨牡蛎汤

【组成】柴胡 10g，半夏 10g，黄芩 10g，党参 10g，甘草 10g，生姜 3 片，大枣 5 枚，桂枝 10g，茯苓 15g，熟大黄 3g，龙骨 15g，牡蛎 15g。

【方歌】

柴胡龙骨牡蛎汤，党参半夏甘草从，
更加黄芩同姜枣，桂枝茯苓熟军康。

【证型】痰气郁结，郁而化风证。

【指征】癫痫经常发作，头晕，头痛，胸满心烦或突然跌倒，神志不清，脉弦紧稍滑。

【注意】治疗癫痫时本方加蝉衣 20g。

（二）龙胆泻肝汤

【组成】龙胆草 10g，车前子（包煎）10g，栀子 10g，黄芩 10g，柴胡 10g，生地 10g，泽泻 10g，木通 10g，甘草 6g，当归 10g。

【方歌】

龙胆泻肝栀芩柴，生地车前泽泻偕，
木通甘草当归合，肝经湿热力能排。

【证型】痰火内盛证。

【指征】平时性情急躁，发作时突然昏倒，抽搐，吐涎，舌苔黄腻，脉滑数。

【注意】用本方治疗癫痫时加南星 10g，苍术 10g，钩藤 15g。

（三）礞石滚痰丸

【组成】礞石 30g，沉香 10g，大黄 6g，黄芩 10g。

【方歌】

滚痰丸用青礞石，大黄黄芩沉水香，
百病多因痰作祟，顽痰怪症力能医。

【证型】痰火郁结。

【指征】突然昏倒，口吐涎沫，甚者咬破舌头，脉滑。

【注意】本方用法尤为重要，将上几味加全蝎 1g，南星 10g，二丑 30g，蜥蜴 3 条，共研细末，发面适量，和匀，烙成两个饼子，分两次吃完。

（四）加减生铁落饮

【组成】生铁落^{（先煎）}15g，胆南星 10g，天麻 10g，浙贝母 6g，橘红 10g，石菖蒲 10g，枳实 10g，茯苓 10g，全蝎 10g，竹沥^{（冲生姜汁一小盅冲服）}15g。

【方歌】

生铁落饮胆南星，贝菖橘麻枳蝎苓，

加入竹沥生姜汁，痰火蒙心服之醒。

【证型】痰火上扰证。

【指征】癫痫间断性发作，抽搐。

【注意】临证应用时一定要先煎生铁落约 15 分钟，然后将其他药物置入，泡半小时再煎，用竹沥水冲姜汁兑入已煎好的药汤中服用。

（五）癫狂梦醒汤

【组成】桃仁 10g，香附 10g，青皮 10g，柴胡 10g，半夏 10g，木通 10g，陈皮 10g，赤芍 10g，桑皮 15g，苏子 15g，甘草 30g。

【方歌】

癫狂梦醒桃仁功，香附青柴半木通，

陈皮赤桑苏子妙，倍加甘草缓甘中。

【证型】痰气郁结，瘀血阻滞证。

【指征】癫痫小发作，夜间发作频繁。

【注意】应用本方，苏子、甘草剂量要大。

结语 治疗癫痫需要注意的问题：

（1）本病的主要病因是痰火化风，因此治疗原则应为化痰泻火息风。

（2）病程较久者，往往引起血虚、气虚、肾虚，所以在主方的原则下加入补血、补气、补肾的不同药物。

二十一、慢 性 胃 炎

慢性胃炎是一种以胃黏膜炎症为主要病理变化的慢性疾病。其临床表现多种多样，但以胃痛或上腹部不适及胀闷为主，常伴有食欲不振、嗳气、恶心、呕吐、泛酸等症。本病属于中医"胃脘痛"的范围。其病在胃，而与肝、脾两脏密切相关。本病多因饮食不节，寒温不调，精神刺激所引起，治从风、寒、热、虚、实考虑。分别使用疏肝和胃、健脾和胃、温中健脾、养阴和胃、健脾燥湿、清热化瘀等法。笔者根据其临床疾病的特点和方剂应用的指征，多采用柴平汤、木香顺气汤、越鞠保和丸、黄连汤、加味一贯煎、十四味建中汤、理中大黄汤、归芪建中汤、逍遥丹参饮、逍遥六君汤。

（一）柴平汤

【组成】柴胡 10g，半夏 10g，党参 10g，甘草 6g，黄芩 10g，生姜 3 片，大枣 5 枚，苍术 10g，厚朴 10g，陈皮 10g。

【方歌】

> 小柴胡汤和解用，党参半夏甘草从，
> 更加黄芩生姜枣，少阳为病此方宗，
> 平胃苍术陈朴草，燥湿健脾疗效好。

【证型】肝胃不和证。

【指征】胃脘胀痛或头晕，口干，口苦，苔白，脉弦。

【注意】若胃脘有压痛，大便不爽者去生姜，加干姜 3g，大黄 3g，焦山楂 30g；若食后胃脘胀闷加重者，加砂仁 10g，莱菔子 10g。

（二）木香顺气汤

【组成】木香 6g，香附 20g，陈皮 10g，半夏 10g，茯苓 10g，甘草 6g，枳实 10g，白术 10g，砂仁 10g，莱菔子 10g，神曲 10g。

【方歌】

> 木香顺气用二陈，枳术香附砂莱神。

【证型】痰湿郁滞，食滞不化证。

【指征】胃脘疼痛，或两胁胀痛，脉滑。

【注意】若腹胀加大腹皮 10g。

（三）越鞠保和丸

【组成】川芎 10g，苍术 10g，香附 10g，栀子 6g，神曲 10g，山楂 15g，茯苓 10g，半夏 10g，陈皮 10g，连翘 6g，莱菔子 10g，麦芽 15g。

【方歌】

> 越鞠丸治六般郁，气血痰火湿食因，
> 芎苍香附兼栀曲，气畅郁舒痛闷伸，
> 保和神曲与山楂，苓夏陈翘菔子加，
> 曲糊为丸麦汤下，亦可方中用麦芽。

【证型】痰气郁结，食滞胃脘证。

【指征】胃脘疼痛，烧心泛酸，舌苔黄厚腻，脉沉弦滑。

【注意】本方亦可用于黄疸型肝炎。

（四）黄连汤

【组成】黄连 10g，干姜 10g，半夏 10g，党参 10g，甘草 10g，桂枝 10g，大枣 5 枚。

【方歌】

> 黄连汤内用干姜，半夏党参甘草藏，
> 更加桂枝兼大枣，寒热平调呕痛忘。

【证型】寒热错杂证。

【指征】胃脘疼痛，口苦或口疮，牙痛，脉弦紧。

【注意】若寒多热少，疼痛较重者改用进退黄连汤（桂枝改肉桂）；若胃脘有压痛或有溃疡者加枳实 10g，或青皮 10g。

（五）加味一贯煎

【组成】党参 30g，麦冬 10g，生地 30g，苍术 10g，白术 10g，青皮 10g，陈皮 10g，柴胡 10g，三棱 15g，莪术 15g，薄荷 3g，夜交藤 30g。

【方歌】

加味一贯党麦地，苍白柴三青陈皮，

胃阴不足莪薄交，阴虚胃痛此方宜。

【证型】气阴俱虚，肝气郁滞证。

【指征】胃脘疼痛，夜间口干，舌质红或少苔，脉细数。

【注意】本方可用于胃癌或食管癌。阴虚较甚者，去党参改沙参；腹胀较重者，可加砂仁 10g，莱菔子 10g。

（六）十四味建中汤

【组成】党参 10g，白术 6g，茯苓 10g，甘草 6g，川芎 10g，当归 6g，生地 10g，白芍 10g，黄芪 15g，肉桂 10g，麦冬 10g，半夏 10g，附子 10g，肉苁蓉 10g。

【方歌】

十全大补加附子，麦夏苁蓉仔细哦。

【证型】气血俱虚，寒湿不化证。

【指征】胃脘疼痛，腹部悸动。

【注意】若大便秘结，肉苁蓉可用至 15～30g。

（七）理中大黄汤

【组成】附子 10g，肉桂 10g，党参 10g，白术 10g，干姜 10g，甘草 10g，厚朴 10g，枳实 10g，大黄 3g。

【方歌】

桂附理中小承气，此乃理中大黄汤。

【证型】寒邪直中脾胃证。

【指征】突然胃脘疼痛，疼痛剧烈，脉弦紧。

【注意】若兼有大便不爽，下利，隔日 1 剂，饭后服药。

（八）归芪建中汤

【组成】黄芪 15g，当归 10g，桂枝 10g，白芍 20g，甘草 10g，生姜 3 片，大枣 5 枚，阿胶（烊化）10g，红糖 30g，生地 10g。

【方歌】

归芪建中桂枝汤，阿胶生地加红糖。

【证型】气血俱虚，寒湿内郁证。

【指征】胃脘疼痛，夏季手足心热，冬季反手足逆冷。

【注意】本方用于产后或人工流产后出现的胃脘疼痛，关节疼痛，效果甚佳。

（九）逍遥丹参饮

【组成】柴胡 10g，当归 10g，白芍 10g，茯苓 10g，白术 10g，甘草 6g，干姜 3g，薄荷 3g，丹参 15g，檀香 10g，砂仁 10g。

【方歌】

逍遥散用当归芍，柴苓术草加姜薄，

丹参饮里用檀砂，心胃诸痛效验查。

【证型】肝郁血虚，肝脾不调证。

【指征】胃脘疼痛，两胁胀痛，脉沉弦或沉细。

【注意】若舌有瘀斑，丹参可用至 30g，加五灵脂 10g。

（十）逍遥六君汤

【组成】柴胡 10g，当归 10g，白芍 10g，茯苓 10g，白术 10g，甘草 6g，干姜 3g，薄荷 3g，党参 10g，陈皮 10g，半夏 10g。

【方歌】

逍遥六君汤，胃痛此方良。

【证型】脾虚湿盛，肝胃不和证。

【指征】胃脘疼痛，大便稀溏，胸胁胀满。

【注意】若脾虚较盛者加木香 10g，砂仁 10g。

结语 治疗慢性胃炎时需注意的问题：

（1）治疗本病时一定要辨清寒热虚实。

（2）冬季发作多为寒邪直中，宜温中散寒；夏季发作多暑湿外客，治以温中化湿；每至秋季发作，多因脾肾虚寒，治以健脾补肾；每至春季发作，多因阴虚肝郁，治以滋阴疏肝。

（3）夜间疼痛加剧多为瘀血或肝肾俱虚，治以活血祛瘀或滋养肝肾；晨起刚醒突然剧痛一阵者，为肝郁克脾，治以健脾疏肝。

二十二、胃、十二指肠溃疡

胃、十二指肠溃疡是指胃和十二指肠发生慢性溃疡，一般统称为溃疡病。本病以反复发作节律性上腹部疼痛为临床特点，常伴有吞酸，嘈杂，甚至呕血，便血等症。本病属于中医"胃脘痛"的范畴，多因长期饮食不节，寒温不调而损伤脾胃；或忧思恼怒，情志不遂；肝气犯胃所致。其病在胃，而与肝、脾两脏密切相关，治以分虚、实、寒、热、气分、血分；选用疏肝理气，温中健脾，化瘀通络，养血柔肝等法；本病不宜食酸物。笔者根据其临床疾病的特点和方剂应用的指征，多采用进退黄连汤、黄芪建中汤、附桂理中五苓汤、逍遥丹参饮、柴平汤、乌梅丸、大建中汤、加味一贯煎、附桂理中六味汤、少腹逐瘀汤。

（一）进退黄连汤

【组成】黄连 10g，干姜 10g，党参 10g，半夏 10g，甘草 10g，肉桂 10g，大枣 5 枚。

【方歌】

> 进退黄连用干姜，半夏党参甘草藏，
> 更加肉桂与大枣，寒热平调呕痛忘。

【证型】寒热错杂，寒多热少证。

【指征】胃脘疼痛，恶心欲呕，口干，口苦，脉弦。

【注意】胃脘有压痛者，加枳实10g。

（二）黄芪建中汤

【组成】黄芪15g，桂枝10g，白芍20g，生姜3片，大枣5枚，炙甘草10g，饴糖30g。

【方歌】

> 小建中汤芍药多，桂姜甘草大枣和，
> 更加饴糖补中气，虚劳腹冷服之痊，
> 增入黄芪名亦是，表虚身疼效无过。

【证型】脾胃虚寒证。

【指征】胃脘疼痛，饥饿时加重，脉弦缓，右大于左。

【注意】寒象偏重者，加良姜10g；脉弦大而紧者加附子10g；剑突下压痛，便秘者，加瓜蒌15g；呕吐者，加半夏10g，陈皮10g；面色萎黄，疲乏无力，脉沉细弦者，改用十四味建中汤。

（三）附桂理中五苓汤

【组成】附子10g，肉桂10g，党参10g，白术10g，甘草6g，干姜10g，茯苓10g，猪苓10g，泽泻10g。

【方歌】

> 理中汤主理中乡，甘草党参术干姜，
> 二苓泽泻白术桂，加入附子治溃疡。

【证型】脾胃虚寒，寒饮内郁证。

【指征】胃脘疼痛，大便稀，舌苔白，脉弦紧。

【注意】本方用肉桂而不用桂枝。

（四）逍遥丹参饮

【组成】柴胡10g，当归10g，白芍10g，茯苓10g，白术10g，甘草6g，干姜3g，薄荷3g，丹参30g，檀香10g，砂仁10g。

【方歌】

> 逍遥散用当归芍，柴苓术草加姜薄，
> 丹参饮里用檀砂，心胃诸痛效验查。

【证型】肝脾不和证。

【指征】胃脘及右胁下胀痛，生气后加重，脉弦。

【注意】若胀甚明显者，加郁金10g，青皮10g；胃中灼热者，加黄连5g。

（五）柴平汤

【组成】柴胡 10g，半夏 10g，党参 10g，甘草 6g，黄芩 10g，干姜 3g，大枣 5 枚，陈皮 10g，苍术 15g，厚朴 10g。

【方歌】

> 小柴胡汤和解用，党参半夏甘草从，
> 更加黄芩生姜枣，少阳为病此方宗，
> 平胃苍术陈朴草，燥湿健脾疗效好。

【证型】肝胃不和，食滞不化证。

【指征】胃脘胀痛，有压痛，舌苔白而厚腻，脉弦紧。

【注意】临证应用时加大黄 3g、五灵脂 10g，效果更佳。

（六）乌梅丸

【组成】乌梅 15g，细辛 3g，党参 10g，肉桂 10g，附子 10g，川椒 10g，干姜 10g，黄连 10g，黄柏 10g，当归 10g。

【方歌】

> 乌梅丸用细辛桂，党参附子椒姜继，
> 黄连黄柏及当归，温脏驱蛔寒厥剂。

【证型】脾胃虚寒，郁而化热证。

【指征】胃脘胁下脐部疼痛，口干，口苦，尿黄，指冷，脉弦。

【注意】本方亦可用于慢性结肠炎。

（七）大建中汤

【组成】川椒 10g，干姜 10g，党参 10g，饴糖 30g。

【方歌】

> 大建中汤川椒姜，心胸大寒参饴糖。

【证型】中阳虚衰，阴寒内盛证。

【指征】胃腹剧痛，痛不可及，不能饮食，脉弦紧。

【注意】无饴糖者可用红糖代替。

（八）加味一贯煎

【组成】党参 30g，柴胡 10g，麦冬 10g，生地 30g，青皮 10g，陈皮 10g，苍术 10g，白术 10g，薄荷 3g，三棱 15g，莪术 15g，夜交藤 30g。

【方歌】

> 加味一贯党麦地，苍白柴三青陈皮，
> 胃阴不足莪薄交，阴虚胃痛此方宜。

【证型】气阴俱虚，肝气郁滞证。

【指征】胃脘胀痛，夜间口干，舌质红或少苔，脉细数。

【注意】若胁肋刺痛者，加丹参 15g，郁金 10g。

（九）附桂理中六味汤

【组成】附子10g，肉桂10g，党参10g，白术10g，甘草10g，干姜10g，生地10g，山药10g，茯苓10g，五味子10g，泽泻10g，牡丹皮10g。

【方歌】

附桂理中六味汤，脾肾虚寒当煎尝。

【证型】脾肾虚寒证。

【指征】胃脘冷痛，腰困，腰痛，下肢稍困，脉沉细尺大或弦大紧。

【注意】本方乃附桂理中汤合六味地黄汤而成；若夜间疼痛严重者，加延胡索10g。临床运用本方时，山萸肉用五味子代替。

（十）少腹逐瘀汤

【组成】小茴香3g，炮姜3g，延胡索3g，没药3g，五灵脂6g，川芎6g，蒲黄6g，官桂3g，赤芍3g，当归6g。

【方歌】

少腹茴香与炮姜，元胡灵脂没药当，
芎蒲官桂赤芍药，夜间疼痛用此方。

【证型】瘀血阻滞证。

【指征】胃脘胀痛，夜间剧烈疼痛，甚者痛醒。

【注意】若便血者，去蒲黄，加白及15g，乌贼骨30g。

结语 治疗胃、十二指肠溃疡应注意的问题：

（1）一般剑突下疼痛多者，为痰热郁结；整个胃脘胀痛者，为脾肾虚寒；胁下疼痛者，为肝郁克脾；隐痛者，为虚；剧痛者，为实；夜间疼痛者，多为瘀血；进食辛辣之品疼痛者，为阴虚胃热；饮水后疼痛者，为寒饮；秋冬疼痛者，为虚寒；生气后疼痛者，为肝郁。

（2）本病寒热错杂，临证必须症脉兼腹部按诊相结合，以脉为主。如口苦，苔黄，口干，脉弦涩不调，多为寒多热少；如脉濡缓但有压痛者为虚多实少。

二十三、急性胃肠炎

急性胃肠炎是指由各种原因所引起的胃肠道急性炎症。主要表现为呕吐，腹痛，腹泻。属于中医"呕吐"、"泄泻"、"霍乱"的范围。本病多因饮食不洁，暴饮暴食或感受暑湿或因热贪凉，寒湿内蕴以致胃肠功能运化失调所致。本病临床表现有轻有重，重者可因吐泻过甚而致伤阴亡阳，根据不同的情况分别采用不同治疗措施。笔者根据其临床疾病的特点和方剂应用的指征，多采用藿香正气散、生姜泻心汤、柴平汤、保和丸、胃苓汤。

（一）藿香正气散

【组成】藿香10g，大腹皮10g，紫苏10g，陈皮10g，半夏10g，茯苓10g，甘草6g，苍术15g，桔梗6g，厚朴10g，白芷10g，生姜3片，大枣5枚。

【方歌】

藿香正气大腹苏，甘桔陈苓术朴俱，

夏曲白芷加姜枣，和中解表气化湿。

【证型】暑湿外客证。

【指征】恶心呕吐，腹痛腹泻，泻下水样，或见恶寒发热，舌苔白腻，脉濡缓。

【注意】兼有恶寒发热，加荆芥 10g，防风 10g。

（二）生姜泻心汤

【组成】生姜 4 片，半夏 10g，黄连 10g，黄芩 10g，甘草 10g，干姜 10g，党参 10g，大枣 3 枚。

【方歌】

生姜泻心草干姜，参连夏芩大枣相。

【证型】寒热互结，虚实夹杂证。

【指征】腹痛、腹泻、腹中雷鸣下利，嗳气腐臭。

【注意】若腹部有明显压痛，大便黏液，里急后重，属气滞，用此方效果不佳。

（三）柴平汤

【组成】柴胡 15g，半夏 10g，党参 10g，甘草 6g，黄芩 10g，生姜 3 片，大枣 5 枚，苍术 15g，厚朴 10g，陈皮 10g。

【方歌】

小柴胡汤和解用，半夏党参甘草从，

更加黄芩生姜枣，少阳为病此方宗，

平胃苍术陈朴草，燥湿健脾疗效好。

【证型】少阳兼秽浊犯胃证。

【指征】寒热往来，呕吐，泄泻，口干，口苦，头晕，脉弦。

【注意】胃脘有压痛者，加大黄 3g。

（四）保和丸

【组成】神曲 10g，山楂 15g，茯苓 10g，半夏 10g，陈皮 10g，连翘 10g，莱菔子 10g，麦芽 15g。

【方歌】

保和神曲与山楂，苓夏陈翘菔子加，

曲糊为丸麦汤下，亦可方中用麦芽。

【证型】食滞胃脘证。

【指征】呕吐酸腐食物，嗳气饱胀，腹痛厌食，舌苔厚腻，脉滑。

【注意】若伤肉食，重用山楂，并加鸡内金 10g；若伤面食，重用麦芽、莱菔子；若伤瓜果生冷，加肉桂 6g；若伤鱼虾，加苏叶 10g，生姜 3 片。

（五）胃苓汤

【组成】茯苓 10g，猪苓 10g，泽泻 10g，苍术 15g，陈皮 10g，桂枝 10g，厚朴 10g，甘草 6g。

【方歌】

> 平胃苍术陈朴草，燥湿健脾疗效好，
> 五苓白术猪茯苓，桂枝泽泻加之好。

【证型】水湿不化证。

【指征】腹痛，腹泻，泻下如水。

【注音】泄泻如水样者，一定采用分利之药，使水湿各归其道。

结语 治疗急性胃肠炎时需注意的问题：

（1）本病多由饮食不节、外感寒邪而发。在治疗时有表证者，必须先解表；半表半里者，必予和解。

（2）呕吐、泄泻多为秽浊犯胃，或寒热扰乱胃肠，或积滞不化。治疗秽浊犯胃者，必争芳香，用藿香正气汤；寒热互结者，必予苦辛通降，用生姜泻心汤；积滞内停者，必予导滞，用保和汤；邪在半表半里者，必予和解，用柴平汤；水饮内停者，必予化饮，用胃苓汤；若手足逆冷，乃寒霍乱，可改用附桂理中汤。

（3）本病常见发热，一为表证，二为半表半里证；在解表时，应芳香解表；导滞时，不可妄用攻下。

二十四、吐　　酸

吐酸是指泛吐酸水的症状，其轻者酸水由胃中上泛，随即咽下，又称泛酸或吞酸。本病常与胃痛兼见，但亦可单独出现。一般多见于慢性胃炎，胃、十二指肠球部溃疡病变过程中。本病多由饮食失调、寒邪客胃、七情内伤、肝胃郁热、脾胃虚弱等原因引起，但以肝气郁结、胃气不和为主要病机。临床有寒证、热证之分，但以热证多见，治肝是其根本。笔者根据其临床疾病的特点和方剂应用的指征，多采用左金丸、香砂六君子汤、平陈汤、柴平汤。

（一）左金丸

【组成】黄连 10g，吴茱萸 2g。

【方歌】

> 左金连萸六一丸，肝经郁火吐吞酸。

【证型】肝郁化火，热证泛酸证。

【指征】胃中灼热，吐酸吞酸，苔黄，脉弦数。

【注意】泛酸较多者，加乌贼骨 15g，瓦楞子 15g；若嗳腐呕吐，胃脘疼痛胀满者，加鸡内金 10g，莱菔子 10g，陈皮 10g，麦芽 10g。

（二）香砂六君子汤

【组成】党参 10g，白术 10g，茯苓 10g，甘草 6g，陈皮 10g，半夏 10g，木香 10g，砂仁 10g。

【方歌】

四君子汤中和义，参术茯苓甘草比，

益以夏陈名六君，或加香砂胃寒使。

【证型】脾胃虚寒，寒证泛酸证。

【指征】吐酸，脘胀不适，嗳气酸臭，喜温喜按，苔白，脉弦缓。

【注意】若兼食滞，舌苔厚腻，加炒谷芽 15g，神曲 10g，麦芽 15g。

（三）平陈汤

【组成】苍术 10g，厚朴 10g，陈皮 10g，甘草 6g，半夏 10g，茯苓 10g。

【方歌】

平胃二陈汤，痰湿阻肺尝。

【证型】湿浊中阻，痰湿泛酸证。

【指征】胃闷腹胀，口中泛酸，舌苔白腻，脉濡。

【注意】若舌苔黄腻，乃湿郁化热，加黄连 6g，吴茱萸 1g；若脘中畏凉，加吴茱萸 6g，干姜 6g。

（四）柴平汤

【组成】柴胡 10g，半夏 10g，党参 10g，甘草 6g，黄芩 10g，生姜 3 片，大枣 5 枚，苍术 15g，厚朴 10g，陈皮 10g。

【方歌】

小柴胡汤和解用，半夏党参甘草从，

更加黄芩生姜枣，少阳为病此方宗，

平胃苍术陈朴草，燥湿健脾疗效好。

【证型】肝胃不和，寒饮内郁证。

【指征】胃脘胀满疼痛，烧心泛酸。

【注意】泛酸较重者，加吴茱萸 3g。

结语 治疗泛酸时应注意的问题：

（1）泛酸或寒，或热，或湿郁不化，或肝胃不和，临床以寒证多见。

（2）辨别寒热，一要注重舌苔，白苔属寒，黄苔属热，腻苔属湿。二要注重脉象，脉弦数者属热，弦紧者属寒，濡缓者属湿郁不化，沉弦者属肝胃不和。

（3）乌贼骨、煅瓦楞是治酸的要药。

（4）本病要忌甜食。

二十五、呕　　吐

呕吐是指胃失和降，气逆于上所引起的病证，可见于多种疾病。多由外感六淫，内伤七情，饮食不节，劳倦过度而引起呕吐。本病临床有虚实之分，其中实证多是邪气犯胃，浊气上逆，治以祛邪化浊，和胃降逆；虚证多由内伤所致，胃气不降，治以补中和胃，降逆止呕。笔者根据其临床疾病的特点和方剂应用的指征，多采用藿香正气散、小柴胡汤、旋覆代赭汤、大半夏汤、附桂理中五苓汤、四七汤、丁蔻理中汤、桂萸二陈汤、平陈汤、神苏止呕汤、吴茱萸汤。

（一）藿香正气散

【组成】藿香 10g，大腹皮 10g，紫苏 10g，陈皮 10g，茯苓 10g，半夏 10g，甘草 6g，厚朴 10g，苍术 10g，白芷 10g，生姜 3 片，桔梗 10g，大枣 5 枚。

【方歌】

> 藿香正气大腹苏，甘桔陈苓术朴俱，
>
> 夏曲白芷加姜枣，和中解表气化湿。

【证型】外邪犯胃，湿浊不化证。

【指征】突然呕吐，来势较急，腹痛，腹泻或恶寒发热，舌苔白腻，脉浮或濡缓。

【注意】若恶寒发热身痛，加荆芥 6g，防风 10g；若感受暑湿，呕吐心烦者，去苍术，加黄连 6g，竹茹 10g。

（二）小柴胡汤

【组成】柴胡 10g，半夏 10g，党参 10g，甘草 6g，黄芩 10g，生姜 3 片，大枣 5 枚。

【方歌】

> 小柴胡汤和解用，半夏党参甘草从，
>
> 更加黄芩生姜枣，少阳为病此方宗。

【证型】肝郁犯土证。

【指征】寒热往来，口苦咽干，心烦喜呕，脉弦。

【注意】若见胃脘痞满者，加平胃散。

（三）旋覆代赭汤

【组成】旋覆花^{（包煎）}10g，代赭石 15g，党参 10g，半夏 10g，生姜 3 片，甘草 6g，大枣 5 枚。

【方歌】

> 旋覆代赭用党参，半夏姜甘大枣临，
>
> 重以镇逆咸软痞，益胃降逆化痰痞。

【证型】肝胃气逆证。

【指征】食后即吐，嗳气，脉滑。

【注意】旋覆花用布包煎。

（四）大半夏汤

【组成】半夏 15g，人参 10g，蜂蜜 30g。

【方歌】

> 大半夏汤人参蜜，朝食暮吐补中虚。

【证型】气阴两虚，胃失和降证。

【指征】食后即吐，久久不愈，吐物无臭味，脉虚大。

【注意】本方可用于顽固性神经性呕吐或食管癌引起的呕吐。药味不易过多，若偏寒者可加生姜 3 片。

（五）附桂理中五苓汤

【组成】附子 10g，桂枝 10g，党参 10g，白术 10g，甘草 6g，猪苓 10g，茯苓 10g，泽泻 10g，干姜 10g。

【方歌】

理中汤主理中乡，甘草党参术干姜，

二苓泽泻白术桂，加入附子治溃疡。

【证型】寒饮内郁，胃气上逆证。

【指征】胃脘痞满，水入即吐，脉弦紧。

【注意】本方用桂枝而不用肉桂，目的在于五苓散之意，治疗水逆证。

（六）四七汤

【组成】半夏 10g，厚朴 10g，苏叶 10g，茯苓 10g，生姜 3 片，大枣 5 枚。

【方歌】

四七汤理七情气，半夏厚朴苏苓姜，

大枣煎之舒郁结，气郁呕吐此方良。

【证型】肝气犯胃证。

【指征】呕吐吞酸，嗳气频繁，胁肋胀闷，生气加重，舌红苔白，脉弦。

【注意】若吐酸烧心者，加吴茱萸 10g，石决明 10g；吐酸胃痛者，加川楝子 10g。

（七）丁蔻理中汤

【组成】丁香 10g，蔻仁 10g，党参 10g，白术 10g，干姜 10g，甘草 6g。

【方歌】

丁蔻理中治寒呕，甘草党参术干姜。

【证型】脾胃虚寒证。

【指征】呕吐，脘腹疼痛，大便稀溏，病势缠绵，舌淡苔白，脉濡弱。

【注意】若吐涎较多者，加吴茱萸 10g，草豆蔻 10g。

（八）桂萸二陈汤

【组成】肉桂 10g，吴茱萸 10g，陈皮 10g，半夏 10g，茯苓 10g，甘草 6g，生姜 3 片。

【方歌】

桂萸二陈汤，呕吐此方良。

【证型】痰饮内阻证。

【指征】呕吐清水或痰涎，胃脘痞满，饮水更甚，舌苔白腻，脉滑。

【注意】若吐清水痰涎较多者，加牵牛子 2g，白芥子 2g。

（九）平陈汤

【组成】苍术 10g，厚朴 10g，陈皮 10g，甘草 6g，半夏 10g，茯苓 10g。

【方歌】

平胃二陈汤，痰湿阻肺尝。

【证型】痰饮内阻证。

【指征】呕吐，胃脘痞满，苔白腻，脉弦滑。

【注意】本方对食油腻后呕吐，效佳。

（十）神苏止呕汤

【组成】神曲 10g，苏叶 10g。

【方歌】

神苏止呕汤，和胃止呕良。

【证型】湿郁不化证。

【指征】顽固性呕吐或头晕。

【注意】本方尤其对秋季呕吐严重者效果更佳。

（十一）吴茱萸汤

【组成】吴茱萸 6g，党参 10g，大枣 5 枚，生姜 3 片。

【方歌】

吴茱萸汤党参枣，重用生姜温胃好，
阳明寒呕少阴痢，厥阴头痛皆能保。

【证型】寒滞肝脉证。

【指征】呕吐头痛，或巅顶疼痛，胃脘疼痛。

【注意】胃脘疼痛较甚者，加平胃散。

结语　治疗呕吐时应注意的问题：

（1）急性呕吐，春季发作多者为肝邪犯胃，治以疏肝和胃，用小柴胡汤；夏季发作多者为暑湿秽浊犯胃，治以除湿化浊，用藿香正气散；秋季发作多者为食郁不化，治以消食健脾除湿，用神苏止呕汤；冬季发作多者为风寒犯胃，治以散寒温中，用吴茱萸汤。

（2）呕吐初发者，多为肝邪犯胃，胃气上逆，可用旋覆代赭汤、四七汤；病久者，多为脾胃虚衰，宜大半夏汤。

（3）晨起呕吐者，为寒饮内郁，脾肾阳虚，治以温阳化饮，用桂黄二陈汤或附桂理中五苓汤。

（4）遇风冷呕吐者，为脾胃虚寒，治以健脾温中，宜丁蔻理中汤。

（5）除此以外，遇热呕吐者多属胃热，胃阴不足，瘀血阻滞所致。胃热者宜泻火，阴虚者宜养阴，瘀血者宜活血，临证应具体对待。

二十六、呃 逆

呃逆是以气逆上冲，出于喉间，呃呃连声，声短而频，令人不能自止的病证。本证可单独发生，亦可见于其他疾病的兼症；有时呈连续性发作，有时呈间歇性发作。其病多由胃寒、胃热、气滞、脾胃虚寒、胃阴不足、病后体虚使胃气上逆，动膈所致。治宜分虚、实、寒、热，在和胃降气之时配合祛寒、清热、顺气、补虚等法。临床根据疾病的特点和方剂的应用指征，笔者多用丁香柿蒂汤、旋覆代赭汤、五磨饮子、血府逐瘀汤、橘皮竹茹汤、济生橘皮竹茹汤、加味一贯煎、三香止呃速效方。

（一）丁香柿蒂汤

【组成】丁香 6g，柿蒂 15g，党参 10g，生姜 3 片。

【方歌】

> 丁香柿蒂党参姜，呃逆因寒中气伤。

【证型】寒邪客胃证。

【指征】呃逆得热解，得寒甚，舌苔白，脉沉迟。

【注意】里寒较甚者，加肉桂 3g。

（二）旋覆代赭汤

【组成】旋覆花^{（布包）}10g，代赭石 15g，党参 10g，半夏 10g，生姜 3 片，大枣 5 枚，甘草 6g。

【方歌】

> 旋覆代赭用党参，半夏姜甘大枣临，
> 重以镇逆咸软痞，益胃降逆化痰痞。

【证型】肝胃气逆证。

【指征】呃逆，胃脘痞满，头晕，脉弦寸脉尤甚。

【注意】胃寒较甚者，加吴茱萸 6g。

（三）五磨饮子

【组成】乌药 10g，槟榔 10g，沉香 10g，枳实 10g，木香 10g。

【方歌】

> 五磨饮子二香槟，乌药枳实在其中。

【证型】肝胃气滞证。

【指征】呃逆，胸脘胀闷，生气后加重，舌苔白，脉沉弦。

【注意】若气郁化火，心烦口苦，脉弦数，加栀子 10g，黄连 6g。

（四）血府逐瘀汤

【组成】当归 10g，生地 10g，桃仁 10g，红花 10g，甘草 6g，枳壳 10g，赤芍 10g，柴胡 10g，川芎 10g，桔梗 10g，怀牛膝 15g。

【方歌】

血府当归生地桃，红花甘草壳赤芍，

柴胡川芎桔牛膝，宽胸理气活血瘀。

【证型】瘀血阻滞证。

【指征】呃逆久久不愈，舌苔白，舌质紫暗，脉沉弦涩。

【注意】用热药加剧，用降气药气短、胸满，乃瘀血阻滞之故。

（五）橘皮竹茹汤

【组成】橘皮 10g，竹茹 10g，党参 10g，甘草 6g，生姜 3 片，大枣 5 枚。

【方歌】

橘皮竹茹治呃逆，参甘姜枣有效力。

【证型】胃虚加热证。

【指征】呃逆，舌苔黄白厚腻，脉虚弦滑。

【注意】若遇呕吐者，两次药并在一起，可分多次服用。

（六）济生橘皮竹茹汤

【组成】麦冬 10g，竹茹 10g，半夏 10g，橘皮 10g，茯苓 10g，枇杷叶 10g。

【方歌】

竹苓半夏麦枇杷，济生橘皮治呃逆。

【证型】气阴俱虚，胃气上逆证。

【指征】呃逆，时轻时重，舌苔白，舌质红，脉虚大。

【注意】若脉虚大，采用本方无效者，加黄芪 15g，党参 10g，五味子 10g。

（七）加味一贯煎

【组成】党参 30g，麦冬 10g，柴胡 10g，生地 30g，苍术 10g，白术 10g，青皮 10g，陈皮 10g，三棱 10g，莪术 10g，薄荷 3g，夜交藤 30g。

【方歌】

加味一贯党麦地，苍白柴三青陈皮，

胃阴不足莪薄交，阴虚胃痛此方宜。

【证型】气阴两虚，肝胃不和证。

【指征】咽干，夜间为甚，胃脘痞满，脉濡缓。

【注意】党参、生地用量比例相等，均为 30g。

（八）三香止呃速效方

【组成】丁香 6g，沉香 6g，藿香 6g，蔻仁 6g，焦槟榔 3g。

【方歌】

三香止呃速效方，蔻仁槟榔此方康。

【证型】食滞不化，胃气上逆证。

【指征】呃逆，食欲不振，胃脘痞满。

【注意】本方是治疗食滞呃逆不止的有效方剂。

结语 治疗呃逆时应注意的问题：

（1）呃逆有虚、实、寒、热之分。实者多为寒邪犯胃，宜丁香柿蒂汤；食滞不化，宜三香止呃汤。虚者多为脾胃虚寒，宜旋覆代赭汤；胃阴不足，宜加味一贯煎。

（2）春季呃逆者多为肝胃不和，胃气上逆；夏季发作者多为寒湿内郁；秋季发作者多属胃阴不足；冬季发作者多为脾肾阳虚。

（3）夜间发作，一者属肾虚，一者为瘀血。肾虚者宜温肾纳气，瘀血者宜活血逐瘀。此外，遇热气呃逆者，多为瘀血阻滞。

（4）治疗呃逆有疏降之别。疏者疏其肝脾，苏叶为必用之品；降者降其肝胃，沉香尤为重要。

（5）呃逆以肝肺气郁，胃气上逆多见，其鉴别要点在于脉象，脉沉者为气郁，脉大者为肝胃气逆。

二十七、泄　泻

泄泻是指排便次数增多，大便稀溏，甚至便下如水样为主的病证，又称腹泻。其病位在脾胃和大小肠，多由外感时邪、饮食不节或肝气抑郁等原因导致脾的运化功能障碍，脾病及肾，又可出现脾肾两虚；病情迁延，多见于消化不良、慢性肠炎、肠功能紊乱、结肠过敏、溃疡性结肠炎。治疗时，湿邪所致者，宜芳香化浊、燥湿健脾；病久脾胃虚弱者，宜健脾止泻；肾阳虚衰者，宜温肾固涩；肝气乘脾者，宜抑肝扶脾。笔者根据其临床疾病的特点和方剂应用的指征，多采用柴平汤、藿香正气散、生姜泻心汤、胃苓汤、附子理中汤、大橘皮汤、实脾饮、参苓白术散、资生丸、四神丸。

（一）柴平汤

【组成】柴胡10g，半夏10g，党参10g，甘草6g，黄芩10g，生姜3片，大枣5枚，厚朴10g，陈皮10g，苍术10g。

【方歌】

> 小柴胡汤和解用，半夏党参甘草从，
> 更加黄芩生姜枣，少阳为病此方宗，
> 平胃苍术陈朴草，燥湿健脾疗效好。

【证型】肝胃不和证。

【指征】腹满，腹泻或恶心呕吐，口苦，脉弦。

【注意】胃脘有压痛者，加大黄3g；脉弦紧者，加桂枝10g，或肉桂10g。

（二）藿香正气散

【组成】藿香10g，大腹皮10g，紫苏10g，陈皮10g，半夏10g，茯苓10g，甘草6g，苍术15g，桔梗6g，厚朴10g，白芷10g，生姜3片，大枣5枚。

【方歌】

> 藿香正气大腹苏，甘桔陈苓术朴俱，

夏曲白芷加姜枣，和中解表气化湿。

【证型】暑湿犯胃证。

【指征】泄泻或恶心呕吐，或夏季腹泻。

【注意】本方是夏季常用之剂，如夏季感冒、泄泻、呕吐均可应用。

（三）生姜泻心汤

【组成】生姜 4 片，半夏 10g，黄连 10g，黄芩 10g，干姜 10g，党参 10g，甘草 6g，大枣 3 枚。

【方歌】

生姜泻心草干姜，参连夏芩大枣相。

【证型】寒热夹杂证。

【指征】腹泻，腹中雷鸣下利，干噫，食臭。

【注意】应用本方可加苍术 12g。

（四）胃苓汤

【组成】茯苓 10g，猪苓 10g，泽泻 10g，苍术 15g，陈皮 10g，肉桂 10g，厚朴 10g，甘草 6g。

【方歌】

平胃苍术陈朴草，燥湿健脾疗效好，

五苓白术猪茯苓，桂枝泽泻加之好。

【证型】水湿偏盛证。

【指征】急性水泻，泻下如水，一日数次，甚则数十次。

【注意】寒象明显者，去桂枝，加肉桂；腹部有压痛者，加大黄 3g，莱菔子 10g；偏于湿盛者，去白术，用苍术。

（五）附子理中汤

【组成】附子 10g，党参 10g，白术 10g，甘草 10g，干姜 10g。

【方歌】

理中汤主理中乡，甘草党参术干姜，

呕利腹痛阴寒盛，或加附子总回阳。

【证型】寒邪直中证。

【指征】突然胃脘冷痛，水泻，四肢厥冷。

【注意】胃脘有压痛者，加大黄 3g，饭后服药。

（六）大橘皮汤

【组成】猪苓 10g，茯苓 10g，泽泻 10g，白术 10g，桂枝 10g，滑石 12g，甘草 6g，陈皮 10g，木香 10g，槟榔 10g。

【方歌】

大橘皮汤治湿热，五苓六一二方缀，

陈皮木香槟榔增，能消水肿及泄泻。

【证型】寒湿郁久化热证。

【指征】腹泻，或下肢浮肿。

【注意】寒象明显者，去桂枝，加肉桂。

（七）实脾饮

【组成】茯苓 10g，白术 10g，甘草 6g，木瓜 10g，木香 10g，大腹皮 10g，草果 10g，干姜 10g，附子 10g，厚朴 10g。

【方歌】

实脾苓术与木瓜，甘草木香大腹加，

草果附姜兼厚朴，虚寒阴水效堪夸。

【证型】脾肾阳虚，水湿不化证。

【指征】腹满，腹胀，水肿，泄泻，四肢厥冷。

【注意】水肿明显者，加桂枝 10g，泽泻 10g。

（八）参苓白术散

【组成】党参 10g，茯苓 10g，白术 10g，山药 10g，扁豆 10g，陈皮 10g，莲子 10g，砂仁 10g，薏苡仁 15g，桔梗 6g，甘草 6g，大枣 5 枚。

【方歌】

参苓白术扁豆陈，山药甘莲砂薏仁，

桔梗上浮兼保肺，枣汤调服益脾神。

【证型】脾胃虚弱证。

【指征】久泻，胃脘痞满不明显，面色无华。

【注意】若久泻不止，宜与补中益气汤交替服用。

（九）资生丸

【组成】党参 10g，白术 10g，茯苓 10g，扁豆 10g，山药 10g，陈皮 10g，甘草 6g，莲子 10g，砂仁 10g，薏苡仁 15g，藿香 10g，黄连 4g，芡实 10g，山楂 15g，泽泻 10g，麦芽 15g，蔻仁 10g，桔梗 10g，大枣 5 枚。

【方歌】

资生参苓加藿香，麦连芡楂泻蔻仁。

【证型】脾胃虚弱，湿热郁滞证。

【指征】久泻，每日 3～4 次，其他无所苦。

【注意】本方可用于直肠癌的腹泻，亦可益气安胎。

（十）四神丸

【组成】吴茱萸 10g，肉豆蔻 10g，补骨脂 10g，五味子 10g。

【方歌】

四神骨脂吴茱萸，肉豆五味四般须。

【证型】肾阳虚衰证。

【指征】五更泄泻。

【注意】应用本方可加益智仁 10g，芡实 10g，山药 20g。

结语 治疗泄泻时需要注意的问题：

（1）急性泄泻，多因寒、湿、热；慢性泄泻，多因虚或积滞；夏季泄泻，多因暑湿、湿热；冬季泄泻，多因寒；五更泻，多为脾肾阳虚；饭后即泻，多为脾虚食积。

（2）暴泻如注，便如稀水，或为暑湿，或为寒邪直中；泻下黄臭兼有里急后重为热极；泻下如鸭溏之状为积热；泻下如鸭溏之状不臭为寒积；久泻便溏不臭为脾虚。

（3）泄泻无腹痛为水湿，脾虚湿盛；脐腹冷痛，胃脘疼痛拒按为积滞；腹痛即泻，泻后痛减为肝郁脾虚。

（4）口淡乏味为脾虚或胃寒；口苦口干为胃热；里急后重，大便不爽为大肠气滞。

（5）急性泄泻治宜急，久泻或虚中夹实治宜缓，否则泻必伤正，补易留邪。

（6）虚中夹实者治以消补通实，寒积不化者治以温中导滞，其服药方法以每周 1 剂为佳。

二十八、痢　　疾

痢疾是指以便下赤白脓血，腹中作痛，里急后重为主症的病证。本病为夏秋季节常见的肠道传染病，多因外受湿热疫毒之邪，内伤饮食，误食不洁之物，邪居大肠，传导失职，气血凝滞，腐败化为脓血所致。治宜按照寒、热、虚、实的不同分别运用温、清、通、补等法，而总以祛邪解毒为主。笔者根据其临床疾病的特点和方剂应用的指征，多采用芍药汤、白头翁汤、柴平汤、葛根黄芩黄连汤、理中大黄汤。

（一）芍药汤

【组成】黄芩 10g，黄连 10g，白芍 15g，当归 10g，槟榔 10g，大黄 5g，木香 10g，甘草 6g，肉桂 6g。

【方歌】

> 芩香连当槟，大黄芍草肉。

【证型】湿热下注，湿重于热证。

【指征】里急后重，便痢脓血，泻下无度。

【注意】湿偏重，苔白厚腻加苍术 10g，厚朴 10g；腹痛拒按，大便不爽加枳实 10g。

（二）白头翁汤

【组成】白头翁 15g，黄连 10g，黄柏 10g，秦皮 10g。

【方歌】

> 白头翁汤治热痢，黄连黄柏秦皮备。

【证型】湿热下痢，热重于湿证。

【指征】便痢脓血，鲜血甚多，里急后重，脉数。

【注意】若高热便秘，神昏者加大黄 10g，芒硝 10g，石菖蒲 15g，钩藤 15g，羚羊角 15g。

（三）柴平汤

【组成】柴胡 10g，半夏 10g，党参 10g，黄芩 10g，生姜 3 片，大枣 5 枚，苍术 10g，厚朴 10g，陈皮 10g，甘草 6g。

【方歌】

> 小柴胡汤和解用，半夏党参甘草从，
> 更加黄芩生姜枣，少阳为病此方宗，
> 平胃苍术陈朴草，燥湿健脾疗效好。

【证型】少阳兼湿证。

【指征】恶心呕吐，便如水样，寒热往来，脉弦数。

【注意】大便不爽者或胃脘胀痛者或脉滑者，去生姜，加干姜 1.5g，大黄 4.5g。

（四）葛根黄芩黄连汤

【组成】葛根 15g，黄芩 10g，黄连 10g，甘草 10g。

【方歌】

> 葛根黄芩黄连汤，甘草四般治二阳。

【证型】太阳、阳明合病证。

【指征】发热恶寒，大便如稀水，或有脓血。

【注意】若里急后重较重者加大黄 3g。

（五）理中大黄汤

【组成】附子 10g，肉桂 10g，干姜 10g，党参 10g，白术 10g，甘草 10g，大黄 3g，厚朴 10g，枳实 10g。

【方歌】

> 附桂理中小承气，此乃理中大黄汤。

【证型】寒积不化证。

【指征】脐腹冷痛，里急后重，大便黏液，腹痛。

【注意】泄泻，每日 5～6 次以上者，去枳实，加山药 30g。应用本方用法十分重要。服 1 剂后，大便次数往往增多，应停药五六天，使脾胃稍稍恢复再服第二剂，不可连续应用。若连续应用，症状不但不减反而加重，停药几天以后，大便自然明显改善。

结语 治疗痢疾时应注意的问题：

（1）急性痢疾发热多为少阳兼湿，或为太阳、阳明合病。

（2）发热不明显的痢疾，一般白痢为湿热，赤痢为热毒。

（3）慢性痢疾一定要鉴别寒热虚实的比例，若脉滑者，为热多于寒；脉弦或涩者，为寒多于热；血痢，多兼阴虚；白痢，多兼寒积；里急后重，必兼气滞。

（4）治疗急性痢疾发热时，有表证必须先解表，有少阳证者必须和解。

（5）血痢多用白头翁汤，白痢多用芍药汤。

（6）慢性痢疾采用温下的方法时，应 1 周服 1～2 剂，不可多服，这样既可祛邪，又可扶正。

二十九、腹　　痛

腹痛是指以胃脘以下，耻骨以上腹部疼痛为主要临床表现的病证。本病是临床常见病证，可见于多种疾病过程中。多因外感时邪、饮食不节、情志失调以及素体阳虚引起的气机郁滞、脉络痹阻不能温养脏腑所致。治宜辨其寒、热、虚、实，在气、在血、在腑、在脏，分别采用温、清、补、消、调气和血等法。笔者根据疾病的特点及其方剂应用的指征，多采用加减大黄附子细辛汤、大建中汤、柴平汤、暖肝煎、理中大黄汤、小柴胡加减汤、归芪建中汤、厚姜甘半党参汤。

（一）加减大黄附子细辛汤

【组成】附子 10g，大黄 4g，细辛 3g，厚朴 10g，枳实 10g。

【方歌】

> 大黄附子细辛汤，临证加入枳朴尝。

【证型】寒湿积滞证。

【指征】突然腹部剧痛，拒按，脉弦紧。

【注意】临证运用时细辛用至 6g。1 剂药煎 4 次，分 6 次服。

（二）大建中汤

【组成】川椒 10g，干姜 3g，党参 10g，饴糖 30g。

【方歌】

> 大建中汤川椒姜，心胸大寒参饴糖。

【证型】寒邪直中证。

【指征】突然腹痛，多在食冷食后发作，包块起伏，舌质淡暗，脉沉紧。

【注意】临证运用时加小茴香 10g，乌药 10g，木香 10g。

（三）柴平汤

【组成】柴胡 10g，半夏 10g，党参 10g，甘草 6g，黄芩 10g，生姜 3 片，大枣 5 枚，陈皮 10g，厚朴 10g，苍术 10g。

【方歌】

> 小柴胡汤和解用，半夏党参甘草从，
> 更加黄芩生姜枣，少阳为病此方宗，
> 平胃苍术陈朴草，燥湿健脾疗效好。

【证型】肝胃不和，寒湿郁结证。

【指征】腹部疼痛，里急后重。

【注意】若腹泻、腹痛，苍术用至 15g，加大黄 3g，肉桂 10g，干姜 3g；若大便秘结或大便不爽加大黄 3g，焦山楂 30g；若腹胀较甚加大黄 2g，莱菔子 10g。

（四）暖肝煎

【组成】乌药 15g，茯苓 10g，枸杞子 10g，当归 10g，小茴香 10g，肉桂 10g，生姜 3 片，沉香 6g。

【方歌】

少腹冷痛暖肝煎，乌药苓杞归香难，

路上碰上小茴香，肉桂生姜共晚餐。

【证型】寒滞肝脉证。

【指征】少腹冷痛，脉弦紧。

【注意】本方亦可用于睾丸疼痛、抽痛。

（五）理中大黄汤

【组成】附子 10g，肉桂 10g，党参 10g，白术 10g，干姜 10g，甘草 10g，厚朴 10g，枳实 10g，大黄 3g。

【方歌】

附桂理中小承气，此乃理中大黄汤。

【证型】脾阳虚弱，寒积内停证。

【指征】腹痛，或腹泻，或秘结，遇冷加重，脉沉紧。

【注意】本方应用时服 1 剂隔 1 日再服；若治疗慢性结肠炎加焦山楂 30g。

（六）小柴胡加减汤

【组成】柴胡 10g，半夏 10g，党参 10g，甘草 6g，黄芩 10g，生姜 3g，大枣 5 枚，当归 15g，白芍 15g，香附 15g，乌药 15g，青皮 10g。

【方歌】

加减小柴胡，乌药当归芍，

香附加青皮，经期腹痛医。

【证型】肝气不舒，瘀血阻滞证。

【指征】腹部疼痛，痛如针刺，舌质紫暗，脉弦涩。

【注意】本方是治疗妇女痛经的佳方。

（七）归芪建中汤

【组成】黄芪 15g，当归 10g，桂枝 10g，白芍 20g，甘草 6g，生姜 3 片，大枣 5 枚，生地 10g，阿胶^(烊化) 10g，红糖 30g。

【方歌】

归芪建中桂枝汤，阿胶生地加红糖。

【证型】脾胃虚寒证。

【指征】腹痛绵绵，喜温喜按，饥饿劳累时腹中隐痛，舌淡苔白，脉沉缓或濡缓。

【注意】本方亦可用于产后关节疼痛。

（八）厚姜甘半党参汤

【组成】厚朴 20g，生姜 3 片，甘草 6g，半夏 10g，党参 10g。

【方歌】

> 厚姜甘半党参汤，脾虚气滞腹胀康。

【证型】脾虚气滞证。

【指征】腹胀，腹痛。

【注意】若呕吐者加苏叶 6g，陈皮 10g。

结语 治疗腹痛应注意的问题：

（1）生气后突然发病多为气滞；食冷食突然发病者多为寒湿；有肠粘连手术者必兼瘀血；用寒下药治疗无效者多为虚寒。寒实者温下，实热者寒下，气滞者理气，瘀血者活血。

（2）少腹痛，冬季发作，为寒客厥阴，治宜暖肝散寒，用暖肝煎；小腹痛，冬季突然发作，为寒邪直中，治宜温里散寒，用大建中汤；夏季腹痛者，为阳虚寒湿，治以温阳化湿，用理中大黄汤；夜间疼痛加剧者，为瘀血阻滞，治宜活血化瘀，用小柴胡加减汤；早晨腹满、腹痛一阵者，为脾虚木乘，治宜健脾疏肝，用厚姜甘半党参汤；春季腹胀、腹满、腹痛者，多为肝郁克脾，治以疏肝健脾，用柴平汤。

三十、便　　秘

便秘是指大便秘结不通，便下困难，排便时间延长，大便艰涩不畅的一种病证。本病多因肠胃积热，气机郁滞，气血不足，阳虚津停，大肠传导功能失常所致。治宜分辨虚实寒热，新旧之别；采用清下、温通、补益、润燥、缓急等法。笔者根据其临床疾病的特点和方剂应用的指征，多采用增液承气汤、理中大黄汤、大柴胡汤、桂枝大黄汤、润肠丸、麻子仁丸、四物汤、木香顺气汤。

（一）增液承气汤

【组成】元参 15g，麦冬 15g，生地 15g，枳实 10g，厚朴 10g，大黄 3g。

【方歌】

> 增液承气元地冬，枳实厚朴大黄通。

【证型】津枯便秘证。

【指征】大便秘结，口干舌燥，五心烦热。

【注意】便秘较重者加芒硝 3g。本方不宜长期服用，否则损伤脾胃。

（二）理中大黄汤

【组成】附子 10g，肉桂 10g，干姜 10g，党参 10g，白术 10g，甘草 10g，大黄 3g，枳实 10g，厚朴 10g。

【方歌】

> 附桂理中小承气，此乃理中大黄汤。

【证型】寒邪积滞证。

【指征】胃脘冷痛，便秘，舌苔白，脉弦紧。

【注意】若见腰膝酸软加肉苁蓉 30g。

（三）大柴胡汤

【组成】柴胡 10g，半夏 10g，枳实 15g，白芍 15g，黄芩 15g，大黄 3～9g，大枣 5 枚，生姜 3 片。

【方歌】

<blockquote>大柴胡汤白芍芩，半夏大黄枳枣姜。</blockquote>

【证型】少阳、阳明合病证。

【指征】腹胀，腹痛，拒按，口苦咽干，大便秘结。

【注意】若兼有寒热往来，柴胡可用至 20g。

（四）桂枝大黄汤

【组成】桂枝 12g，大黄 6g，白芍 24g，甘草 10g，生姜 3 片，大枣 7 枚。

【方歌】

<blockquote>桂枝汤治太阳风，芍药甘草姜枣同，
增入大黄名亦示，表里同攻此方通。</blockquote>

【证型】表里同病证。

【指征】发热恶风，身痛，大便干，数日不行，舌苔薄白，脉浮缓。

【注意】本方亦可用于荨麻疹。

（五）润肠丸

【组成】陈皮 60g，甘草 10g。

【方歌】

<blockquote>润肠丸仅陈皮草，理气祛痰妙绝伦。</blockquote>

【证型】气滞便秘证。

【指征】腹胀，便秘。

【注意】本方不宜加减。

（六）麻子仁丸

【组成】麻子仁 15g，杏仁 10g，白芍 3g，枳实 10g，厚朴 10g，大黄 3g。

【方歌】

<blockquote>麻子仁丸治便秘，枳朴大黄麻杏芍。</blockquote>

【证型】津枯肠燥证。

【指征】老人经常便秘，舌苔白，脉虚大。

【注意】本方不宜久泄，易伤脾胃。

（七）四物汤

【组成】川芎 6g，当归 12g，生地 12g，白芍 12g。

【方歌】

<blockquote>四物归地芍与芎，营血虚滞此方宗。</blockquote>

【证型】营血亏虚便秘证。

【指征】产后便秘，疲乏无力，用攻下药后更加严重，脉细。

【注意】应用本方宜加首乌 15g，元参 15g，火麻仁 15g，肉苁蓉 15g。

（八）木香顺气汤

【组成】木香 6g，香附 20g，陈皮 10g，半夏 10g，茯苓 10g，甘草 6g，枳实 10g，白术 10g，砂仁 10g，莱菔子 10g，神曲 10g。

【方歌】

木香顺气用二陈，枳术香附砂莱神。

【证型】痰湿气滞证。

【指征】肥胖，腹满，大便少而秘结，脉沉滑。

【注意】便秘严重时加杏仁 10g。

结语　治疗便秘时应注意的问题：

（1）若痢疾泄泻初愈而未完全恢复时出现的便秘为津液未复，产后便秘为血虚，高热便秘为热邪入腹。

（2）腹胀，腹痛拒按多为胃肠实热；腹部剧痛拒按，包块起伏为寒实停滞；素有脐腹冷痛，轻度压痛为脾胃虚寒；胀痛为气滞；常有便意，但便出不多或无便为气虚。

（3）脉象，弦紧，为寒；沉迟无力，为虚寒；沉实、滑数，为实热；细数，为阴虚；沉，为肝郁气结；沉细无力、虚缓、虚大，为气虚、气血俱虚或阴阳俱虚。

（4）便秘之急证多为实证，久病多为虚证。实证宜用泻法，虚证宜用补法，不可因其便秘而再加泻下药物。

（5）一般用药方法：实热便秘，宜用苦咸寒之大黄、芒硝；气滞便秘，宜用枳实、厚朴、陈皮；肺气不降之便秘，宜用苏子、杏仁、瓜蒌；血虚便秘，宜用当归、熟地、黑芝麻、火麻仁、柏子仁；阳虚便秘，宜用肉苁蓉、锁阳、硫黄、胡桃肉；阴虚津枯，宜用生地、元参、麦冬。

三十一、胆　囊　炎

胆囊炎是指由于胆汁滞留、细菌感染、胆结石、胆固醇代谢紊乱所引起的急、慢性胆囊炎症，以中右上腹部疼痛、黄疸、发热、畏寒等为常见症状。慢性胆囊炎有时可见急性发作且伴有胆石症。本病属于中医的"胁痛"、"黄疸"范畴。多因饮食不节，肝郁气滞，中焦湿热等引起，治宜根据其发病急缓，分别选用疏肝利胆，清热利湿，泻火解毒等法。笔者根据其临床疾病的特点和方剂应用的指征，多采用大柴胡汤、越鞠保和丸、右胁疼痛方、乌梅丸、胆道排石汤、利胆灵验方、柴胡陷胸汤。

（一）大柴胡汤

【组成】柴胡 18g，半夏 10g，枳实 15g，白芍 15g，黄芩 15g，大黄 3~9g，生姜 3 片，大枣 5 枚。

【方歌】

大柴胡汤白芍芩，半夏大黄枳枣姜。

【证型】少阳、阳明合病证。

【指征】上腹部剧痛拒按，寒热往来，恶心呕吐，舌苔黄，脉弦数。

【注意】一般应用本方加郁金 15g，木香 10g。

（二）越鞠保和丸

【组成】川芎 10g，苍术 15g，香附 12g，栀子 10g，神曲 10g，焦山楂 30g，茯苓 10g，半夏 10g，陈皮 10g，连翘 6g，莱菔子 10g，麦芽 15g。

【方歌】

越鞠丸治六般郁，气血痰火湿食因，
芎苍香附兼栀曲，气畅郁舒痛闷神，
保和神曲与山楂，苓夏陈翘菔子加，
曲糊为丸麦汤下，亦可方中用麦芽。

【证型】肝胃不和，食滞不化证。

【指征】胃脘痞满，右胁疼痛，食欲不振，舌苔白腻，脉弦滑。

【注意】本方亦可用于黄疸型肝炎。

（三）右胁疼痛方

【组成】枳实 10g，前胡 10g，山楂 15g，钩藤 15g，甘草 3g，陈皮 10g，葛根 15g，桔梗 9g，枸杞子 10g。

【方歌】

右胁疼痛枳前胡，山钩陈葛杞草桔。

【证型】肝胆郁热，外受风寒证。

【指征】右上腹胀痛向肩背放射，口干，口苦，脉弦。

【注意】本方亦可用于胆结石。

（四）乌梅丸

【组成】乌梅 15g，细辛 3g，川椒 10g，桂枝 10g，党参 10g，附子 10g，干姜 10g，黄柏 10g，黄连 10g，当归 10g。

【方歌】

乌梅丸用细辛桂，党参附子椒姜继，
黄连黄柏及当归，温脏驱蛔寒厥剂。

【证型】寒热夹杂证。

【指征】右上腹胀痛或脐腹绞痛，恶心呕吐，脉弦紧。

【注意】本方可用于慢性结肠炎，治疗胆囊炎时加萹蓄 30g，瞿麦 30g。

（五）胆道排石汤

【组成】木香 10g，枳壳 10g，郁金 15g，金钱草 15g，大黄 3～6g，茵陈 15g，瞿麦 30g。

【方歌】

胆道排石有二金，木香枳瞿大黄茵。

【证型】肝胆湿热证。

【指征】胆囊炎，胆结石。

【注意】本方可用于治疗胆石症。

（六）利胆灵验方

【组成】柴胡10g，白芍12g，枳壳9g，木香9g，延胡索10g，川楝子12g，茵陈15g，大黄3g，金钱草15g，麦芽15g，甘草6g。

【方歌】

利胆灵验柴壳芍，木香元胡金钱草，

川楝茵陈加大黄，麦芽甘草服之好。

【证型】肝胆湿热，枢机不利证。

【指征】右胁疼痛，胸满心烦，食欲不振。

【注意】若舌有瘀斑加郁金12g，丹参30g。

（七）柴胡陷胸汤

【组成】柴胡10g，半夏10g，黄连4g，黄芩6g，生姜3片，枳实10g，瓜蒌45g。

【方歌】

柴胡陷胸连夏蒌，黄芩枳实生姜有。

【证型】痰热阻滞证。

【指征】右胁疼痛，剑突下疼痛且有压痛，舌苔白，脉弦滑。

【注意】本方亦可用于胆石症、胰腺炎。

结语 治疗胆囊炎应注意的问题：

（1）如果仅见胁痛，为肝的病变；若脐腹胁下均疼痛为肝肾同病；剑突下疼痛者为痰；压痛明显者为实。

（2）突发性胁痛，昼轻夜剧者为瘀血阻滞，治宜活血逐瘀；昼重夜轻者多因肝郁气滞，治宜疏肝理气；食冷食后发作者为寒实停滞，治宜散寒导滞；阴天加重者为寒饮停滞，治宜除湿化饮。

（3）弦脉为肝为寒，弦滑脉为痰热，紧脉为寒，细数脉为阴虚，沉脉为气郁。

（4）急性发作见有发热者，有表证者当解表，属里证者当攻里，半表半里者当以和解。解表时宜大剂，攻里时宜小剂，症状严重时治宜急，症状较轻时治宜缓。

三十二、病毒性肝炎

病毒性肝炎是由肝炎病毒所引起的传染病。主要通过消化道而传染，常见有黄疸型和无黄疸型。本病属于中医的"黄疸"和"胁痛"的范畴，多因脾胃虚弱，外感湿热疫疠又兼饮食不洁，湿热郁蒸，脾失健运，肝失疏泄而发病。如迁延不愈，湿热蕴结，肝脾两伤，气滞血瘀则成慢性。治疗上急性以清利湿热为主，慢性以疏肝健脾为主。笔者根据其临床疾病的特点和方剂应用的指征，多采用茵陈蒿汤、麻黄连翘赤小豆汤、茵陈四苓散、甘露消毒丹、滋水清肝饮、三仁汤、参芪丹鸡黄精汤、越鞠保和丸、大柴胡汤。

（一）茵陈蒿汤

【组成】茵陈 30g，栀子 10g，大黄 3g。

【方歌】

茵陈蒿汤治黄疸，阴阳寒热细推详，
阳黄栀子大黄入，阴黄附子与干姜。

【证型】湿热蕴结，热重于湿证。

【指征】黄疸，面目一身俱黄，心烦，小便黄赤，脉弦数。

【注意】临证可加龙胆草 10g，郁金 10g，枳壳 10g，滑石 10g，麦芽 15g。

（二）麻黄连翘赤小豆汤

【组成】麻黄 10g，连翘 15g，赤小豆 30g，桑皮 15g，杏仁 10g，甘草 6g，生姜 3 片，大枣 5 枚。

【方歌】

麻黄连翘赤小豆，桑杏姜草大枣投。

【证型】湿热客表证。

【指征】急性发病，发热恶寒，全身酸痛，脉浮。

【注意】应用本方治疗黄疸时加茵陈 30g，板蓝根 30g，佩兰 30g。本方亦可用于湿热内阻型的白癜风。

（三）茵陈四苓散

【组成】茵陈 30g，茯苓 10g，猪苓 10g，泽泻 10g，白术 10g。

【方歌】

茵陈四苓散，五苓去桂枝。

【证型】湿热蕴结，湿重于热证。

【指征】黄疸，大便稀溏，胃脘满闷，脉濡。

【注意】应用本方加生薏苡仁 30g，枳壳 10g。

（四）甘露消毒丹

【组成】蔻仁 10g，藿香 10g，茵陈 15g，滑石 12g，木通 10g，石菖蒲 10g，黄芩 10g，连翘 10g，浙贝母 10g，射干 10g，薄荷 4g。

【方歌】

甘露消毒蔻藿香，茵陈滑石木通菖，
芩翘贝母射干薄，暑疫湿温为末尝。

【证型】脾虚湿盛，湿热郁滞证。

【指征】黄疸，胃脘痞满，四肢沉重，舌苔黄白腻，脉濡缓。

【注意】本方亦可用于口臭。

（五）滋水清肝饮

【组成】生地 10g，山药 10g，五味子 10g，茯苓 10g，泽泻 10g，牡丹皮 10g，白芍 10g，当归 10g，柴胡 10g，栀子 10g，炒枣仁 15g。

【方歌】

滋水清肝六味汤，白芍当柴枣栀乡。

【证型】肝肾不足，气郁不畅证。

【指征】胸胁苦满，肝区胀痛，腰背酸困。

【注意】若胃脘胀满，舌质红，脉沉细，改用加味一贯煎。

（六）三仁汤

【组成】蔻仁 10g，杏仁 10g，薏苡仁 15g，竹叶 6g，厚朴 10g，通草 10g，滑石 12g，半夏 10g。

【方歌】

三仁爬竹杆，朴通滑夏来。

【证型】湿郁表里证。

【指征】急性发病，头痛，微恶寒，身重乏力，胸脘满闷，苔白腻，脉濡缓。

【注意】应用本方治黄疸加茵陈 15g。

（七）参芪丹鸡黄精汤

【组成】党参 10g，丹参 30g，黄芪 30g，当归 10g，黄精 10g，生地 10g，柴胡 10g，鸡血藤 10g，薄荷 3g，苍术 10g，白术 10g，三棱 10g，莪术 10g，夜交藤 30g，青皮 10g，陈皮 10g。

【方歌】

参芪丹鸡黄精汤，地归薄荷白术苍，
柴棱莪交青陈皮，老师传方学生记。

【证型】气血俱虚，气滞血瘀证。

【指征】腹胀，食欲不振，疲乏无力，脉沉。

【注意】腹胀明显加砂仁、莱菔子各 10g。

（八）越鞠保和丸

【组成】川芎 10g，苍术 10g，香附 10g，栀子 10g，神曲 10g，连翘 10g，山楂 10g，麦芽 10g，茯苓 10g，半夏 10g，陈皮 10g，莱菔子 10g。

【方歌】

越鞠丸治六般郁，气血痰火湿食因，
芎苍香附兼栀曲，气畅郁舒痛闷伸，
保和神曲与山楂，苓夏陈翘莱菔子，
曲糊为丸麦汤下，亦可方中用麦芽。

【证型】肝胃不和，食滞不化证。

【指征】胃脘痞满，黄疸，脉滑。

【注意】本方亦可用于脂肪肝。

（九）大柴胡汤

【组成】柴胡 18g，半夏 10g，枳实 15g，白芍 15g，黄芩 15g，大黄 3～9g，生姜 3 片，大枣 5 枚。

【方歌】

大柴胡汤白芍芩，半夏大黄枳枣姜。

【证型】湿热闭腑证。

【指征】黄疸，寒热往来，大便秘结，小便短赤，舌苔黄腻，脉弦数。

【注意】应用本方加茵陈 30g，金钱草 30g，瓜蒌 30g。

结语　治疗病毒性肝炎应注意的问题：

（1）急性阶段要善于区别有无表证。有发热恶寒者有表证，反之则无。

（2）善于区别湿轻热重与湿重热轻。黄色明显，脉数者为热重于湿；脉濡者为湿重于热。

（3）注意肾虚，面色黑者为肾虚。

（4）注意热入营血，便血、衄血、斑疹、舌质红绛者为热入营血。

（5）注意气阴俱虚，脉虚大者为气阴俱虚；舌中心剥脱，无苔者为胃阴虚。

（6）注意痰热，脉滑数者为痰热。

（7）注意湿热之间主次和药物的比例关系。

（8）若有表证必须先解表，但解表不可大汗，否则邪闭湿充，病必难去；若气虚者必予补气；阴虚者必予养阴；肾虚者必予补肾；营血有热者必予清营凉血；痰火郁结者必化痰泻火。

三十三、积　　聚

积聚是指因情志郁结，饮食所伤，寒邪外袭或黄疸等原因经久不愈、瘀血内停或痰湿凝滞，症见腹内结块、或痛，或胀为主的疾病。其中积块固定不移，痛有定处的称为积；聚数无常，痛无定处的称为聚。一般来说，聚病较轻，积病较重。在治疗上由于本病以瘀血内停、痰湿阻滞为主，故治以理气、活血、化痰为主，但久病正虚，有时必须扶助正气。笔者根据其临床疾病的特点和方剂应用的指征，多采用木香顺气汤、暖肝煎、膈下逐瘀汤、加味一贯煎、小柴胡加减汤、活络效灵丹、十四味建中汤、参芪丹鸡黄精汤。

（一）木香顺气汤

【组成】木香 6g，香附 20g，陈皮 10g，半夏 10g，茯苓 10g，甘草 6g，枳实 10g，白术 10g，砂仁 10g，莱菔子 10g，神曲 10g。

【方歌】

木香顺气用二陈，枳术香附砂莱神。

【证型】肝胃不和，痰湿郁滞证。

【指征】腹胀，生气后加重，脉沉弦滑。

【注意】有食滞者，加山楂 15g，槟榔 10g；若呕吐者，加丁香 10g，半夏 10g；小腹胀痛者，加小茴香 10g，荔枝核 10g。

（二）暖肝煎

【组成】乌药 10g，枸杞子 10g，茯苓 10g，当归 10g，沉香 6g，小茴香 10g，肉桂 10g，生姜 3 片。

【方歌】

> 少腹冷痛暖肝煎，乌药苓杞归香难，
>
> 路上碰上小茴香，肉桂生姜共晚餐。

【证型】寒凝气滞证。

【指征】少腹冷痛，叩之如鼓，走窜疼痛。

【注意】若寒象偏甚者，加吴茱萸 6g，附子 6g。

（三）膈下逐瘀汤

【组成】枳壳 10g，牡丹皮 10g，桃仁 10g，红花 10g，川芎 10g，赤芍 10g，延胡索 10g，当归 10g，五灵脂 10g，乌药 10g，香附 10g，甘草 10g。

【方歌】

> 膈下逐瘀枳丹皮，桃红芎芍延胡归，
>
> 香附灵脂乌药草，血滞经闭腹痛医。

【证型】瘀血阻滞证。

【指征】腹部结块，硬痛不移，疼痛较甚，脉弦涩。

【注意】本方不可久用，久用损伤正气，服用本方期间可穿插六君子汤来补益脾胃，攻补兼施。

（四）加味一贯煎

【组成】党参 30g，麦冬 10g，生地 30g，苍术 10g，白术 10g，青皮 10g，陈皮 10g，柴胡 10g，三棱 10g，薄荷 3g，莪术 10g，夜交藤 30g。

【方歌】

> 加味一贯党麦地，苍白柴三青陈皮，
>
> 胃阴不足莪薄交，阴虚胃痛此方宜。

【证型】气阴两虚，气滞血瘀证。

【指征】腹部积块，咽干，舌红，脉细数。

【注意】若阴虚血积，舌红口干，五心烦热，服用香燥理气药反甚者，可改用养阴化瘀的加味一贯煎。

（五）小柴胡加减汤

【组成】柴胡 10g，半夏 10g，黄芩 10g，党参 10g，甘草 6g，生姜 3 片，大枣 5 枚，香附 10g，乌药 10g，当归 10g，白芍 10g，青皮 10g。

【方歌】

加减小柴胡，乌药当归芍，

香附加青皮，经期腹痛医。

【证型】肝郁气滞证。

【指征】腹胀，腹痛，时聚时散，脉细弦。

【注意】若脉弦滑者，加白芥子 3g。

（六）活络效灵丹

【组成】丹参 15g，没药 10g，当归 10g，乳香 10g。

【方歌】

活络效灵丹没药，丹参当归乳香熬，

消肿止痛祛瘀妙，疬癖症瘕有疗效。

【证型】瘀血阻滞证。

【指征】积块软而不坚，固定不移，胀痛并见。

【注意】治疗积聚时加三棱 10g，莪术 10g。此外本方可用于关节久痛不止。本方合补中益气汤可用于子宫肌瘤。

（七）十四味建中汤

【组成】党参 10g，白术 10g，茯苓 10g，甘草 6g，当归 10g，川芎 10g，白芍 10g，生地 10g，黄芪 15g，肉桂 10g，麦冬 10g，附子 10g，半夏 10g，肉苁蓉 10g。

【方歌】

十全大补加附子，麦夏苁蓉仔细哦。

【证型】气血俱虚，寒湿郁滞证。

【指征】腹部疼痛，按之则硬，腹部悸动。

【注意】本方可用于全身关节疼痛或胃脘疼痛。

（八）参芪丹鸡黄精汤

【组成】黄芪 30g，当归 10g，丹参 30g，党参 10g，苍术 15g，白术 10g，青皮 10g，陈皮 10g，生地 10g，黄精 10g，柴胡 10g，三棱 10g，莪术 10g，薄荷 3g，夜交藤 30g。

【方歌】

参芪丹鸡黄精汤，归地薄荷白术苍，

柴棱莪交青陈皮，老师传方学生记。

【证型】气血俱虚，气滞血瘀证。

【指征】积块或软或硬，脉沉。

【注意】腹胀者加消胀散（砂仁 10g，莱菔子 10g）。

结语 治疗积聚时需要注意的问题：

（1）积和聚都是指腹内有积块，或胀或痛的病证，两者的病因虽然相同，但病机和证候必须严格区别。聚证病在气分，病情较轻，容易治疗；积证病在血分，病情较重，难以治疗。

（2）在治疗上必须掌握邪正虚实的关系。一般初起邪实正未衰以攻为主，中期邪伤正气宜攻补兼施，后期正气大伤应在培补气血的基础上逐加攻瘀之品。

（3）攻药可用消积，兼用化瘀之品，以达逐渐化积，不可妄用下药。

（4）积证兼有黄疸或吐血、便血，则为臌胀（肝硬化），均属重症，应当慎重。

三十四、头　　痛

头痛是指内伤、外感等多种病因所致，症见头痛为主的疾病。一般外感头痛发病急，头痛也较剧烈，治疗以祛风散邪为主；内伤头痛起病比较缓慢，头痛较为缓和，治疗时宜采用补虚之法，至于虚中夹实者，如夹痰、夹湿、夹瘀等，应根据虚、实多少的程度进行补益、祛痰、除湿和活血，并且注意药物应用比例。笔者根据其临床疾病的特点和方剂应用的指征，多采用柴胡桂枝汤、川芎茶调散、吴茱萸汤、柴胡加龙骨牡蛎汤、柴苓温胆汤、复元活血汤、羌活胜湿汤、肾虚头痛方、丹栀逍遥散。

（一）柴胡桂枝汤

【组成】柴胡 10g，半夏 10g，党参 10g，甘草 6g，黄芩 10g，生姜 10g，大枣 5 枚，桂枝 10g，白芍 10g。

【方歌】

> 小柴胡汤和解用，半夏党参甘草从，
> 更加黄芩生姜枣，少阳为病此方宗，
> 增入桂枝与白芍，汤名柴胡桂枝汤。

【证型】太阳、少阳并病证。

【指征】头痛，遇寒遇冷加重，或两侧头痛，或头痛时恶心，脉沉或弦。

【注意】①头痛病程较久则可加蝉蜕 10～20g。②寒象明显者桂枝、白芍可用至 15g。③顽固性偏头痛此方亦有很好的疗效。

（二）川芎茶调散

【组成】川芎 10g，荆芥 10g，防风 10g，细辛 3g，白芷 10g，薄荷 3g，甘草 6g，羌活 10g。

【方歌】

> 川芎茶调散荆防，辛芷薄荷甘草羌，
> 目昏鼻塞风攻上，偏正头痛悉能康。

【证型】风寒外客证。

【指征】头痛，或偏头痛，遇风遇寒加重。

【注意】若头痛如裹，胸闷脘胀，恶心呕吐加藿香 10g，半夏 10g，苍术 10g；若痛在巅顶，加藁本 10g；若寒象明显，加吴茱萸 10g；若头痛以两侧为甚，加柴胡 10g；右前额头痛偏重者，白芷可用至 15g。

（三）吴茱萸汤

【组成】吴茱萸 6g，党参 10g，生姜 3 片，大枣 5 枚。

【方歌】

> 吴茱萸汤党参枣，重用生姜温胃好，
> 阳明寒呕少阴利，厥阴头痛皆能保。

【证型】肝寒犯胃，浊阴上逆证。

【指征】头痛，胃脘疼痛伴有恶心。

【注意】本方亦可用于胃脘疼痛，效果甚佳；用于治疗头痛时，不必再加治头痛的药物，注重原方的君臣佐使。

（四）柴胡加龙骨牡蛎汤

【组成】柴胡 10g，半夏 10g，党参 10g，甘草 6g，黄芩 10g，生姜 3 片，大枣 5 枚，桂枝 10g，茯苓 15g，熟大黄 3g，龙骨 15g，牡蛎 15g。

【方歌】

> 柴胡龙骨牡蛎汤，党参半夏甘草从，
> 更加黄芩同姜枣，桂枝茯苓熟军康。

【证型】肝气郁结，寒热夹杂证。

【指征】头痛，失眠，读书后头痛加重。

【注意】本方宜饭后服用，严重者可加蝉蜕 15g。

（五）柴芩温胆汤

【组成】柴胡 10g，黄芩 10g，半夏 10g，陈皮 10g，枳实 10g，竹茹 10g，龙胆草 6g，夜交藤 30g，竹叶 6g，滑石 12g。

【方歌】

> 柴芩温胆半夏陈，枳茹龙胆夜交藤，
> 加入竹叶与滑石，肝胆湿热此方通。

【证型】肝郁化火，湿热郁滞证。

【指征】头痛，失眠，心烦，舌苔黄腻，脉弦滑。

【注意】若湿热不明显，去竹叶、滑石。

（六）复元活血汤

【组成】柴胡 10g，天花粉 12g，当归 10g，山甲珠 10g，桃仁 10g，红花 10g，大黄 4～6g，甘草 6g。

【方歌】

> 复元活血汤柴胡，花粉当归山甲珠，
> 桃仁红花大黄草，损伤瘀血酒煎服。

【证型】瘀血阻滞证。

【指征】头痛，有外伤史。

【注意】大黄用量可根据外伤后头痛时间的长短和大便秘结程度来确定；若外伤后头痛时间短者，大黄可用至 6g。

（七）羌活胜湿汤

【组成】羌活10g，甘草6g，独活10g，川芎10g，蔓荆子15g，藁本10g，防风6g。

【方歌】

> 羌活胜湿羌独芎，蔓甘藁本与防风，
> 湿气在表头腰重，发汗升阳有异功。

【证型】风湿客表证。

【指征】头痛如裹，头闷。

【注意】若湿邪较重不可发汗太过，否则风气去，湿气留，病必难除。

（八）肾虚头痛方

【组成】骨碎补15g，独活9～15g，地骨皮（或元参）30g。

【方歌】

> 肾虚头痛方，骨独元参尝。

【证型】肾虚头痛证。

【指征】头痛，刮风前一天头痛加剧，刮风后头痛逐渐好转。

【注意】本方乃肾气不足，伏风于内而致头痛，故祛风药量宜大。

（九）丹栀逍遥散

【组成】柴胡10g，当归10g，白芍10g，茯苓10g，白术10g，甘草6g，生姜3片，薄荷3g，牡丹皮10g，栀子10g。

【方歌】

> 逍遥散用当归芍，柴苓术草加姜薄，
> 散郁除蒸功最奇，调经加入丹栀著。

【证型】肝郁血虚，郁而化火证。

【指征】头痛，心烦，手足心热，经期头痛加重。

【注意】治疗头痛时，加元参30g，以滋阴降火。

结语　治疗头痛时需注意的问题：

（1）"头为诸阳之会"，头为精明之府，脑为髓之海，故受风、受湿、受寒可致头痛；髓海不足，肾虚亦可致头痛；厥阴肝经上达巅顶，厥阴失调也可致头痛。

（2）春季头痛，多为风热或风寒；夏季头痛，多为阴虚火旺或心肝实火；冬季头痛，多为阳虚。

（3）晨起突然头痛，不久消失，多为肝阴不足，郁火于内或清阳不升；中午头痛加剧，多为心肝阴虚；午后头痛加重，多为痰火；日晡头痛加剧，多为阳明实火；夜间头痛加剧，多为瘀血内阻；后半夜头痛加剧，多为肾虚。

（4）刮风前一日头痛加剧，刮风止时头痛减轻，为肾虚伏风；阴雨天头痛加剧，多为湿邪；临证应酌情加减。

三十五、眩　　晕

眩晕是以头晕，眼花为主的病证，眩即眼花，晕即头晕，两者临床常同时并见，统称眩晕。轻者闭目即止，重者如坐舟船，旋转不定，不能站立，或伴恶心、呕吐，甚则昏倒。本病多因风、火、痰、虚等所致，《素问》有"诸风掉眩，皆属于肝"的论述，但近年来认为虚者居多，例如，阴虚则易肝风内动，血少则脑失所养，气虚则清阳不升，精亏则髓海不足，均易导致眩晕，故有"无虚不作眩"之说；但肝阳上亢化风，痰浊壅遏，或肝阳上亢，肝火上炎，上扰清窍，也可形成眩晕。因此本病也有实证，而且其病因病机彼此影响，即阴损及阳，阳损及阴之理，临证治疗多用平肝祛风，养血健脾，补肾泻火等法。笔者根据其临床疾病的特点和方剂应用的指征，多采用眩晕方、镇肝熄风汤、十四味温胆汤、柴胡加龙骨牡蛎汤、滋水清肝饮、丹栀逍遥散、益气聪明汤。

（一）眩晕方

【组成】钩藤 15g，石决明 15g，半夏 10g，防风 6g，薄荷 3g，甘草 6g，陈皮 10g，茯苓 10g，黄芩 9g，玉竹 7g，生白术 8g，菊花 10g。

【方歌】

> 眩晕钩藤石决明，半防薄荷草陈苓，
> 苓菊玉竹生白术，痰火生风作眩晕。

【证型】痰湿阻络，风邪上扰证。

【指征】眩晕急性发作，天旋地转，景物颠倒，视物昏花，脉滑。

【注意】本方以眩晕急性发作，天旋地转，视物昏花，景物颠倒，脉滑为辨证要点；本方应用药物剂量是关键一环；白术一定要用生白术。

（二）镇肝熄风汤

【组成】白芍 15g，天冬 15g，元参 15g，麦芽 15g，代赭石 15g，龟甲 15g，牡蛎 15g，龙骨 15g，牛膝 15g，茵陈 15g，甘草 6g，川楝子 10g。

【方歌】

> 镇肝熄风芍天冬，玄麦赭石龟龙牡，
> 牛膝茵陈草川楝，肝阳上亢可为功。

【证型】肝阳上亢证。

【指征】头晕，面赤，心烦易怒。

【注意】应用本方以面赤为辨证要点；若见风动者，可加天麻 10g，菊花 10g；本方对高血压有较好疗效。

（三）十四味温胆汤

【组成】黄芪 15g，当归 6g，麦冬 10g，党参 10g，五味子 10g，竹茹 10g，枳实 10g，半夏 10g，陈皮 10g，茯苓 10g，甘草 6g，石菖蒲 10g，远志 10g，生地 10g。

【方歌】

自拟十四温胆汤，芪当参麦五味子，

陈夏苓草竹茹实，菖蒲远志生地行。

【证型】气阴两虚，痰湿郁滞证。

【指征】头晕，失眠，嗜睡，乏力，脉濡缓。

【注意】失眠较重者，加合欢花 15～30g；若手足憋胀者，加丝瓜络 10g；若口干，咽干，眼赤者，加元参 15g；本方用于前列腺炎时，加益智仁 15g，芡实 15g；应用本方忌辛辣之品。

（四）柴胡加龙骨牡蛎汤

【组成】柴胡 10g，黄芩 10g，半夏 10g，党参 10g，甘草 6g，生姜 3 片，大枣 5 枚，桂枝 10g，茯苓 15g，熟大黄 3g，龙骨 15g，牡蛎 15g。

【方歌】

柴胡龙骨牡蛎汤，党参半夏甘草从，

更加黄芩同姜枣，桂枝茯苓熟军康。

【证型】肝气郁结，上热下寒，三焦运化失职证。

【指征】头晕，胸满，心烦，失眠，脉弦紧。

【注意】脉沉细，脉沉缓，非本方指征；本方需饭后服。

（五）滋水清肝饮

【组成】生地 15g，山药 10g，山萸肉 10g，牡丹皮 10g，泽泻 10g，茯苓 10g，白芍 10g，当归 10g，柴胡 10g，炒枣仁 15g，栀子 6g。

【方歌】

滋水清肝六味汤，白芍当柴枣栀乡。

【证型】肝肾阴虚证。

【指征】头晕，目眩，眼干，眼涩，腰困，脉弦细。

【注意】根据阴阳互根原理，临床应用本方时加干姜 1g 效果更佳；山萸肉可用五味子代替。

（六）丹栀逍遥散

【组成】牡丹皮 10g，栀子 10g，柴胡 10g，当归 10g，白芍 10g，甘草 6g，白术 10g，茯苓 10g，生姜 3 片，薄荷 3g。

【方歌】

逍遥散用当归芍，柴苓术草加姜薄，

散郁除蒸攻最奇，调经加入丹栀著。

【证型】肝郁血虚，郁而化火证。

【指征】头晕，心烦，手足心热，脉沉细。

【注意】用本方治头晕时，需加生地 15g，菊花 12g，元参 15g。

（七）益气聪明汤

【组成】蔓荆子 15g，黄芪 15g，党参 10g，黄柏 10g，葛根 15g，升麻 10g，白芍 10g，炙甘草 10g。

【方歌】

> 益气聪明汤蔓荆，升葛参芪黄柏并，
>
> 再加芍药炙甘草，耳聋目障服之清。

【证型】气虚清阳不升证。

【指征】头晕，以早晨为甚。

【注意】本方也可用于耳鸣，视物昏花。

结语　治疗眩晕时应注意的几个问题：

（1）从面色来看：面赤者多为肝阳上亢；面色忧郁者，多为肝郁血虚；面黑者，多为肾虚；面呈污秽者，多为湿浊；面色㿠白者，多为气阴两虚。

（2）从脉象来看：脉弦数，寸脉大者，多为肝阳上亢；尺脉大，多为肾虚，相火妄动；脉虚大者，为气阴俱虚；脉弦细者，为肝肾不足；脉濡缓者，为痰湿郁滞；左脉大于右脉，其病在肝；右脉大于左脉，其病在脾、肺。

（3）从季节来看：每至春季必发，多见肝郁血虚，治以疏肝养血，以丹栀逍遥散加减；每至夏季必发，多为气阴两虚，痰湿郁滞，以十四味温胆汤加减；每至冬季必发，多为寒痰内郁，清阳失升，以益气聪明汤加减；每至秋季必发，多为肺肾阴虚，肝肾不足，以滋水清肝饮加减。

（4）从昼夜来看：每至黎明发作，为肾精亏损，宜补肾益精，以滋水清肝饮加减；每至早晨，上午 10 时发作，为气虚清阳失升，治以益气升阳，以益气聪明汤加减；每至午后眩晕加重，为阴虚阳亢或痰湿内阻，阳亢者用镇肝熄风汤，痰湿者用十四味温胆汤；此外，上午重，下午轻，多为气虚；上午轻，下午重，多为阴虚。

三十六、高血压病

高血压病是指动脉血压升高，尤其是以舒张压持续升高为特点的全身性、慢性血管性疾病，又称原发性高血压。成人收缩压超过 18.7kPa（140mmHg），舒张压超过 12.7kPa（95mmHg），可诊断为高血压病。本病临床因情志失调，饮食不节，内脏虚损等所致，肝肾阴阳失调，肝阳上亢，以及化风，化火者为多，治疗多以养阴，平肝，息风，泻火之法。笔者根据其临床疾病特点和方剂应用指征，多采用龙胆泻肝汤、镇肝熄风汤、夏枯龙芪汤、丹栀逍遥散、杞菊地黄汤。

（一）龙胆泻肝汤

【组成】龙胆草 10g，车前子^{（包煎）}10g，木通 10g，栀子 10g，黄芩 10g，柴胡 10g，生地 10g，泽泻 10g，当归 10g，甘草 6g。

【方歌】

> 龙胆泻肝栀芩柴，生地车前泽泻偕，

木通甘草当归合，肝经湿热力能排。

【证型】肝胆实火证。

【指征】高血压，头晕，头胀，遇热加重，心烦，易怒，尿黄赤，脉弦数。

【注意】面赤者加石决明 15g，草决明 15g；大便秘结者加酒大黄 3g。

（二）镇肝熄风汤

【组成】白芍 15g，天冬 15g，元参 15g，麦芽 15g，代赭石 15g，龟甲 15g，牡蛎 15g，龙骨 15g，牛膝 15g，茵陈 15g，甘草 6g，川楝子 10g。

【方歌】

镇肝熄风芍天冬，玄麦赭石龟龙牡，
牛膝茵陈草川楝，肝阳上亢可为功。

【证型】肝阳上亢证。

【指征】高血压，头晕，面赤。

【注意】治高血压病时，加元参 15g，夏枯草 15g；恶心，呕吐者，加竹茹 10g，天南星 6g。

（三）夏枯龙芪汤

【组成】生黄芪 30g，当归 10g，地龙 15g，夏枯草 30g，茺蔚子 10g，龙胆草 10g，防风 3g，元参 15g。

【方歌】

夏枯龙芪归胆草，茺蔚防风元参方。

【证型】气血俱虚，肝火上炎证。

【指征】高血压，头晕，乏力，下肢沉重，脉虚大。

【注意】心悸者加党参 10g，麦冬 10g，五味子 10g。

（四）丹栀逍遥散

【组成】牡丹皮 10g，栀子 10g，柴胡 10g，当归 10g，白芍 10g，甘草 6g，白术 10g，茯苓 10g，生姜 3 片，薄荷 3g。

【方歌】

逍遥散用当归芍，柴苓术草加姜薄，
散郁除蒸功最奇，调经加入丹栀著。

【证型】肝郁血虚，郁而化火证。

【指征】高血压，头晕，头痛，胸满，心烦，失眠，妇女月经不调，脉弦细小数。

【注意】治疗高血压病时，加夏枯草 15g；心悸者，加丹参 15g；头晕较重者，加菊花 12g，元参 15g。

（五）杞菊地黄汤

【组成】枸杞子 10g，菊花 10g，生地 15g，山药 10g，山萸肉 10g，茯苓 10g，泽泻 10g，牡丹皮 10g。

【方歌】

杞菊地黄汤，六味杞菊藏。

【证型】肝肾阴虚证。

【指征】高血压，头晕，耳鸣，腰膝酸软，足跟痛，脉沉细。

【注意】治高血压病时加草决明 15g，石决明 30g。

结语　治疗高血压病应注意的几个问题：

（1）对肝阳上亢所引起的高血压病患者来说，人参、黄芪、川芎、柴胡为禁忌药，虚证例外。

（2）注意夹杂证的配伍应用，气血俱虚，又有肝火者，宜在补气养血的基础上配伍泻肝火的药物。

（3）治疗高血压病要注意加减药物的应用。肝阳上亢者，宜加钩藤、夏枯草、石决明、草决明、代赭石；肝火上冲者，宜加夏枯草、龙胆草、青葙子、茺蔚子；气虚者，加生黄芪；肾虚者，加肉苁蓉、仙茅、淫羊藿；阴虚者，加生地、白芍、元参；肢体麻木者，加地龙、钩藤。

三十七、半身不遂

半身不遂见于中医的中风，相当于西医的脑出血、脑血栓、脑栓塞、脑血管痉挛、面神经麻痹等病，多由忧思恼怒，饮食不节，恣酒纵欲等所致。临床表现以卒然昏倒，不省人事，口眼歪斜，语言不利为主，其病机多为肝肾阴虚，阳亢风动，气火逆于上，闭阻经络，治疗以滋补肝肾，潜阳降逆，平肝息风，活血通络，豁痰为主。笔者根据其临床疾病特点和方剂应用指征，多采用补阳还五汤、镇肝熄风汤、大秦艽汤、息风通络汤、上中下痛风汤、癫狂梦醒汤、龙胆泻肝汤、地黄饮子。

（一）补阳还五汤

【组成】黄芪 40g，当归 10g，地龙 10g，川芎 10g，赤芍 10g，桃仁 10g，红花 10g。

【方歌】

补阳还五赤芍芎，归尾通经佐地龙，
四两黄芪为主药，血中瘀滞桃仁红。

【证型】气血俱虚，瘀血阻滞证。

【指征】半身不遂，手足缓纵不收，舌苔白，脉虚大。

【注意】本病在治疗中最好配针灸治疗，如阳陵泉、手三里，均取患侧针刺；手足麻木者加木瓜 10g。

（二）镇肝熄风汤

【组成】白芍 15g，天冬 15g，元参 15g，麦芽 15g，代赭石 15g，龟甲 15g，牡蛎 15g，龙骨 15g，牛膝 15g，茵陈 15g，甘草 6g，川楝子 10g。

【方歌】

镇肝熄风芍天冬，玄麦赭石龟龙牡，

牛膝茵陈草川楝，肝阳上亢可为功。

【证型】阴虚阳亢，风邪内动证。

【指征】半身不遂，头晕，心烦，口眼歪斜，脉弦数。

【注意】语言謇涩者，加天麻10g；本方对于高血压病引起的半身不遂效果甚佳。

（三）大秦艽汤

【组成】秦艽20g，羌活10g，独活10g，防风10g，白芷10g，川芎10g，细辛3g，生地15g，熟地10g，生石膏20g，当归10g，白芍10g，茯苓10g，甘草6g，白术10g，黄芩10g。

【方歌】

大秦艽汤羌独防，芎芷辛芩二地黄，

石膏归芍苓术草，养血祛风通治方。

【证型】阴血不足，外受风邪证。

【指征】突然手足麻木，口眼歪斜，语言不利，脉弦。

【注意】本方也可用于上肢疼痛，肩周炎等。

（四）息风通络汤

【组成】钩藤15g，香橼10g，地龙10g，桑枝10g，佛手10g，枳壳10g，陈皮10g，木瓜10g，丝瓜络10g。

【方歌】

息风通络汤，香橼钩龙桑，

佛壳丝瓜络，木瓜陈皮藏。

【证型】痰湿阻络证。

【指征】半身不遂，手足麻木。

【注意】应用本方不宜久煎。

（五）上中下痛风汤

【组成】苍术10g，黄柏10g，天南星10g，桂枝10g，防己15g，威灵仙10g，桃仁10g，红花10g，龙胆草10g，川芎10g，羌活10g，白芷10g，神曲10g。

【方歌】

苍术黄柏天南星，桂枝防己及威灵，

桃仁红花龙胆草，川芎羌芷神曲停。

【证型】湿热郁结，气血瘀滞证。

【指征】半身不遂，语言謇涩，咽痛，脉弦滑。

【注意】本方用于痹证效果甚佳。

（六）癫狂梦醒汤

【组成】桃仁10g，香附10g，青皮10g，柴胡10g，半夏10g，木通10g，陈皮10g，赤芍10g，桑皮15g，苏子30g，甘草15g。

【方歌】

> 癫狂梦醒桃仁功，香附青柴半木通，
> 陈皮赤桑苏子妙，倍加甘草缓甘中。

【证型】气滞痰郁，络脉不通证。

【指征】偏瘫挛急，痴呆，脉沉滑。

【注意】本方甘草剂量不可低于15g，否则难以取效；本方也可用于精神失常。

（七）龙胆泻肝汤

【组成】龙胆草10g，栀子10g，黄芩10g，柴胡10g，生地10g，车前子^{（包煎）}10g，泽泻10g，木通10g，当归10g，甘草6g。

【方歌】

> 龙胆泻肝栀芩柴，生地车前泽泻偕，
> 木通甘草当归合，肝经湿热力能排。

【证型】肝火上炎，筋脉失养证。

【指征】轻度偏瘫，头晕，心烦，尿黄赤，舌红苔黄，脉弦数。

【注意】治疗偏瘫时，加防风10g；大便秘结者，加酒大黄6g。

（八）地黄饮子

【组成】生地24g，山萸肉10g，石斛10g，麦冬10g，五味子10g，远志10g，茯苓10g，肉苁蓉15g，肉桂10g，附子10g，巴戟天10g，薄荷3g，干姜3g，石菖蒲10g，大枣3枚。

【方歌】

> 地黄饮子山萸斛，麦味菖蒲远志茯，
> 苁蓉桂附巴戟天，少入薄荷姜枣服，
> 喑痱瘖厥能治之，虚阳归肾阴精足。

【证型】肾精亏损，筋脉失养证。

【指征】瘫痪久久不愈，遇冷加重，手足厥冷。

【注意】若舌尖红赤，舌质红，脉细数，尿黄，改用虎潜丸加减（酒黄柏6g，酒知母3g，炙龟甲30g，龙骨15g，熟地12g，白芍10g，陈皮10g，锁阳10g，干姜1g）。

结语 治疗半身不遂时需注意的几个问题：

（1）从发病季节来看：发于冬季者，多为风寒外客，治以疏风散寒通络；发于春季者，多为血虚风动或阴虚风动，治以养血息风或养阴息风；发于夏季者，多为气阴不足，湿热不化，治以益气养阴，燥湿清热。

（2）从感受邪气来看：若突然受寒而致半身不遂，为风寒湿阻于脉络，治以疏风散寒通络；暑天半身不遂加重者，为血虚有热，阴虚火旺，治以养血，凉血，柔肝息风；阴天半身不遂加重者，为风痰、风湿，治以息风化痰除湿。

（3）突然半身不遂者，切不可忽视针灸。

三十八、甲状腺功能亢进症

甲状腺功能亢进症中医根据其临床表现称为瘿病。其病因多为情志内伤、饮食及水土失宜。症见颈前喉节两旁结块肿大，本病治疗上以理气化痰，消瘿散结为基本原则。笔者根据其临床疾病的特点和方剂应用的指征，多采用夏枯半芍汤、夏枯生脉汤、夏枯黄药汤。

（一）夏枯半芍汤

【组成】夏枯草 15g，半夏 10g，赤芍 10g，青皮 6g，海藻 6g，昆布 6g，牡蛎 15g。

【方歌】

夏枯半芍汤，青海昆牡裹。

【证型】痰郁气结证。

【指征】甲状腺肿大，憋气，脉沉。

【注意】若口干者，加元参 15g；若甲状腺肿硬者，加黄药子 10g。

（二）夏枯生脉汤

【组成】夏枯草 15g，党参 10g，麦冬 10g，五味子 10g，元参 10g，牡蛎 15g，丹参 15g，黄药子 10g，橘叶 10g，柴胡 10g，赤芍 10g。

【方歌】

夏枯生脉汤，元参牡蛎藏，

丹参黄药子，橘叶柴赤芍。

【证型】气阴两虚，痰火郁结证。

【指征】烦躁易怒，心悸气短，失眠多汗，脉虚弦滑数。

【注意】甲状腺肿大明显者，加昆布 10g，海藻 10g；眼憋胀者，加香附 10g。

（三）夏枯黄药汤

【组成】夏枯草 30g，黄药子 15g，赤芍 10g，青皮 10g，橘叶 10g，元参 15g，连翘 15g，牡蛎 15g，南星 6g，海藻 10g，昆布 10g，瓜蒌 15g。

【方歌】

夏枯黄药汤，玄参牡蛎芍，

瓜蒌青橘叶，昆藻星翘良。

【证型】痰气郁结，瘀血阻滞证。

【指征】甲状腺一侧或两侧肿胀，吞咽困难，脉弦。

【注意】心悸，脉数者，加人参 10g，麦冬 10g，五味子 10g；汗多者，加黄芪 10g，麦冬 10g。

结语 治疗甲状腺功能亢进症时需要注意的问题：

（1）由于本病主要是痰火郁结，在辨证时除注意痰气郁结外，还应注意寒、热、虚、实之间的关系。

（2）在治疗时除首先采用理气化痰，软坚散结的药物外，还应根据寒、热、虚、实的不同加入一些温散、补泻的药物。

（3）一般甲状腺肿大不明显者，质地较软，病程较短，治疗及时多可痊愈。若肿大明显，质地较硬，病程长，预后较差。

（4）本病的调治尤以情志、饮食更为重要；要防止情志内伤，注意饮食调摄，是预防本病的主要因素。

（5）在容易发生甲状腺功能亢进症的地区，要经常食用海带和含碘食盐。

三十九、糖 尿 病

糖尿病是指胰岛素分泌不足引起的糖代谢紊乱为主的全身性疾病。早期主要表现为多饮、多食、多尿、消瘦、尿糖及血糖增高，并可伴有蛋白质、脂肪代谢紊乱，可包括在中医"消渴"的范畴。从临床来看本病以素体阴虚，饮食不节，复因情志失调，劳欲过度所致者较多。在治疗上，初起，宜清热润燥；病久，多阴损及阳，宜阴阳双补；晚期多痰湿秽浊，宜除湿化浊。笔者根据其临床疾病的特点和方剂应用的指征多采用消渴灵验方、柴胡桂枝干姜汤、清暑益气汤、十味地黄汤、柴平汤、芪脉地黄汤、理中五苓汤、消渴麻木方。

（一）消渴灵验方

【组成】党参 10g，苍术 10g，生石膏 15g，黄连 6g，肉桂 6g，黑豆 60g。

【方歌】

消渴参术膏黄连，肉桂黑豆尿糖减。

【证型】阴虚及阳证。

【指征】糖尿病、血糖和（或）尿糖增高症。

【注意】本方应先煎黑豆，用黑豆汤再煎它药。

（二）柴胡桂枝干姜汤

【组成】柴胡 10g，桂枝 10g，干姜 4g，黄芩 10g，天花粉 15g，牡蛎 10g。

【方歌】

柴胡桂枝干姜汤，黄芩花粉牡蛎裹。

【证型】肝胃不和，水饮停滞证。

【指征】口干，口渴，胃脘痞满，脉沉缓。

【注意】治疗消渴时，加元参 15g。

（三）清暑益气汤

【组成】党参 10g，甘草 6g，黄芪 15g，当归 10g，麦冬 10g，五味子 10g，青皮 10g，陈皮 10g，神曲 10g，黄柏 10g，葛根 15g，苍术 10g，白术 10g，升麻 12g，泽泻 10g。

【方歌】

清暑益气参草芪，当归麦味青陈皮，

曲柏葛根苍白术，升麻泽泻姜枣随。

【证型】气阴两虚，湿热郁结证。

【指征】口干，口渴，汗多，疲乏无力，舌苔白，脉濡或虚大。

【注意】本方对于暑湿效果甚佳。

（四）十味地黄汤

【组成】生地 24g，山药 12g，山萸肉 12g，茯苓 10g，泽泻 10g，牡丹皮 10g，附子 10g，肉桂 10g，白芍 15g，元参 15g。

【方歌】

十味地黄汤，八味元芍藏。

【证型】肾阳不足证。

【指征】口渴，喜饮，尿多，腰酸，脉弦尺大。

【注意】口渴较甚时加麦冬 15g。本方治疗久病牙痛效果甚佳。

（五）柴平汤

【组成】柴胡 10g，半夏 10g，黄芩 10g，党参 10g，甘草 10g，生姜 3 片，大枣 5 枚，苍术 10g，厚朴 10g，陈皮 10g。

【方歌】

小柴胡汤和解用，党参半夏甘草从，
更加黄芩生姜枣，少阳为病此方宗，
平胃苍术陈朴草，燥湿健脾疗效好。

【证型】肝胃不和，秽浊犯胃证。

【指征】口干，口苦，恶心，呕吐，胃脘痛，脉弦紧。

【注意】胃脘疼痛拒按者加大黄 3g，干姜 3g。

（六）芪脉地黄汤

【组成】黄芪 15g，当归 10g，党参 10g，麦冬 10g，五味子 10g，生地 10g，苍术 10g，茯苓 10g，泽泻 10g，牡丹皮 10g，黄连 6g，肉桂 6g，防己 10g。

【方歌】

芪脉地黄汤，生脉六味帮，
去掉药山黄，苍归肉连己。

【证型】气阴两虚，湿热蕴结证。

【指征】口干，乏力，腰困或下肢轻度浮肿。

【注意】本方对于蛋白尿有药到病除之效。

（七）理中五苓汤

【组成】党参 10g，干姜 3g，白术 10g，茯苓 10g，猪苓 10g，泽泻 10g，桂枝 6g，甘草 6g。

【方歌】

理中五苓汤，寒饮消渴方。

【证型】寒饮内郁证。

【指征】多饮，多食，有时排尿不畅，脉弦紧。

【注意】应用本方治疗消渴时加天花粉 30g。

（八）消渴麻木方

【组成】生地 15g，熟地 15g，山萸肉 15g，山药 20g，女贞子 15g，枸杞子 15g，麦冬 15g，天花粉 15g，元参 15g，肉苁蓉 15g，首乌 15g，玉竹 15g，黄芪 20g，党参 15g，砂仁 6g。

【方歌】

> 二地杞子女贞元，山萸麦粉苁蓉山，
> 首乌砂芪参玉竹，消渴麻木用此痊。

【证型】肾阴不足，虚火上炎证。

【指征】消渴，口干，口渴，喜饮，疲乏无力，脉弦滑数。

【注意】口渴较甚者加乌梅 15g；五心烦热，骨蒸劳热者加地骨皮 15g；皮肤疮疖者加蒲公英 15g，金银花 20g；血糖、尿糖不减者加仙鹤草 30g，桑叶 30g。

结语 治疗糖尿病时需要注意的问题：

（1）治疗本病除除湿、清热、养阴外，还需注意虚、实、寒、热；若痰热和阴虚相兼存在的证候，燥湿健脾容易损伤阴液，养阴生津容易助湿生痰，因此必须燥湿健脾，化痰与养阴生津同时并用。

（2）升阳益气是治疗气虚下陷，阴液不能上承的一个治则，若气阴两虚，津不上承者非益气升阳口渴不解，因此当升者，必予升发之药。

（3）膀胱不能气化者，不能因其口渴而不敢温化利尿，宜用温阳利水之品，口渴自必愈，如理中五苓汤；脾阳不足，水湿停聚者，当温其阳，水湿自行，津液上承而口渴自解。

四十、水 肿

水肿是以体内水液潴留，泛滥肌肤引起眼睑、头面、四肢、腹、背，甚至全身浮肿，胸水，腹水的疾病。临床所见以风邪外袭，湿热浸淫，饮食劳倦，房劳伤肾等所引起的较多，病位多在肺、脾、肾三脏。治疗上由于虚、实、寒、热、表、里的不同，所以有利水、健脾、补肾的区别。笔者根据其临床疾病的特点和方剂应用的指征多采用越婢汤、茯苓导水汤、大橘皮汤、真武汤、实脾饮、防己黄芪汤、济生肾气丸。

（一）越婢汤

【组成】麻黄 10g，甘草 6g，生石膏 15g，生姜 3 片，大枣 5 枚。

【方歌】

> 越婢汤用姜草枣，麻黄石膏加之好。

【证型】风水泛滥证。

【指征】头面、眼睑浮肿，上半身为甚。

【注意】若兼有尿血加白茅根 30g。

（二）茯苓导水汤

【组成】茯苓 10g，大腹皮 10g，桑白皮 10g，陈皮 10g，泽泻 10g，生姜 3 片，猪苓 10g，砂仁 10g，木瓜 10g，苏叶 10g，白术 10g，槟榔 10g。

【方歌】

> 茯苓导水大腹桑，陈皮泽泻与生姜，
> 猪苓砂仁兼木瓜，苏叶白术与槟榔。

【证型】水湿浸渍证。

【指征】全身浮肿，按之没指，腹胀，脉沉。

【注意】本方可用于肝硬化腹水。

（三）大橘皮汤

【组成】陈皮 10g，茯苓 10g，猪苓 10g，白术 10g，桂枝 10g，泽泻 10g，滑石 10g，甘草 10g，槟榔 10g，木香 10g。

【方歌】

> 大橘皮汤治湿热，五苓六一二方缀，
> 陈皮木香槟榔增，能消水肿及泄泻。

【证型】湿热郁滞，水湿不化证。

【指征】全身浮肿，腹胀，腹满，泄泻，舌苔黄腻。

【注意】用于治疗泄泻时去桂枝改肉桂。

（四）真武汤

【组成】茯苓 10g，白术 10g，白芍 10g，附子 10g，生姜 3 片。

【方歌】

> 真武汤壮肾中阳，茯苓术芍附生姜。

【证型】肾阳虚衰，气化不利证。

【指征】浮肿，腰以下为甚，肢冷，尿少。

【注意】小便不利者，加车前子 30g；腹胀，腹冷者，加木香 10g，干姜 10g。本方亦可用于心力衰竭。

（五）实脾饮

【组成】茯苓 10g，白术 10g，木瓜 10g，木香 10g，甘草 6g，大腹皮 10g，草果 10g，干姜 10g，附子 10g，厚朴 10g。

【方歌】

> 实脾苓术与木瓜，甘草木香大腹加，
> 草果附姜兼厚朴，虚寒阴水效堪夸。

【证型】脾阳虚衰，水湿停聚证。

【指征】全身浮肿，按之凹陷不易恢复，脘腹胀满，纳呆便溏，脉沉缓。

【注意】本方对于虚寒泄泻效果甚佳。

（六）防己黄芪汤

【组成】防己 15g，黄芪 15g，白术 10g，甘草 10g，生姜 3 片，大枣 7 枚。

【方歌】

> 防己黄芪金匮方，白术甘草枣生姜。

【证型】阳气虚衰，水湿停聚证。

【指征】浮肿，以下肢为甚；恶风，乏力，脉浮。

【注意】若脉沉弦者，加桂枝 10g，茯苓 15g。

（七）济生肾生丸

【组成】生地 24g，山药 12g，山萸肉 12g，茯苓 10g，泽泻 10g，牡丹皮 10g，附子 3g，肉桂 3g，车前子（包煎）10g，怀牛膝 10g。

【方歌】

> 济生肾气丸，地八山山四，
> 丹茯泽泻三，肉桂附子一，
> 牛膝车前子，水肿此方宜。

【证型】肾不纳气，水饮上泛证。

【指征】面浮身肿，腰以下为甚，小便不利，腰困。

【注意】应用本方车前子应用布包，改山萸肉为五味子。

结语 治疗水肿时需要注意的问题：

（1）水肿外感、内伤皆有，其病位在肺、脾、肾三脏，其中以肾为本，临证以阴水、阳水为辨证要点。

（2）本病初起及时治疗，预后较好；若反复发作，正虚邪恋则缠绵难愈。

（3）水肿初起应进无盐饮食，水肿消退后恢复普通饮食，不必过分强调忌盐。

四十一、急 性 肾 炎

急性肾炎是指感染后因变态反应引起两侧肾脏弥漫性肾小球损害等，症见浮肿、血尿、蛋白尿为主的疾病。中医大致包括在"水肿"的范畴。其病因以风邪侵袭，湿热侵淫为多，治疗以散风，利水为法。笔者根据其临床疾病的特点和方剂应用的指征，多采用苏芥五皮蝉茅汤、蝉衣五物汤、防己黄芪汤、芪脉地黄汤。

（一）苏芥五皮蝉茅汤

【组成】苏叶 6g，荆芥 10g，白茅根 30g，蝉蜕 10g，茯苓皮 10g，陈皮 10g，生姜皮 10g，桑白皮 12g，大腹皮 10g。

【方歌】

> 苏芥五皮蝉茅汤，陈茯姜桑大腹良。

【证型】风邪客表证。

【指征】急性发病, 头面全身浮肿, 尿少, 脉浮。

【注意】浮肿较重者加益母草 30g。

(二) 蝉衣五物汤

【组成】蝉衣 15g, 连翘 15g, 益母草 60g, 白茅根 60g, 麦冬 15g。

【方歌】

> 蝉衣五物汤, 翘母茅冬藏。

【证型】风热客表证。

【指征】轻度浮肿, 咽痛, 尿黄赤而少, 脉浮。

【注意】益母草、白茅根剂量一定要大, 否则难以取效。

(三) 防己黄芪汤

【组成】防己 15g, 黄芪 15g, 白术 10g, 甘草 6g, 大枣 5 枚, 生姜 3 片。

【方歌】

> 防己黄芪金匮方, 白术甘草枣生姜。

【证型】阳气虚衰, 水湿停聚证。

【指征】浮肿, 以下肢为甚; 恶风, 乏力, 脉浮。

【注意】若脉沉弦者加桂枝 10g, 茯苓 15g。

(四) 芪脉地黄汤

【组成】黄芪 15g, 当归 10g, 党参 10g, 麦冬 10g, 五味子 10g, 生地 15g, 苍术 10g, 茯苓 10g, 泽泻 10g, 牡丹皮 10g, 黄连 10g, 肉桂 10g, 防己 15g。

【方歌】

> 芪脉地黄汤, 生脉六味帮,
> 去掉药山萸, 苍归肉连己。

【证型】气阴两虚, 湿热郁结证。

【指征】口干, 乏力, 腰困或下肢轻度浮肿, 或见蛋白尿。

【注意】本方具有降低蛋白尿的作用。

结语 治疗急性肾炎时需要注意的问题:

(1) 治疗本病首先应区别有无表证, 有表证必须先解表, 否则表邪闭塞, 肺气不利, 水气不行, 延误病机, 病邪入里, 伤及脾胃, 病必难除。若表邪闭郁较甚者当重用解表, 表邪较微者佐以解表。

(2) 浮肿难以消除者, 多因外有表邪未予解表, 或阳虚未予温阳, 或湿热未予燥湿, 或气滞未予理气。所以在处方用药时当注意解表、温阳、燥湿、理气的应用。

四十二、慢性肾炎

慢性肾炎是指因免疫与感染反应所致肾小球炎症性损害, 临床以尿常规检查蛋白尿、管型、红细胞, 并伴有水肿、高血压及肾功能损害为主的疾病。中医大致包括在"浮肿"、"虚劳"、"腰痛"等病的范畴。临床所见虚证和虚实夹杂证较多，因此补正、利水是本病的主要法则。笔者根据其临床疾病的特点和方剂应用的指征，多采用桂枝去芍药加麻黄附子细辛汤、茯苓导水汤、实脾饮、济生肾气丸、防己黄芪汤、僵蚕茅根汤、当归芍药散、芪脉地黄汤、猪苓汤、滋肾通关丸。

（一）桂枝去芍药加麻黄附子细辛汤

【组成】桂枝 10g，甘草 6g，生姜 3 片，大枣 3 枚，麻黄 10g，附子 10g，细辛 3g。

【方歌】

> 桂枝去芍药，麻附细辛汤。

【证型】水饮阻滞，外受风邪证。

【指征】浮肿，腹胀，发热恶寒，脉浮紧。

【注意】用于慢性肾炎时，加白茅根 30g，大腹皮 15g，防己 15g。

（二）茯苓导水汤

【组成】茯苓 10g，大腹皮 10g，桑白皮 10g，陈皮 10g，泽泻 10g，生姜 3 片，猪苓 10g，砂仁 10g，木瓜 10g，苏叶 10g，白术 10g，槟榔 10g。

【方歌】

> 茯苓导水大腹桑，陈皮泽泻与生姜，
> 猪苓砂仁兼木瓜，苏叶白术与槟榔。

【证型】水湿浸渍证。

【指征】全身浮肿，按之没指，腹胀，脉沉。

【注意】本方对于浮肿有较好的疗效。

（三）实脾饮

【组成】茯苓 10g，白术 10g，木瓜 10g，木香 10g，甘草 6g，大腹皮 10g，草果 10g，干姜 10g，附子 10g，厚朴 10g。

【方歌】

> 实脾苓术与木瓜，甘草木香大腹加，
> 草果附姜兼厚朴，虚寒阴水效堪夸。

【证型】脾阳虚衰，水湿停聚证。

【指征】全身浮肿，按之凹陷不易恢复，脘腹胀满，纳呆，便溏，脉沉缓。

【注意】本方对于虚寒泄泻效果更佳。

（四）济生肾气丸

【组成】生地 24g，山药 12g，山萸肉 12g，茯苓 10g，泽泻 10g，牡丹皮 10g，附子 3g，肉桂 3g，车前子^(包煎) 10g，怀牛膝 10g。

【方歌】

> 济生肾气丸，地八山山四，
> 丹茯泽泻三，肉桂附子一，

牛膝车前子，水肿此方宜。

【证型】肾不纳气，水饮上泛证。

【指征】面浮身肿，腰困，下肢沉重，小便不利。

【注意】应用本方车前子应用布包，山萸肉改为五味子。

（五）防己黄芪汤

【组成】防己 15g，黄芪 15g，白术 10g，甘草 10g，生姜 3 片，大枣 5 枚。

【方歌】

防己黄芪金匮方，白术甘草枣生姜。

【证型】阳气虚衰，水湿停聚证。

【指征】浮肿，以下肢为甚，恶风，乏力，脉浮。

【注意】四肢沉重，浮肿较重者加桂枝 10g，茯苓 15g。

（六）僵蝉茅根汤

【组成】白茅根 30g，蝉衣 10g，僵蚕 10g，益母草 10g，连翘 10g，麦冬 10g，石斛 10g，川断 10g。

【方歌】

僵蝉茅根汤，连翘益母草，

川断麦石斛，腰困口干尝。

【证型】风热伤阴证。

【指征】腰困，口干，尿黄赤，脉浮。

【注意】本方用于慢性肾炎有表证者效果甚佳。

（七）当归芍药散

【组成】当归 10g，白芍 10g，茯苓 10g，泽泻 10g，川芎 10g，白术 10g。

【方歌】

当归芍药散，芎茯术泻栏。

【证型】肝郁气结，精气不固证。

【指征】头晕，头痛，心烦，腹胀，腹痛，浮肿，脉沉缓。

【注意】本方对妇人腹中绞痛，妊娠腿肿效果甚佳。

（八）芪脉地黄汤

【组成】黄芪 15g，当归 10g，麦冬 10g，党参 10g，生地 15g，苍术 10g，茯苓 10g，泽泻 10g，牡丹皮 10g，黄连 10g，肉桂 10g，防己 15g，五味子 10g。

【方歌】

芪脉地黄汤，生脉六味帮，

去掉药山萸，苍归肉连己。

【证型】气阴两虚，湿热郁结证。

【指征】腰困或下肢浮肿，口干，乏力或见蛋白尿。

【注意】本方具有降低蛋白尿的作用。

（九）猪苓汤

【组成】猪苓 10g，茯苓 10g，泽泻 10g，滑石 10g，阿胶^{（烊化）} 10g。

【方歌】

猪苓汤是利水剂，二苓泽泻滑石胶。

【证型】膀胱湿热，阴液亏损证。

【指征】浮肿，尿黄赤，脉缓。

【注意】本方中阿胶一定要烊化服。

（十）滋肾通关丸

【组成】知母 10g，黄柏 10g，肉桂 3g。

【方歌】

滋肾通关丸，知柏肉桂全。

【证型】下焦湿热，阳气不化证。

【指征】腰困，尿热，尿赤，脉沉细。

【注意】本方合增液汤，对遗精效果甚佳。

结语 治疗慢性肾炎时需要注意的问题：

（1）若出现血尿，要结合舌苔、舌质、脉象进行辨证，舌苔黄白腻者为湿热，舌尖红赤者为心火。脉虚大者为气血俱虚或气阴两虚，尺大而弦者为肾阴亏损，尺大而滑者为肾虚火旺。

（2）慢性肾炎涉及的脏腑较多，但其病本在肾。一般虚证为多，或虚中夹实，所以要注意在补肾的基础上，具体应用实则泻之、寒则热之、热则寒之的原则。

（3）若出现尿蛋白或潜血，不要按什么药能消尿蛋白，什么药能去潜血，要按辨证论治的原则去处理。

四十三、肾盂肾炎

肾盂肾炎是指一侧或两侧肾盂以及肾实质受非特异性细菌直接侵袭所致的疾病。根据临床表现大致包括在中医"淋证"的范畴。本病发病的早期以湿热下注者为多，病程较久者多在脾、肾，所以治疗时早期以清热利湿为主，晚期以滋补脾肾为主。笔者根据其临床疾病的特点和方剂应用的指征，多采用柴葛解肌汤、大柴胡汤、柴胡达原饮、八正散、理气通淋汤、清心莲子饮、芪脉地黄汤。

（一）柴葛解肌汤

【组成】柴胡 15g，葛根 15g，羌活 10g，生石膏 15g，大枣 5 枚，生姜 3 片，黄芩 10g，白芍 10g，桔梗 10g，甘草 6g，白芷 10g。

【方歌】

柴葛解肌汤用羌，石膏大枣与生姜，
芩芍桔梗甘草芷，邪热三阳热势张。

【证型】三阳合病证。

【指征】发热恶寒，心烦，口干，口苦，脉浮滑数。

【注意】发热较重者加金银花 15g，连翘 15g；本方对高热效果甚佳。

（二）大柴胡汤

【组成】柴胡 10g，枳实 10g，黄芩 10g，白芍 10g，大枣 5 枚，生姜 3 片，大黄 3g，半夏 10g。

【方歌】

大柴胡汤白芍芩，半夏大黄枳枣姜。

【证型】少阳、阳明合病证。

【指征】寒热往来，心烦，大便秘结，尿热，尿痛。

【注意】用于肾盂肾炎时加连翘 15g。

（三）柴胡达原饮

【组成】柴胡 15g，黄芩 10g，枳壳 10g，桔梗 10g，厚朴 10g，草果 10g，青皮 10g，槟榔 10g，荷梗 6g，甘草 6g。

【方歌】

柴胡达原槟朴果，更加芩草枳壳和，

青皮桔梗荷叶柄，豁痰宽胸截疟疴。

【证型】少阳兼湿浊犯胃证。

【指征】寒热往来，腹满，泄泻，口苦，口干，脉弦滑数。

【注意】治疗肾盂肾炎时，去桔梗、枳壳、槟榔、荷梗，加苏叶 10g，连翘 10g，大黄 6g，知母 10g。

（四）八正散

【组成】木通 10g，车前子^(布包)10g，萹蓄 15g，大黄 4g，滑石 12g，甘草 6g，瞿麦 10g，栀子 10g，灯心草 10g。

【方歌】

八正木通与车前，萹蓄大黄滑石研，

草梢瞿麦兼栀子，煎加灯草效应见。

【证型】膀胱湿热证。

【指征】尿急，尿热，尿痛，尿频。

【注意】本方用于泌尿系感染时加土茯苓 30g。

（五）理气通淋汤

【组成】槟榔 10g，木香 10g，香附 10g，乌药 10g，陈皮 10g，黄芩 10g，连翘 10g，苏叶 6g。

【方歌】

理气通淋槟二香，乌药陈芩苏翘藏。

【证型】湿热不化,膀胱气滞证。

【指征】小腹坠胀,尿频,尿急,尿痛,舌苔白,脉沉。

【注意】大便轻微秘结者加冬葵子 10g,严重者加大黄 10g。

(六)清心莲子饮

【组成】莲子 15g,党参 10g,地骨皮 10g,柴胡 10g,茯苓 10g,黄芪 15g,甘草 6g,麦冬 10g,车前子^(布包)10g。

【方歌】

清心莲子石莲参,地骨柴胡赤茯苓,

芪草麦冬车前子,躁烦消渴及崩淋。

【证型】气阴两虚,心肝火旺证。

【指征】午后发热,疲乏无力,尿热,尿痛。

【注意】本方用于肾盂肾炎加土茯苓 30g;此方亦可用于尿崩证。

(七)芪脉地黄汤

【组成】黄芪 15g,当归 10g,党参 10g,麦冬 10g,五味子 10g,生地 15g,苍术 10g,茯苓 10g,泽泻 10g,牡丹皮 10g,黄连 10g,肉桂 10g,防己 15g。

【方歌】

芪脉地黄汤,生脉六味帮,

去掉药山萸,苍归肉连己。

【证型】气阴两虚,湿热郁结证。

【指征】腰困,下肢浮肿,口干,乏力。

【注意】本方具有降低蛋白尿的作用。

结语 治疗肾盂肾炎时需要注意的问题:

(1)急性肾盂肾炎发热的辨别:发热兼有身痛者,为太阳表实证;往来寒热者,为少阳半表半里证;口渴身热者,为阳明里热证;手足心热者,为湿热郁结或兼食滞不化证;午后热甚者,为湿热证;日晡热甚者,为阳明实热或湿热不化证。

(2)慢性肾盂肾炎发热的鉴别:低热,面色㿠白,脉虚者,为气阴两虚;月经不调,胸胁痞满者,为肝郁血虚;口干,脉细数者,为阴虚。

(3)慢性肾盂肾炎出现尿急、尿频、尿痛,常见的类型有:①阴虚湿热,脉见细数;②阴虚兼湿热,脉见弦或涩;③气阴两虚,湿热下注,脉见弦大;④肝郁血虚,湿热下注,脉见沉弦。

(4)急性肾盂肾炎的发热应注意在表,还是在半表半里。在表者应予解表,在半表半里者应予和解。慢性肾盂肾炎的发热以阴虚者为多,因此滋阴清热为首要方法。

(5)急性肾盂肾炎见尿热、尿痛者多为湿热下注,以利尿通淋为主要治法;大便秘结者必须佐以通下方能取效。慢性肾盂肾炎尿热、尿痛者除利水通淋外还应注意滋阴、温阳、理气、补气的应用。

四十四、癃　　闭

癃闭是以小便量少，点滴而出，甚至小便不通为主的疾病。其中小便不利，点滴短少，病势较缓的称癃；小便闭塞，点滴不出，病势较急为主的称闭。本病从病因来看，急性发病者多因湿热蕴结，肺热气壅，尿路阻塞所致；病程较久者，以脾气不升，肾气亏损，肝郁气滞者为多。在治疗上急则以通为主，利其小便；病久者分清虚实，对症治疗。笔者根据其临床疾病的特点和方剂应用的指征，多采用神效通尿方、通窍利尿方、老年通尿方、济生肾气丸、补中益气汤、加减大黄附子细辛汤、滋水清肝饮。

（一）神效通尿方

【组成】石韦 15g，海金沙 15g，萹蓄 15g，知母 10g，黄柏 10g，桔梗 10g，紫菀 10g，陈皮 10g，乌药 10g，琥珀（冲）6g。

【方歌】

神效通尿用石韦，金沙萹蓄知柏微，

桔梗紫菀陈皮入，乌药琥珀尿闭催。

【证型】湿热阻滞，肺气不降证。

【指征】尿闭，小腹胀痛难忍，小便点滴难出，脉滑数。

【注意】脉弦者加肉桂 1.5g。

（二）通窍利尿方

【组成】麻黄 6g，杏仁 10g，紫苏 10g，防风 10g。

【方歌】

通窍利尿方，麻杏紫苏防。

【证型】肺气郁滞证。

【指征】小便点滴不通，咳嗽，呼吸短促，脉浮。

【注意】脉浮紧者加桂枝 6g。

（三）老年通尿方

【组成】砂仁 10g，黄柏 10g，知母 10g，生地 15g，元参 15g，肉桂 3g。

【方歌】

老年通尿滋肾丸，元参生地砂仁掺。

【证型】肾精亏损证。

【指征】老年肾虚，尿闭，小便不利，尿有余沥。

【注意】本方用肉桂 3g 意在引火归原。

（四）济生肾气丸

【组成】生地 24g，山药 12g，山萸肉 12g，茯苓 10g，泽泻 10g，牡丹皮 10g，肉桂 3g，附子 3g，牛膝 10g，车前子（布包）10g。

【方歌】

> 济生肾气丸，地八山山四，
> 丹茯泽泻三，肉桂附子一，
> 牛膝车前子，水肿此方宜。

【证型】肾不纳气，水饮上泛证。

【指征】面浮身肿，腰困，肢沉，小便难出。

【注意】热病者加知母 10g，黄柏 10g。临床运用本方时，将山萸肉改为五味子。

（五）补中益气汤

【组成】黄芪 15g，白术 10g，陈皮 10g，党参 10g，甘草 6g，升麻 6g，柴胡 6g，当归 10g。

【方歌】

> 补中益气芪术陈，升柴参草当归身。

【证型】气虚下陷证。

【指征】小腹坠胀，小便难出，量少不畅，脉虚大。

【注意】治疗尿闭时，加肉桂 10g，知母 10g。

（六）加减大黄附子细辛汤

【组成】大黄 4g，附子 10g，细辛 3g，厚朴 10g，枳实 10g。

【方歌】

> 大黄附子细辛汤，临证加入枳朴尝。

【证型】寒湿积滞证。

【指征】突然出现腹部剧痛，拒按，小便不利，脉弦紧。

【注意】临证艾灸神阙、关元穴，效果更佳。

（七）滋水清肝饮

【组成】生地 10g，山药 10g，五味子 10g，茯苓 10g，泽泻 10g，牡丹皮 10g，柴胡 10g，当归 10g，白芍 10g，栀子 10g，炒枣仁 15g。

【方歌】

> 滋水清肝六味汤，白芍当柴枣栀乡。

【证型】肝肾不足，气郁不畅证。

【指征】腰背酸困，胸胁苦满，肝区胀痛，两目干涩，小便不利。

【注意】本方可以治疗病毒性肝炎。

结语 治疗癃闭时需要注意的问题：

（1）治疗本病首先要辨别病位在肺、在肾、在膀胱的不同。

（2）根据病位病性的不同，用药也不同，如肾虚者，当予补肾；肺气不降者，当以降其气；清阳不升者，当升阳益气；膀胱气化不利者，当温阳化气；湿热阻滞者，当清热利湿。

（3）治疗癃闭常用的加减药物，中气下陷者，宜用升麻、柴胡、黄芪；膀胱气化不利者，宜用石韦；湿热阻滞者，宜用萹蓄、瞿麦；肾虚湿热者，宜用知母、黄柏。

四十五、遗　　尿

遗尿是指 3 岁以后，在睡眠中小便自遗，醒后才知的一种病证。其病因多属肾阳不足，脾气虚弱，肺气亏虚，肝经湿热下注；在治疗上多采用温阳固涩，健脾益气，清泄肝胆等法则。笔者根据其临床疾病的特点和方剂应用的指征，多采用缩泉丸、桑螵蛸散、咳嗽遗尿方。

（一）缩泉丸

【组成】益智仁 15g，乌药 15g，山药 15g。

【方歌】

缩泉益智同乌药，山药糊丸便数需。

【证型】下焦虚寒证。

【指征】遗尿，小便频数。

【注意】本方可以用于治疗尿浊。

（二）桑螵蛸散

【组成】桑螵蛸 15g，党参 10g，茯苓 10g，龙骨 10g，龟甲 15g，石菖蒲 10g，远志 10g，当归 10g。

【方歌】

桑螵蛸，桑螵蛸，参茯龙骨与龟壳，

菖蒲远志及当归，补心宁神睡大觉。

【证型】肾气不固，心火上扰证。

【指征】遗尿，小便频数，心烦，失眠，心悸，腰困。

【注意】本方对于失眠有较好的疗效；本方亦可用于遗精、神经衰弱、尿痛，效果甚佳。

（三）咳嗽遗尿方

【组成】柴胡 10g，当归 10g，白芍 10g，党参 10g，麦冬 10g，五味子 10g，半夏 10g，青皮 10g，陈皮 10g，黄芩 10g，紫菀 10g。

【方歌】

经验方，柴当芍，

麦味参，半青陈，

各十克，菀黄芩。

【证型】气阴两虚，湿热郁结证。

【指征】咳嗽，遗尿。

【注意】应用本方采用等剂量。本方对女性患者效果甚佳。

结语　治疗遗尿时需要注意的问题：

（1）遗尿是一种难治的疾病，尤其是小儿遗尿治疗效果较差，因为小儿不容易接受中药的服法。笔者提倡治疗小儿遗尿用缩泉丸研细末掺入糖饼中，这一方法取得很好的疗效。

（2）成人遗尿且有遗精的现象，表现为精神恍惚者，桑螵蛸散有一定的疗效。

（3）妇人咳嗽遗尿，用咳嗽遗尿方一般在3剂以上即可取效，6剂以后即可痊愈。

四十六、腰　　痛

腰痛是指内伤外感等原因所致，症见腰部一侧或两侧疼痛为主的疾病。由于腰为肾之府，又是太阳、任、督、冲、带等脉经过的部位，所以肾虚、风寒、湿邪、瘀血等引起的腰痛最为多见，因此治疗上当以补肾、活血、祛风、散寒、除湿论治。笔者根据其临床疾病的特点和方剂应用的指征，多采用肾着汤、逍遥狗脊汤、三痹汤、萆薢苡米三妙汤、身痛逐瘀汤、宣郁通经汤、补阴益气煎、附桂理中六味汤、滋水清肝饮。

（一）肾着汤

【组成】干姜10g，茯苓10g，白术10g，甘草10g。

【方歌】

甘姜苓术汤，腰部冷痛尝。

【证型】寒湿外客证。

【指征】腰部冷痛，沉重，脉沉迟。

【注意】肾着汤又名甘姜苓术汤；若腰困较甚者，加川断15g，桑寄生15g。

（二）逍遥狗脊汤

【组成】柴胡10g，当归10g，白芍10g，茯苓10g，白术10g，甘草6g，干姜4g，薄荷3g，狗脊30g。

【方歌】

逍遥狗脊汤，腰背酸困良。

【证型】肝郁血虚，冲任失养证。

【指征】腰背酸困，脉沉弦。

【注意】若五心烦热加生地15g。

（三）三痹汤

【组成】独活10g，秦艽10g，防风10g，细辛3g，川芎10g，当归10g，生地10g，白芍10g，肉桂10g，茯苓10g，杜仲15g，牛膝15g，党参10g，甘草6g，黄芪15g，川断10g。

【方歌】

独活寄生艽防辛，芎归地芍桂苓均，
杜仲牛膝党参草，冷风顽痹屈能伸，
若去寄生加芪续，汤名三痹古方珍。

【证型】风寒湿痹证。

【指征】突然腰腿疼痛，阴天时加重，脉弦紧。

【注意】本方乃独活寄生汤去桑寄生加黄芪、川断而成，偏于腰部者用本方，偏于腰腿者用独活寄生汤。

（四）萆薢苡米三妙汤

【组成】苍术 10g，黄柏 10g，牛膝 15g，生苡米 20g，萆薢 10g。

【方歌】

　　　　萆薢苡米三妙汤，湿热郁滞腰痛康。

【证型】湿热郁滞证。

【指征】腰部酸痛，有灼热感，活动后减轻，脉濡数。

【注意】本方对脚部肿胀有一定疗效。

（五）身痛逐瘀汤

【组成】桃仁 10g，当归 10g，川芎 10g，五灵脂 10g，秦艽 10g，羌活 10g，地龙 10g，牛膝 15g，红花 10g，没药 10g，甘草 6g，香附 10g，苍术 10g，黄柏 10g。

【方歌】

　　　　身痛逐瘀膝地龙，艽羌归芎草桃红，

　　　　香附没药五灵脂，苍术黄柏量减增。

【证型】瘀血阻滞证。

【指征】腰痛不移，痛如针刺，有外伤史。

【注意】本方用于瘀血腰痛；腰椎增生引起的腰痛亦可应用。

（六）宣郁通经汤

【组成】熟地 20g，川芎 10g，白术 10g，白芍 10g，五味子 10g，肉桂 10g，柴胡 10g，川断 20g。

【方歌】

　　　　宣郁通经汤，熟地芎术尝，

　　　　白芍五味子，肉桂柴断康。

【证型】肝气郁结，冲任失养证。

【指征】腰髋疼痛，下肢疼痛，脉沉弦。

【注意】本方对于经行不畅引起的腰痛效果甚佳。

（七）补阴益气煎

【组成】生地 15g，山药 10g，五味子 10g，茯苓 10g，泽泻 10g，牡丹皮 10g，当归 10g，黄芪 15g，白术 10g，党参 10g，陈皮 10g，甘草 6g，柴胡 6g，升麻 6g。

【方歌】

　　　　补阴益气煎，补中六味添。

【证型】气阴两虚证。

【指征】腰困，腰痛，乏力，脉虚大，尺脉尤甚。

【注意】应用本方可加肉苁蓉 10g。

（八）附桂理中六味汤

【组成】附子 10g，肉桂 10g，党参 10g，白术 10g，干姜 10g，甘草 6g，生地 10g，山药 10g，五味子 10g，茯苓 10g，泽泻 10g，牡丹皮 10g。

【方歌】

附桂理中六味汤，脾肾虚寒当煎尝。

【证型】脾肾虚寒证。

【指征】胃脘冷痛，腰困，腰痛，下肢稍困，脉沉细尺大或弦大紧。

【注意】本方对胃溃疡效果甚佳。

（九）滋水清肝饮

【组成】生地 10g，山药 10g，五味子 10g，茯苓 10g，泽泻 10g，牡丹皮 10g，柴胡 10g，当归 10g，白芍 10g，栀子 10g，炒枣仁 15g。

【方歌】

滋水清肝六味汤，白芍当柴枣栀乡。

【证型】肝肾不足，气郁不畅证。

【指征】腰背酸困，胸胁苦满，肝区胀痛，两目干涩。

【注意】本方可以治疗病毒性肝炎。

结语 治疗腰痛时应注意的问题：

（1）从腰痛发病的季节来看：冬季腰痛者多因风寒湿痹，治以祛风散寒除湿；春季腰痛者多因气郁肾虚，治以补肾理肝；夏季腰痛者多因湿热，治以燥湿养肝清热；秋季腰痛者多因阴液不足，燥热伤阴，治以滋阴清热润燥。

（2）从腰痛发生的时间来看：夜间腰痛者多为瘀血阻滞或肾阳不足，治以活血祛瘀或补肾助阳；白天腰痛夜间好转者多为肾气不足，带脉不固，治以补肾助阳或培补带脉；晨起腰痛者多为寒湿阻滞，肝木失达，治以温寒除湿、疏肝养肝。

（3）从致病邪气来看：遇风腰痛加剧者多为肾虚伏风，治以补肾祛风；遇寒加剧者多为阳虚寒湿，治以补肾温阳化湿；阴天腰痛加重者多为寒湿，治以温阳化湿；暑天腰痛加剧者多为肾虚湿热，治以补肾除湿清热。

四十七、风寒湿性关节痛

风寒湿性关节痛，简称风关痛，是指人体感受风寒湿邪所引起的肌肉、关节疼痛为主要表现的疾病。临床上多称为风湿痛、良性关节炎、慢性腰腿痛。本病临床以疼痛为主，受累关节局部无红、肿、热、痛的炎症表现。实验室检查：血沉（ESR）除少数稍快外，大多数正常；抗链球菌溶血素 O（ASO）、类风湿因子（RF）均为阴性。说明风关痛与风湿性关节炎、类风湿关节炎有所不同，其关节多因疼痛而受限。治愈后关节功能恢复正常，不留畸形。其特点是遇寒冷或天气变化病情加重，也是风湿四病的第一种。本病属于中医学的"痹证"范畴。笔者根据其临床疾病的特点和方剂应用的指征，多采用上中下痛风汤、大秦艽汤、白虎桂枝汤、白术附子汤、新加汤、九味羌活汤、蠲痹汤、当归四逆汤、葛根汤。

（一）上中下痛风汤

【组成】黄柏10g，苍术10g，天南星10g，桂枝10g，防己10g，威灵仙10g，桃仁10g，红花10g，龙胆草10g，羌活10g，白芷10g，川芎10g，神曲10g。

【方歌】

苍术黄柏天南星，桂枝防己及威灵，

桃仁红花龙胆草，川芎羌芷神曲停。

【证型】痰湿阻络，外受风邪证。

【指征】全身关节疼痛，咽痛，脉弦滑。

【注意】本方可用于语言謇涩，或中风。

（二）大秦艽汤

【组成】秦艽10g，羌活10g，独活10g，防风10g，川芎10g，白芷10g，细辛3g，黄芩10g，生地10g，熟地10g，生石膏15g，当归10g，白芍10g，茯苓10g，白术10g，甘草6g。

【方歌】

大秦艽汤羌独防，芎芷辛芩二地黄，

石膏归芍苓术草，养血祛风通治方。

【证型】湿热不化，外受风邪证。

【指征】上半身疼痛，肩背疼痛。

【注意】生石膏对于关节疼痛具有较好的作用。

（三）白虎桂枝汤

【组成】生石膏15g，知母10g，甘草6g，粳米10g，桂枝10g。

【方歌】

白虎汤清气分热，石膏知母草粳入，

增入桂枝治热痹，红肿热痛此方宜。

【证型】风湿热痹证。

【指征】下肢关节疼痛。

【注意】本方可用于结节性红斑。应用本方以身热，不恶寒为要点。

（四）白术附子汤

【组成】白术10g，附子10g，甘草10g，生姜3片，大枣7枚。

【方歌】

白术附子汤，姜甘大枣裹。

【证型】脾虚湿盛，寒湿不化证。

【指征】手指关节疼痛，四肢厥冷，大便秘结。

【注意】应用本方见大便秘结者，不可妄用泻下药。

（五）新加汤

【组成】桂枝 10g，白芍 12g，生姜 4 片，人参 10g，甘草 6g，大枣 12 枚。

【方歌】

> 仲景新加汤，桂枝加参藏。

【证型】营血亏虚证。

【指征】发汗后，身疼痛，关节疼痛加重，脉沉缓。

【注意】用祛风除湿药疼痛加重者，用本方效果其佳。

（六）九味羌活汤

【组成】羌活 10g，防风 10g，细辛 3g，苍术 10g，白芷 10g，川芎 10g，黄芩 10g，生地 10g，甘草 6g。

【方歌】

> 九味羌活用防风，细辛苍芷与川芎，
> 黄芩生地加甘草，三阳解表益姜葱，
> 阴虚气虚人禁用，加减临时再变通。

【证型】风寒外客，郁久化热证。

【指征】全身疼痛有感冒症状，脉浮紧。

【注意】应用本方，多是外感所致的疾病，效果其佳。

（七）蠲痹汤

【组成】羌活 10g，防风 10g，当归 10g，白芍 10g，黄芪 15g，片姜黄 10g，甘草 6g。

【方歌】

> 蠲痹汤医风气痹，羌防归芍共黄芪，
> 姜黄甘草同煎服，体痛筋挛手足痹。

【证型】气血不足，外受风邪证。

【指征】肩周炎，上肢抬举困难。

【注意】若寒象明显加桂枝 10g。

（八）当归四逆汤

【组成】当归 10g，桂枝 10g，木通 10g，甘草 6g，细辛 3g，白芍 10g，大枣 5 枚。

【方歌】

> 当归四逆桂木草，细辛芍药加大枣，
> 养血通脉又和营，温经散寒又达表。

【证型】阳虚寒盛，经脉闭阻证。

【指征】四肢逆冷，手指关节疼痛。

【注意】本方可用于下肢静脉炎，静脉曲张。

（九）葛根汤

【组成】桂枝 10g，白芍 10g，甘草 6g，生姜 3 片，大枣 7 枚，葛根 15g，麻黄 10g。

【方歌】

> 葛根汤内麻黄裹，二味加入桂枝汤。

【证型】营卫不和，外受风邪证。

【指征】急性发病，项背疼痛，脉浮紧。

【注意】脉浮缓者改用栝蒌桂枝汤（桂枝 10g，白芍 10g，甘草 6g，生姜 4 片，大枣 7 枚，天花粉 15g）。

结语　治疗风寒湿性关节痛时需要注意的问题：

（1）风寒湿性关节痛是临床常见的病证，正气不足为发病的主要因素，而感受外邪、风、寒、湿、热为引起本病的外因，其中尤以风、寒、湿三者杂至而致病者为多。其病机为经络阻滞，气血运行不畅，不通则痛。

（2）风寒湿性关节痛的基本治疗原则是祛风、散寒、除湿、清热、疏经、通络。一般风气偏重者，加白芷；湿气偏重者，加苍术；热气偏重者，加黄连；寒气偏重者，加独活、肉桂；上肢疼痛为主者加桂枝、威灵仙；下肢疼痛为主者加牛膝、防己。

（3）一般病程短，以头部疼痛为甚者用九味羌活汤；项背疼痛为主者，用葛根汤；肩关节疼痛为主者，用蠲痹汤；上肢疼痛为主者，用白术附子汤；上半身疼痛为主者，用大秦艽汤；下肢疼痛为主者，用白虎桂枝汤；手指疼痛者，用当归四逆汤；全身疼痛者，用上中下痛风汤；用祛风除湿药反身疼痛者，用新加汤。

四十八、风湿性关节炎

风湿性关节炎，简称风关炎，是一种与溶血性链球菌感染有关的变态反应性疾病，属于全身性结缔组织炎症。本病急性期可出现持续性高热，多在 38～40℃，轻则在 37.5～38.5℃。其特点是以侵犯四肢大关节为主，在关节局部出现红、肿、热、痛，或仅肿痛。经治疗，炎症消退后，关节功能恢复正常，不留畸形。实验室检查：活动期血沉（ESR）一般多增快，非活动期多正常。ASO 阳性，有的白细胞增多。如 ASO 阴性者，但有环形红斑，或结节性红斑，即可诊断为风关炎，X 线检查无骨质改变。本病属于常见病，多发病。由于风湿活动反复发作，除引起关节肿痛外，严重的侵犯心脏，常并发风湿性心肌炎，或心脏瓣膜损害而形成风湿性心脏病。因此积极认真地防治风关炎有着重要的意义。但需要指出的是：临床上（特别是一些基层工作单位）对本病缺乏系统认识，有混淆不清的现象，常常把风关痛也诊为风关炎，甚至也用皮质激素治疗，给患者带来不必要的痛苦。本病属于中医学中"痹证"、"热痹"的范畴。笔者根据其临床疾病的特点和方剂应用的指征，多采用独活寄生汤、宣痹汤、芪脉三妙汤、木防己汤、桂枝附子汤、身痛逐瘀汤、千年追风汤、升阳益胃汤治疗。

（一）独活寄生汤

【组成】独活 10g，桑寄生 15g，秦艽 10g，防风 10g，细辛 3g，川芎 10g，当归 10g，生地 10g，白芍 10g，桂枝 10g，茯苓 10g，杜仲 10g，牛膝 15g，党参 10g，甘草 6g。

【方歌】

> 独活寄生艽防辛，芎归地芍桂苓均，
> 杜仲牛膝党参草，冷风顽痹屈能伸。

【证型】风寒湿邪留滞经络证。

【指征】全身关节疼痛，游走不定，关节屈伸不利，脉浮或浮紧。

【注意】本方治疗类风湿关节炎无效。

（二）宣痹汤

【组成】防己 15g，杏仁 10g，生苡米 20g，滑石 15g，连翘 10g，半夏 10g，栀子 10g，赤小豆 30g，晚蚕沙 15g。

【方歌】

> 宣痹防己杏苡仁，滑石翘半栀子民，
> 赤小豆加晚蚕沙，湿热痹证肢节痛。

【证型】风湿热痹证。

【指征】关节红肿热痛，身热口渴，舌苔黄，脉滑数。

【注意】宣痹汤有两个，一为治疗咽炎之方；本方为《温病条辨》中焦篇治疗湿热痹证之方。

（三）芪脉三妙汤

【组成】黄芪 15g，当归 10g，党参 10g，麦冬 10g，五味子 10g，苍术 10g，黄柏 10g，牛膝 15g。

【方歌】

> 芪脉三妙汤，当归入此方。

【证型】气阴两虚，湿热郁结证。

【指征】关节疼痛，五心烦热，自汗，盗汗，心悸。

【注意】上肢关节疼痛明显者，加桑枝 30g；本方可用于风湿性心脏病。

（四）木防己汤

【组成】防己 15g，党参 10g，桂枝 10g，生石膏 15g。

【方歌】

> 木防己汤生石膏，桂枝党参此方要。

【证型】湿热痹阻证。

【指征】下肢关节疼痛，或踝关节肿痛、浮肿。

【注意】本方加半夏、杏仁治疗老年性支气管炎效果甚佳。本方合白虎汤治疗手指关节疼痛。

（五）桂枝附子汤

【组成】桂枝 10g，附子 10g，甘草 6g，生姜 4 片，大枣 7 枚。

【方歌】

> 桂枝附子汤，桂枝去芍药。

【证型】阳虚寒凝证。

【指征】手指关节疼痛，手足逆冷。

【注意】桂枝汤中去芍药，以防酸敛寒邪不出，加附子温通十二经络。附子有毒，故要久煎 50 分钟以上。

（六）身痛逐瘀汤

【组成】牛膝 15g，地龙 10g，秦艽 10g，羌活 10g，当归 10g，川芎 10g，甘草 6g，桃仁 10g，红花 10g，香附 10g，没药 10g，五灵脂 10g，苍术 10g，黄柏 10g。

【方歌】

> 身痛逐瘀膝地龙，艽羌归芎草桃红，
> 香附没药五灵脂，苍术黄柏量减增。

【证型】瘀血阻滞证。

【指征】全身关节疼痛，夜间加重，舌质暗，有瘀斑。

【注意】根据久病入络一说，本方多用于病程较长的关节疼痛。

（七）千年追风汤

【组成】千年健 6g，追地风 6g，老鹳草 6g，透骨草 6g，佛手 6g，木瓜 6g，桂枝 6g，川牛膝 6g，白果叶 12 片。

【方歌】

> 千年追风老鹳草，佛手木瓜透骨草，
> 桂枝牛膝白果叶，风寒入络等量方。

【证型】风寒入络证。

【指征】全身关节疼痛，畏寒，麻木。

【注意】本方可将上药切成小块，白酒两斤，泡十天备用，每天 2 次，每次 1 盅。

（八）升阳益胃汤

【组成】黄芪 15g，白术 10g，党参 10g，黄连 4g，半夏 10g，甘草 6g，陈皮 10g，茯苓 10g，泽泻 10g，防风 6g，羌活 6g，独活 6g，柴胡 10g，白芍 10g，生姜 2 片，大枣 3 枚。

【方歌】

> 升阳益胃芪术参，黄连半夏草陈茯，
> 泽泻防风羌独活，柴胡白芍枣姜生。

【证型】肝郁脾虚，风湿外客证。

【指征】全身关节肌肉疼痛，胸满心烦，胃脘疼痛，乏力，脉弦滑。

【注意】应用本方一要有脾虚的证候，二要有肝气郁结的证候，三要有风湿的证候，效果甚佳。

结语 治疗风湿性关节炎时需要注意的问题：

（1）本病是风、寒、湿三邪气杂至为病，初起以邪实为主，病久往往出现气血虚衰，寒郁化热，因此要注意虚证的表现。

（2）本病以祛风、散寒、除湿为主要治法。有痰湿者，宜用南星、白芥子；寒盛者，宜用桂枝、附子；湿热者，宜用苍术、黄柏。

（3）若关节疼痛较甚或红肿热痛者可用川乌 10g，草乌 10g，桂枝 10g，桃仁 10g，红花 10g，丹参 20g，忍冬藤 30g，生石膏 20g，煎汤外洗。

四十九、类风湿关节炎

类风湿关节炎（RA），简称类关炎，是一种以关节病变为主的全身性疾病。主要表现为关节滑膜，其次浆膜、心、肺、皮肤、眼等结缔组织广泛的炎症，以关节症状为主，表现为晨僵、疼痛、肿胀、活动障碍、关节畸形等。实验室检查：RF 阳性，ESR 多增快，X 线检查具有典型的类风湿关节炎 X 线所见，或 C 反应蛋白阳性。本病对人体健康危害很大，目前在国内外仍属原因不明的难治之症。本病属于中医学"痹证"范畴，《金匮要略》称为历节病。后世医家将本病称为尪痹、顽痹、鹤膝风。笔者根据其临床疾病的特点和方剂应用的指征，多采用四逆香佛二花汤、类风灵验方、桂枝芍药知母汤、类风经验方。

（一）四逆香佛二花汤

【组成】柴胡 10g，枳壳 10g，白芍 10g，甘草 6g，香橼 10g，佛手 10g，玫瑰花 10g，代代花 10g，黄芩 6g，丝瓜络 10g。

【方歌】

四逆香佛二花汤，不忘芩丝在此方。

【证型】痰气郁结证。

【指征】手足憋胀，手关节肿大，脉沉滑。

【注意】本方应用时应注意煎药方法，先开水泡半小时，然后煎 5～10 分钟。本方亦可用于阳痿、浮肿、胸痛者，有很好的疗效。

（二）类风灵验方

【组成】黄芪 15g，当归 10g，党参 10g，麦冬 10g，五味子 10g，苍术 10g，黄柏 10g，牛膝 15g，石斛 15g，地龙 10g，晚蚕沙 6g，生薏米 15g。

【方歌】

类风灵验斛地龙，芪脉三妙晚薏仁。

【证型】气阴两虚，湿热阻滞证。

【指征】关节肿大，手指关节变形，乏力，身重。

【注意】应用本方忌辛辣。

（三）桂枝芍药知母汤

【组成】桂枝 10g，白芍 10g，知母 10g，甘草 6g，麻黄 6g，生姜 3 片，白术 10g，附子 6g，防风 10g。

【方歌】

桂枝芍药知母汤，甘术麻黄姜附防。

【证型】寒湿化热证。

【指征】大小关节肿胀疼痛，关节变形，消瘦，恶心，畏寒。

【注意】治疗阳气虚而关节又红肿疼痛者，效果较佳。

（四）类风经验方

【组成】淫羊藿 20g，巴戟天 20g，肉苁蓉 30g，石斛 10g，片姜黄 10g，海桐皮 10g，秦艽 10g，防己 15g，黄芪 15g，当归 6g。

【方歌】

> 类风经验有妙方，淫羊巴戟片姜黄，
> 石斛苁蓉海桐皮，秦艽防己与归芪。

【证型】气血阴阳亏虚证。

【指征】关节肿大变形，腰背酸困，乏力。

【注意】应用本方可加黄连 6g，黑豆 250g。

结语 治疗类风湿关节炎时需要注意的问题：

（1）类风湿关节炎的治疗原则是抓住早期治疗，中期控制发展，改善晚期症状。

（2）本病是以气虚、阴虚、阳虚、血虚等为主的疾病，因此补益是本病的主要治法。

（3）类风湿关节炎是复发率、致残率很高的疾病，故应该改变过去单纯采用药物和手术的方法，尤其对中晚期患者，应临床治疗和功能康复同时进行，使患者早日康复，回归家庭和社会。

五十、强直性脊柱炎

强直性脊柱炎（AS），简称强脊炎，是病因不明的一种常见疾病，一般先侵犯骶髂关节，其后由于病变发展逐渐累及腰椎、颈椎，出现小关节间隙模糊，融合消失及椎体骨质疏松、破坏，韧带骨化，终致脊柱强直或驼背，甚至丧失劳动力。本病以脊柱强硬及姿势改变，两骶髂关节、腰背部反复疼痛为主要表现。实验室检查：ESR 多增快，RF 多阴性，HLA-B27 多强阳性，X 线检查具有强直性脊柱炎和骶髂关节典型改变。本病属中医学"痹证"的范畴。《黄帝内经》有"骨痹"、"肾痹"的记载，说明强脊炎与肾有密切的关系。因此治疗本病多用补肾之法。笔者根据其临床疾病的特点和方剂应用的指征，多采用逍遥狗脊汤、肾着汤、金匮肾气丸、附子汤、芪脉石膏汤、补阴益气煎、附桂理中六味汤、强直经验方。

（一）逍遥狗脊汤

【组成】柴胡 10g，当归 10g，白芍 10g，茯苓 10g，白术 10g，甘草 6g，生姜 3 片，薄荷 3g，狗脊 30g。

【方歌】

> 逍遥狗脊汤，腰背酸困良。

【证型】肝郁血虚，冲任失养证。

【指征】腰骶关节疼痛，腰背酸困，脉沉弦。

【注意】若阴虚明显者，加生地 10g，名曰黑逍遥狗脊汤。

（二）肾着汤

【组成】茯苓 10g，白术 10g，干姜 10g，甘草 10g。

【方歌】

> 甘姜苓术汤，腰部冷痛尝。

【证型】寒湿外客证。

【指征】腰部冷痛，沉重，脉沉迟。

【注意】本方与逍遥狗脊汤交替服用，对强脊炎有很好的疗效。肾着汤又名甘姜苓术汤。

（三）金匮肾气丸

【组成】生地 10g，山药 10g，山萸肉 10g，茯苓 10g，泽泻 10g，牡丹皮 10g，附子 6g，肉桂 6g。

【方歌】

> 金匮肾气丸，地八山山四，
> 丹茯泽泻三，肉桂附子一。

【证型】肾阳亏虚证。

【指征】腰困，腰痛，下肢浮肿，脉虚大。

【注意】本方可用于消渴，哮喘。临证改山萸肉为五味子。

（四）附子汤

【组成】附子 10g，茯苓 10g，白术 10g，白芍 10g，党参 10g。

【方歌】

> 附子汤温肾壮阳，茯苓术芍附党参，
> 阳虚寒湿内入侵，祛寒除湿功效彰。

【证型】肾阳不足，寒湿阻络证。

【指征】腰痛，下肢关节冷痛，脉弦大紧。

【注意】本方是真武汤去生姜加党参而成，应用于腰部冷痛者效果较佳。

（五）芪脉石膏汤

【组成】黄芪 15g，当归 10g，党参 10g，麦冬 10g，五味子 10g，生地 15g，苍术 10g，茯苓 10g，泽泻 10g，牡丹皮 10g，生石膏 15g，桂枝 10g，防己 15g。

【方歌】

> 芪脉石膏汤，生脉六味帮，
> 去掉药山萸，苍归桂防己。

【证型】气阴俱虚，湿热郁结。

【指征】腰困痛，关节痛，五心烦热。

【注意】本方可用于肾炎，具有降蛋白尿之功效。

（六）补阴益气煎

【组成】生地 15g，山药 10g，五味子 10g，茯苓 10g，泽泻 10g，牡丹皮 10g，黄芪 15g，白术 10g，陈皮 10g，升麻 6g，柴胡 6g，党参 10g，甘草 6g，当归 10g。

【方歌】

补阴益气煎，补中六味添。

【证型】气阴两虚证。

【指征】腰困，腰痛，疲乏无力，脉虚大，尺脉尤甚。

【注意】本方对顽固性失眠有特效。

（七）附桂理中六味汤

【组成】附子 10g，肉桂 10g，党参 10g，白术 10g，干姜 10g，甘草 6g，生地 10g，山药 10g，五味子 10g，茯苓 10g，泽泻 10g，牡丹皮 10g。

【方歌】

附桂理中六味汤，脾肾虚寒当煎尝。

【证型】脾肾虚寒证。

【指征】胃脘冷痛，腰困痛，脉弦紧。

【注意】大便秘结者，加肉苁蓉 15g；大便稀溏者，加骨碎补 10g，补骨脂 10g。

（八）强直经验方

【组成】淫羊藿 20g，巴戟天 20g，肉苁蓉 30g，狗脊 30g，熟地 10g，山药 15g，山萸肉 10g，茯苓 10g，枸杞子 10g，川牛膝 15g。

【方歌】

强直经验淫羊藿，巴戟苁蓉狗脊入，
熟地山药又山萸，茯苓杞子川牛膝。

【证型】阴阳两虚证。

【指征】腰困，腰痛，驼背，脉沉细。

【注意】本方亦可用于类风湿关节炎。

结语 治疗强脊炎时需要注意的问题：

（1）强脊炎是一种使人丧失劳动力，危害人体健康的疾病。

（2）强脊炎的治疗原则与类风湿关节炎一样，"抓住早期治疗，控制中期发展，改善晚期症状"。

（3）治本病应采取综合疗法，强调康复疗法，避免做弯腰工作，以防驼背畸形，尽量保持四肢关节、脊柱的生理姿势，尤其俯卧位时对预防驼背和髋关节、膝关节屈曲、畸形是很有益的简单康复法。

<h1 style="text-align:center">五十一、痿　　证</h1>

痿证是指肺热津伤，湿热浸淫，脾肾亏虚等所致，症见肢体筋脉迟缓，软弱无力，日久

不能随意运动，以及肌肉萎缩等为主的疾病。本病的急性阶段多为肺热津伤、湿热浸淫所致；病程较久者多为脾肾亏虚，所以治疗时急性多宜清热益津，燥湿清热；病久多宜培补脾肾。笔者根据其临床疾病的特点和方剂应用的指征，多采用理筋汤、曲直汤、振痿汤、杏仁薏苡汤、宣痹汤。

（一）理筋汤

【组成】白芍 30g，甘草 15g，乌梅 15g，木瓜 15g，五加皮 10g，海桐皮 10g，晚蚕沙 10g。

【方歌】

理筋海桐梅木瓜，芍草五加晚蚕沙。

【证型】肝阴亏损，湿热伤津证。

【指征】膝肘关节筋脉拘急，屈而难伸，脉弦滑。

【注意】本方对强直性脊柱炎也有一定疗效。

（二）曲直汤

【组成】山萸肉 20g，知母 10g，生乳香 10g，生没药 10g，当归 10g，丹参 15g，川断 10g，黄芪 15g。

【方歌】

曲直山萸归知母，丹参芪断生乳没。

【证型】肝阴不足，瘀血阻滞证。

【指征】筋脉拘挛，挛缩不能屈伸。

【注意】本方可用于脑血管意外后遗症；脉弱，怕冷去知母；背痛而热加赤芍 10g。

（三）振痿汤

【组成】杏仁 10g，半夏 10g，桂枝 6g，生薏米 15g，桑枝 15g，五加皮 15g，木瓜 10g。

【方歌】

振痿半杏桂木瓜，五加桑枝薏米加。

【证型】寒湿伤筋证。

【指征】肌肉萎缩，屈伸活动不利，脉弦细缓。

【注意】本方可用于进行性肌营养不良症，或进行性多发性格林-巴利综合征。

（四）杏仁薏苡汤

【组成】杏仁 10g，薏苡仁 15g，桂枝 2g，生姜 2 片，厚朴 3g，半夏 5g，防己 15g，白蒺藜 6g。

【方歌】

杏仁薏苡木防己，桂姜半朴白蒺藜。

【证型】暑湿伤筋证。

【指征】肢体萎软，缓纵不收，脉弦紧。

【注意】本方可用于运动神经元病或进行性肌营养不良。

（五）宣痹汤

【组成】防己 15g，杏仁 10g，薏苡仁 20g，滑石 15g，半夏 10g，栀子 10g，赤小豆 30g，晚蚕沙 15g，连翘 10g。

【方歌】

宣痹防己杏苡仁，滑石翘半栀子民，

赤小豆加晚蚕沙，湿热痹证肢节痛。

【证型】风湿热痹证。

【指征】关节红肿热痛，身热，口渴，舌苔黄，脉弦滑数。

【注意】疼痛较甚者，加片姜黄 10g，海桐皮 10g。本方也可用于风湿性关节炎、类风湿关节炎。

结语 治疗痿证时需要注意的问题：

（1）痿证多属五脏内伤，以虚证居多，《黄帝内经》云："湿热不攘，弛长为痿。"故脾胃虚弱，湿邪尤为多见。

（2）注意痿证与痹证相鉴别：痿证肢体关节一般不痛，痹证均有疼痛。

（3）关于痿证的治疗，《素问·痿论》有"治痿独取阳明"之说，所谓独取阳明指补益后天为治则，所以临床治疗时不论选方用药，针灸取穴都重视调理脾胃这一原则，但又不要被"治痿独取阳明"所拘执，而不敢采用清热除湿、清热解郁等法。

（4）本病起病急，由外感化热，热灼营阴，所以治疗时不可妄用苦寒、燥湿、辛温之品。

（5）痿证治疗，除内服药外，还可配合针灸、推拿、气功综合治疗，适当加强肢体活动对痿证的恢复甚为重要。

五十二、内 伤 发 热

内伤发热是指以内伤为病因，气血阴津亏损，脏腑功能失调为基本病机所致的发热。本病大多表现为长期低热不退，但偶有发热较高的，或单纯表现为五心烦热，在治疗上由于本病多数是肝经郁热、瘀血阻滞、中气不足、血虚、阴津亏损等所致，所以治疗时多以补益、活血、疏肝为法。笔者根据其临床疾病的特点和方剂应用的指征，多采用丹栀逍遥散、补中益气汤、滋水清肝饮、血府逐瘀汤、清暑益气汤、三石汤、高烧灵验方。

（一）丹栀逍遥散

【组成】牡丹皮 10g，栀子 10g，柴胡 10g，当归 10g，白芍 10g，茯苓 10g，白术 10g，甘草 6g，生姜 3 片，薄荷 3g。

【方歌】

逍遥散用当归芍，柴苓术草加姜薄，

散郁除蒸功最奇，调经加入丹栀蓍。

【证型】肝郁血虚，郁而化火证。

【指征】身热阵阵发作，胸胁胀闷，心烦，脉弦细数。

【注意】本方加生地名黑丹栀逍遥散。

（二）补中益气汤

【组成】黄芪 15g，白术 10g，陈皮 10g，升麻 6g，柴胡 6g，党参 10g，甘草 6g，当归 10g。

【方歌】

补中益气芪术陈，升柴参草当归身。

【证型】气虚下陷证。

【指征】发热，疲乏无力，上午重，下午轻。

【注意】应用本方升麻、柴胡剂量不宜过大。

（三）滋水清肝饮

【组成】山药 10g，生地 15g，五味子 10g，茯苓 10g，泽泻 10g，牡丹皮 10g，柴胡 10g，白芍 10g，当归 10g，炒枣仁 15g，栀子 10g。

【方歌】

滋水清肝六味汤，白芍当柴枣栀乡。

【证型】肝肾俱虚，虚火上炎证。

【指征】发热，下午夜间为甚，腰背酸困，脉大尺脉尤甚。

【注意】应用本方加干姜 1g，以阳中求阴。

（四）血府逐瘀汤

【组成】当归 10g，生地 10g，桃仁 10g，红花 10g，赤芍 10g，枳壳 10g，甘草 6g，柴胡 10g，牛膝 15g，川芎 10g，桔梗 10g。

【方歌】

血府当归生地桃，红花甘草壳赤芍，
柴胡川芎桔牛膝，宽胸理气活血瘀。

【证型】瘀血阻滞证。

【指征】夜间发热，口干不欲饮，舌质紫暗，有瘀斑，脉涩。

【注意】热甚较重加白薇 10g，牡丹皮 10g，清热凉血。

（五）清暑益气汤

【组成】党参 10g，甘草 6g，黄芪 15g，当归 10g，麦冬 10g，五味子 10g，青皮 10g，陈皮 10g，神曲 10g，黄柏 10g，葛根 15g，苍术 10g，白术 10g，升麻 12g，泽泻 10g。

【方歌】

清暑益气参草芪，当归麦味青陈皮，
曲柏葛根苍白术，升麻泽泻姜枣随。

【证型】气阴俱虚，湿热郁结证。

【指征】暑季发热，持续不退，疲乏无力，汗多，脉虚大。

【注意】应用本方每日 3 次服药，2 日 3 剂；发热重加蝉衣 10g。

（六）三石汤

【组成】寒水石 15g，生石膏 15g，滑石 18g，金银花 10g，竹茹 10g，杏仁 10g，通草 10g。

【方歌】

三石汤用寒滑膏，银花竹茹杏通草，

三焦暑温邪在气，身热汗出不解考。

【证型】暑热弥漫三焦证。

【指征】高热不退。

【注意】本方可用于肺癌发热不退证。

（七）高烧灵验方

【组成】柴胡 20g，黄芩 10g，瓜蒌 60g。

【方歌】

高烧灵验方，柴芩瓜蒌藏。

【证型】邪入膜原，痰热阻滞证。

【指征】高热不退，脉滑或沉弦滑。

【注意】应用本方不可妄加它药。本方不宜久服，退热即止。

结语　治疗内伤发热需要注意的问题：

（1）治疗内火方法有四：①达：即木郁达之，如逍遥散之类；②滋：即所谓壮水之主以制阳光，如滋水清肝饮；③温：即劳者温之，如补中益气汤，甘温除大热法；④引：以辛热药于壮水药中，导之下行，即所谓导龙入海，引火归原，如滋水清肝饮加干姜 1g 法。

（2）内伤发热与外感发热相鉴别：内伤者病程较长；外感者则病程较短。

（3）内伤发热忌用辛散苦寒之品。

（4）本病除药物治疗外，还要注意调摄精神，精神要愉快，饮食要适宜，有利于内伤发热的治疗及预防。

五十三、虚　　劳

虚劳又称虚损，指多种原因所致的脏腑亏损，气血阴阳不足为主要病机的多种慢性衰弱病证的总称。由于病变的病位不同，所以又有五劳（肺劳、肝劳、心劳、脾劳、肾劳）、六极（气极、血极、筋极、骨极、肌极、精极）之说。由于本病是以虚为主，所以补益是本病的主要方法，不过因为虚有阴阳、气血、脏腑的不同，和虚实互见的区别，所以治疗时还有益气、养血、滋阴、温阳、补脾、补肺、补心、补肝、补肾，以及补虚泻实的区别。笔者根据其临床疾病的特点和方剂应用的指征，多采用归芪建中汤、资生丸、十四味建中汤、益胃汤、归脾汤、三甲复脉汤、滋水清肝饮、左归饮。

（一）归芪建中汤

【组成】黄芪 15g，当归 10g，桂枝 10g，白芍 20g，甘草 10g，生姜 3 片，大枣 7 枚，生地 10g，阿胶^(烊化)10g，红糖 30g。

【方歌】

归芪建中桂枝汤，阿胶生地加红糖。

【证型】气血俱虚，脾胃虚寒证。

【指征】消瘦，乏力，胃脘疼痛，夏季手足心热，冬季反手足逆冷。

【注意】白芍的用量是桂枝的两倍，阿胶烊化服。

（二）资生丸

【组成】党参 10g，白术 10g，茯苓 10g，扁豆 10g，山药 10g，陈皮 10g，甘草 6g，莲子 10g，砂仁 10g，薏苡仁 15g，藿香 10g，黄连 4g，芡实 10g，山楂 15g，泽泻 10g，麦芽 15g，蔻仁 10g，桔梗 10g，大枣 5 枚。

【方歌】

资生参苓加藿香，麦连芡楂泻蔻仁。

【证型】脾胃虚弱，湿热郁滞证。

【指征】倦怠，乏力，久泻，其他无所苦。

【注意】本方可用于直肠癌的腹泻，亦可益气安胎。

（三）十四味建中汤

【组成】当归 10g，川芎 10g，白芍 10g，生地 10g，党参 10g，白术 10g，茯苓 10g，甘草 6g，黄芪 15g，肉桂 10g，附子 10g，麦冬 10g，半夏 10g，肉苁蓉 10g。

【方歌】

十全大补加附子，麦夏苁蓉仔细哦。

【证型】气血俱虚，寒湿不化证。

【指征】胃脘疼痛，腹部悸动，消瘦，乏力。

【注意】半夏与附子乃十八反，故本方煎药需 60 分钟以上。

（四）益胃汤

【组成】玉竹 10g，冰糖 10g，生地 10g，沙参 12g，麦冬 10g。

【方歌】

益胃玉竹冰糖增，沙参麦冬生地供。

【证型】胃阴亏虚证。

【指征】口唇干燥，饥不欲食，干呕呃逆，舌红少苔，脉细数。

【注意】口唇干燥者加石斛 10g，天花粉 12g。

（五）归脾汤

【组成】黄芪 15g，白术 10g，党参 10g，当归 10g，甘草 6g，茯神 10g，远志 10g，炒枣仁 10g，木香 3g，龙眼肉 10g，生姜 3 片，大枣 5 枚。

【方歌】

归脾汤用参术芪，归草茯神远志随，
酸枣木香龙眼肉，煎加姜枣益心脾。

【证型】心脾不足，气血俱虚证。

【指征】少气，懒言，消瘦，乏力，面色无华，有出血点。

【注意】病情较重者可加鹿角胶^(烊化)10g，阿胶^(烊化)10g。

（六）三甲复脉汤

【组成】牡蛎30g，鳖甲30g，龟甲10g，炙甘草10g，生地10g，白芍10g，麦冬10g，麻仁10g，阿胶^(烊化)10g。

【方歌】

　　　　　三甲复脉牡龟甲，炙甘地芍胶麦麻。

【证型】阴液亏虚，心脉不足证。

【指征】面色萎黄，自汗，盗汗，心悸，气短，身热。

【注意】本方可用于震颤麻痹、风湿性心脏病。

（七）滋水清肝饮

【组成】生地15g，山药10g，五味子10g，茯苓10g，泽泻10g，牡丹皮10g，柴胡10g，当归10g，白芍10g，栀子10g，炒枣仁15g。

【方歌】

　　　　　滋水清肝六味汤，白芍当柴枣栀乡。

【证型】肝肾不足，气郁不畅证。

【指征】腰背酸困，胸胁苦满，肝区胀痛，两目干涩。

【注意】本方可以治疗病毒性肝炎。

（八）左归饮

【组成】山萸肉10g，熟地10g，山药10g，茯苓10g，肉苁蓉10g，枸杞子10g，甘草6g。

【方歌】

　　　　　左归萸地药苓苁，杞草齐成壮水功。

【证型】肾阴亏乏，髓海不足证。

【指征】头晕耳鸣，腰膝酸软，脉沉细。

【注意】本方对于脑震荡后遗症有很好的疗效。

结语　治疗虚劳时需要注意的问题：

（1）虚劳证候虽多，但总离不开五脏，在五脏之中又离不开气血、阴阳，因此对虚劳的辨证，应以气血、阴阳为纲，以五脏虚候为目。

（2）若气血阴阳诸虚，补阴有碍于阳，补阳有碍于阴，补气有碍于血，补血有碍于气。此时应当从脾胃着手，脾胃为气血生化之源，脾胃功能恢复，则气血阴阳得以补偿，故本病可选用归芪建中汤、资生丸、十四味建中汤、归脾汤、益胃汤。

（3）虚劳的治疗应从多方面着手，除药物外，还应配合适当的体育锻炼，如太极拳，并且注意生活起居，饮食调摄，保持乐观情绪，以提高疗效，促进康复。

第二章 男科疾病

一、遗 精

遗精是指不因性交而精液自行泄出的病证。本病多因肾虚精关不固，或阴虚火旺，肝火亢盛，湿热下注，扰动精室而引起，睡中有梦而遗者称梦遗，睡中无梦而遗甚至清醒精液滑出者称滑精，均为遗精的两种不同表现形式，治以调肝益肾，交通心肾为主，但必须指出成年未婚男子或婚后夫妻分居者 1 个月梦遗 1～2 次为精满自遗的生理现象，不需治疗。遗精患者不必紧张，若遗精频繁，甚或见于非睡眠时则属病理现象，需要及时治疗。笔者根据其临床疾病的特点和方剂应用的指征多采用加味三才封髓丹、金锁固精丸、桑螵蛸散、柴胡加龙骨牡蛎汤、萆薢分清饮、芡实金樱丸、桂枝加龙骨牡蛎汤。

（一）加味三才封髓丹

【组成】人参 10g，天冬 15g，熟地 15g，黄柏 10g，砂仁 10g，甘草 10g，肉桂 1g。

【方歌】

> 加味三才天地人，黄柏草桂与砂仁。

【证型】心肾不交，相火妄动证。

【指征】遗精，多梦，健忘，脉弦大、尺脉尤甚。

【注意】三才封髓丹是三才汤（天冬、熟地、人参）与封髓丹（黄柏、砂仁、甘草）合用方，临证应用时可加肉桂 1g 引火归原。

（二）金锁固精丸

【组成】芡实 15g，莲子须 15g，龙骨 15g，牡蛎 15g，沙苑蒺藜 15g。

【方歌】

> 金锁固精丸，龙牡芡蒺莲。

【证型】肾阴不足，肾精不固证。

【指征】遗精，滑泄，腰痛，耳鸣，脉沉细。

【注意】服用本方宜空腹盐汤送下。

（三）桑螵蛸散

【组成】桑螵蛸 15g，党参 10g，茯苓 10g，龙骨 10g，龟甲 15g，石菖蒲 10g，远志 10g，当归 10g。

【方歌】

> 桑螵蛸、桑螵蛸，参茯龙骨与龟壳，

菖蒲远志及当归，补心宁神睡大觉。

【证型】肾气不固，心火上扰证。

【指征】遗精，滑泄，心烦，失眠，小便频数。

【注意】本方对失眠，遗尿有很好疗效。

（四）柴胡加龙骨牡蛎汤

【组成】柴胡 10g，半夏 10g，黄芩 10g，党参 10g，甘草 6g，生姜 3 片，大枣 5 枚，桂枝 10g，茯苓 15g，熟大黄 3g，龙骨 15g，牡蛎 15g。

【方歌】

柴胡龙骨牡蛎汤，党参半夏甘草从，

更加黄芩同姜枣，桂枝茯苓熟军康。

【证型】肝郁气结，上热下寒，三焦运化失职证。

【指征】遗精，失眠，头晕，胸满，心烦，脉弦紧。

【注意】脉沉细，脉沉缓非本方指征。

（五）萆薢分清饮

【组成】萆薢 15g，石菖蒲 10g，甘草 6g，乌药 10g，益智仁 15g。

【方歌】

萆薢分清石菖蒲，草梢乌药益智俱，

或益茯苓盐煎服，通心固肾浊精驱。

【证型】湿热下注，扰动精室证。

【指征】遗精，小便频数，尿白。

【注意】本方用于膏淋，效果甚佳。

（六）芡实金樱丸

【组成】芡实 15g，金樱子 15g。

【方歌】

芡实金樱丸，固精止带全。

【证型】肾虚不固。

【指征】遗精、带下。

【注意】本方对于妇人白带过多，效果甚佳。

（七）桂枝加龙骨牡蛎汤

【组成】桂枝 10g，白芍 10g，炙甘草 6g，生姜 3 片，大枣 12 枚，龙骨 15g，牡蛎 15g。

【方歌】

桂枝龙牡汤，芍草枣生姜。

【证型】心神不宁，相火妄动证。

【指征】遗精，阴头寒，失眠，心悸。

【注意】本方对于心神不宁的失眠，有很好的疗效。

结语 治疗遗精时需要注意的问题：

（1）遗精，有梦而遗属心火，无梦而遗属肾虚，故遗精是虚实夹杂的一种表现。

（2）遗精除属心、肾以外，还有肝主疏泄，疏泄失职也可出现遗精；脾胃升降失职，湿热下注亦可引起。故临床不可早投固涩之品，肝失疏泄，宜先疏肝，用逍遥散之类；湿热内生可用萆薢分清饮，不可妄投苦寒之品。

（3）久病肾亏，阴阳两虚，治疗时宜阴中求阳，不能一味滋阴或用温阳之药，应避免干燥而采取温润之药。

（4）若脾肾两亏者要注意健运脾土，以培养肾精，一亏即滋补，便成碍滞。

（5）本病除用药物治疗外，还要注意调摄心神，节制房事，禁忌手淫，注意营养，禁酒才能有助于疾病痊愈。

二、早　　泄

早泄是性交时间极短，即行排精，甚至性交前即射精的病证。严格的说是指男方与女方尚未接触或刚接触即行射精，以致不能正常性交者。本病与心、肝、肾三脏有关。临床所见实证多于虚证。有的人在初始阶段或夫妻久别相逢，因环境因素、精神因素或身体健康等其他原因，在性生活中偶尔发生一两次早泄，绝大多数是暂时性的问题，不一定是病态，只有经常发生早泄，或每次性交前都有早泄者才应称之为早泄。笔者根据其临床疾病的特点和方剂应用的指征，多采用龙胆泻肝汤、柴胡加龙骨牡蛎汤、知柏地黄汤、金匮肾气丸。

（一）龙胆泻肝汤

【组成】龙胆草10g，栀子10g，黄芩10g，柴胡10g，生地10g，车前子^(布包)15g，泽泻10g，木通10g，甘草6g，当归10g。

【方歌】

> 龙胆泻肝栀芩柴，生地车前泽泻偕，
> 木通甘草当归合，肝经湿热力能排。

【证型】相火炽盛证。

【指征】早泄，性欲亢进，口苦，咽干，舌红，苔黄，脉弦数。

【注意】应用本方治疗早泄时，加川楝子10g，珍珠母10g，黄连6g。

（二）柴胡加龙骨牡蛎汤

【组成】柴胡10g，半夏10g，黄芩10g，党参10g，甘草6g，生姜3片，大枣5枚，桂枝10g，茯苓15g，熟大黄3g，龙骨15g，牡蛎15g。

【方歌】

> 柴胡龙骨牡蛎汤，党参半夏甘草从，
> 更加黄芩同姜枣，桂枝茯苓熟军康。

【证型】肝气郁结，上热下寒，三焦运化失职。

【指征】早泄，多梦，遗精，坐卧不安，脉弦。

（三）知柏地黄汤

【组成】知母 10g，黄柏 10g，生地 15g，山药 10g，山萸肉 10g，茯苓 10g，泽泻 10g，牡丹皮 10g。

【方歌】

知柏地黄汤，六味加入良。

【证型】肾阴不足，相火妄动证。

【指征】早泄，滑精，腰膝酸软，舌红少苔。

【注意】本方与金锁固精丸合用，效果更佳，或用五倍子 20g。煎汤，乘热熏洗阴部，数分钟后待药变温，浸泡龟头，每日 1 次，10 次为 1 个疗程。

（四）金匮肾气丸

【组成】附子 6g，肉桂 6g，熟地 10g，山药 10g，山萸肉 10g，茯苓 10g，泽泻 10g，牡丹皮 10g。

【方歌】

金匮肾气丸，地八山山四，
丹茯泽泻三，肉桂附子一。

【证型】肾气不固证。

【指征】性欲减退，早泄，遗精，腰膝酸软，小便清长。

【注意】应用本方治疗早泄时，加金樱子 10g，桑螵蛸 10g。效果更佳；或用蛇床子 20g，细辛 10g，菊花 5g，石榴皮 10g，水煎温后于性交前泡洗阴部。

结语　治疗早泄时需要注意的问题：

（1）注意精神调养，排除杂念，清心寡欲，丰富文体活动，陶冶情操是关键。

（2）避免过度的脑力劳动，适当参加体力劳动，注意生活起居，节制性欲，戒除手淫的不良习惯。

（3）晚饭不宜过饱，睡前用温水洗脚，养成侧卧的习惯，被褥不宜过厚，脚部不宜过暖，内衣不宜过紧。

三、阳　痿

阳痿是指男性在有性欲的状态下，阴茎不能勃起进行性交，或阴茎虽能勃起，但不能维持足够的硬度和时间以完成性交。本病多与肝、肾、阳明三经有关，临证以虚证为多，故而以补肾益精为主，此外，肝气郁结，湿热下注也可导致阳痿。若性生活平素正常偶尔出现阳痿症状，可能是一时性的疲劳或重病之后的焦虑、嗜酒等原因引起。原因消除后阳痿便不再出现，这种情况不必当作阳痿来诊断治疗。但有些人因此而造成精神负担而最终导致阳痿。笔者根据其临床疾病的特点和方剂应用的指征，多采用四逆香佛二花汤、桂枝加龙骨牡蛎汤、柴胡加龙骨牡蛎汤、阳痿常用方、柴芩温胆汤、金匮肾气丸。

（一）四逆香佛二花汤

【组成】柴胡 10g，白芍 10g，枳壳 10g，甘草 6g，香橼 10g，佛手 10g，玫瑰花 10g，代代花 10g，黄芩 6g，丝瓜络 10g。

【方歌】

四逆香佛二花汤，不忘芩丝在此方。

【证型】肝气郁结，痰湿阻络证。

【指征】阳痿，胸满，胸痛，脉弦滑。

【注意】应用本方尤其要注意煎药方法，开水泡 30 分钟以上，再煎 5～10 分钟，不要超过 10 分钟，才能取得较好的疗效。

（二）桂枝加龙骨牡蛎汤

【组成】桂枝 10g，白芍 10g，甘草 6g，生姜 3 片，大枣 7 枚，龙骨 15g，牡蛎 15g。

【方歌】

桂枝龙牡汤，芍草枣生姜。

【证型】心神不宁，相火妄动证。

【指征】阳痿，阴头寒，失眠，心悸。

【注意】本方对于心神不宁的失眠，有很好的疗效。

（三）柴胡加龙骨牡蛎汤

【组成】柴胡 10g，半夏 10g，黄芩 10g，党参 10g，甘草 6g，生姜 3 片，大枣 5 枚，桂枝 10g，茯苓 15g，熟大黄 3g，龙骨 15g，牡蛎 15g。

【方歌】

柴胡龙骨牡蛎汤，党参半夏甘草从，
更加黄芩同姜枣，桂枝茯苓熟军康。

【证型】肝郁气结，上热下寒，三焦运化失职证。

【指征】阳痿，失眠，头晕，胸满，心烦，脉弦紧。

【注意】脉沉缓，沉细非本方指征。

（四）阳痿常用方

【组成】龙骨 15g，牡蛎 15g，阳起石 15g，砂仁 10g，淫羊藿 10g，朱砂 10g，莲子须 10g，菟丝子 10g，金樱子 10g。

【方歌】

阳痿常用方，龙牡阳起良，
金樱砂羊藿，朱莲菟子尝。

【证型】心神不宁，肾气不足证。

【指征】阳痿，易惊，易恐，失眠。

【注意】应用本方加芡实 10g，效果更佳。

（五）柴芩温胆汤

【组成】柴胡 10g，黄芩 10g，竹茹 10g，半夏 10g，陈皮 10g，枳壳 10g，龙胆草 10g，夜交藤 30g，竹叶 10g，滑石 10g。

【方歌】

柴芩温胆半夏陈，枳茹龙胆夜交藤，

加入竹叶与滑石，肝胆湿热此方通。

【证型】肝气郁结，痰火阻滞证。

【指征】阳痿，烦躁，失眠。

【注意】应用本方可加苏叶 10g。

（六）金匮肾气丸

【组成】附子 6g，肉桂 6g，熟地 10g，山药 10g，山萸肉 10g，茯苓 10g，泽泻 10g，牡丹皮 10g。

【方歌】

金匮肾气丸，地八山山四，

丹茯泽泻三，肉桂附子一。

【证型】肾气不固证。

【指征】阳痿，腰膝酸软，性欲减退，小便清长。

【注意】本方亦可用于治疗早泄。

结语　治疗阳痿时需要注意的问题：

（1）本病大多由于情绪紧张，忧虑，胆怯，多疑等情志因素，以及恣情纵欲伤津引起，故必须树立战胜疾病的信心。

（2）夫妻暂时分床一段时间，且在感情上要相互关怀、体贴，精神上放松、欢快、舒畅，夫妻双方情志和谐。

（3）本病宜参加体育锻炼，如长跑、游泳、体操，使人体气血和畅，对本病的康复有一定的效果。

四、不 射 精

在房事时男子阴茎尽管能勃起，进行性交，但是不出现射精，更不会达到性高潮，这样的现象在性医学上称作不射精。虽然有时可见到继发性不射精（以往有正常的性交史，后来才丧失了阴道内射精的能力），但一般所言不射精是指原发性不射精，即从未在阴道内射精，有的患者在性交时不能射精，但平时却有遗精现象，或者通过手淫刺激可以射精，有的患者则用任何方法也不能引起射精，究其原因，除与心、肝、肾功能失调有关外，精神因素和性知识不足也可引起不射精。笔者根据其临床疾病的特点和方剂应用的指征，多采用知柏地黄汤、龙胆泻肝汤、金匮肾气丸、血府逐瘀汤。

（一）知柏地黄汤

【组成】知母 10g，黄柏 10g，生地 15g，山药 10g，山萸肉 10g，茯苓 10g，泽泻 10g，牡丹皮 10g。

【方歌】

知柏地黄汤，六味知柏添。

【证型】肾精亏损，相火独亢证。

【指征】性欲亢进，阳强不射精，心烦少寐。

【注意】临床应用本方加车前子 10g，牛膝 15g，对阴虚火旺者效果甚佳。或取麝香 0.3g，敷脐心以通关窍。

（二）龙胆泻肝汤

【组成】龙胆草 10g，栀子 10g，黄芩 10g，柴胡 10g，生地 10g，车前子^(布包)15g，泽泻 10g，木通 10g，甘草 6g，当归 10g。

【方歌】

龙胆泻肝栀芩柴，生地车前泽泻偕，

木通甘草当归合，肝经湿热力能排。

【证型】肝热化火，心火亢盛证。

【指征】性欲亢进，性交不射精，心情烦躁，舌红苔黄，脉弦数。

【注意】应用本方加王不留行、路路通各 10g，可取良效。

（三）金匮肾气丸

【组成】附子 6g，肉桂 6g，熟地 10g，山药 10g，山萸肉 10g，茯苓 10g，泽泻 10g，牡丹皮 10g。

【方歌】

金匮肾气丸，地八山山四，

丹茯泽泻三，肉桂附子一。

【证型】肾阳不足证。

【指征】性交不射精，腰膝酸软，性欲减退。

【注意】用本方治不射精时加王不留行、路路通、牛膝以通络、利窍方可取效。

（四）血府逐瘀汤

【组成】当归 10g，生地 10g，桃仁 10g，红花 10g，赤芍 10g，枳壳 10g，甘草 6g，柴胡 10g，川芎 10g，桔梗 10g，牛膝 15g。

【方歌】

血府当归生地桃，红花甘草壳赤芍，

柴胡川芎桔牛膝，宽胸理气活血瘀。

【证型】瘀血阻滞证。

【指征】性交不射精，精道不通，阴部胀痛，急躁易怒，舌质有瘀斑，脉沉涩。

【注意】应用本方治疗不射精时，加丹参、皂角刺、路路通、橘核各 10g，可获良效。

结语 治疗不射精时需要注意的问题：

（1）男女双方应有足够的性知识，性生活由男女双方共同来完成，所以日常生活中双方要相互关心体贴，房事时双方必须密切配合，不能相互责怪，防止生活中的过度紧张，尽量避免过频的性生活和手淫等不良习惯。

（2）平时有规律地进行太极拳、散步、游泳等锻炼，有益自我心身调理，辅助治疗。

（3）日常饮食可根据条件选用，可选用甲鱼、蚕蛹、鲤鱼做菜肴，帮助益精壮阳，忌过度嗜烟酒等辛辣之品。

五、血 精

血精是指男方在性交时射出带有血液的精液，较轻者排出的精液为淡红色，严重时精液里面可有鲜红血丝，有时可出现排精疼痛，或排精量减等症状，本病多由精囊炎、精囊结石、结核等病所引起，多见于青壮年。本病的发生不是肾虚所引起，而是湿热下注，精室热盛，血热妄行所引起。治以滋肾养阴，清火凉血，止血等法。笔者根据其临床疾病的特点和方剂应用的指征，多采用大补阴丸、导赤散、知柏地黄汤、龙胆泻肝汤、止衄汤、犀角地黄汤。

（一）大补阴丸

【组成】知母 10g，黄柏 10g，熟地 15g，龟甲 15g。

【方歌】

大补阴丸治水亏，知母黄柏熟地龟。

【证型】阴虚火旺，虚火扰动精室证。

【指征】血精，阴部坠胀，心烦不寐，舌红少苔，脉细数。

【注意】本方合六味地黄汤效果更佳。

（二）导赤散

【组成】生地 15g，木通 15g，甘草 15g，竹叶 6g。

【方歌】

导赤生地与木通，草梢竹叶四般功，

口糜淋痛小肠火，引热同归小便中。

【证型】心火亢盛，火扰精室证。

【指征】血精，尿赤，小便短赤涩痛，舌红，脉数。

【注意】用本方治疗血精时加白茅根 15g，血余炭 10g，阿胶^(烊化)10g。

（三）知柏地黄汤

【组成】知母 10g，黄柏 10g，生地 15g，山药 10g，山萸肉 10g，茯苓 10g，泽泻 10g，牡丹皮 10g。

【方歌】

知柏地黄汤，六味加入良。

【证型】肾阴不足，相火独亢证。

【指征】血精，腰膝酸软，头晕，耳鸣。

【注意】应用本方可加茜草10g，大蓟10g，小蓟10g，阿胶^(烊化)10g，白茅根30g，养阴凉血止血。

（四）龙胆泻肝汤

【组成】龙胆草10g，栀子10g，黄芩10g，柴胡10g，生地10g，车前子^(布包)10g，泽泻10g，木通10g，甘草6g，当归10g。

【方歌】

> 龙胆泻肝栀芩柴，生地车前泽泻偕，
> 木通甘草当归合，肝经湿热力能排。

【证型】肝胆湿热证。

【指征】血精，小便黄赤，苔黄腻，脉弦数。

【注意】治疗血精，本方可加白茅根、仙鹤草各15g，效果更佳。

（五）止衄汤

【组成】元参15g，麦冬15g，生地15g，肉桂1g。

【方歌】

> 止衄汤中元麦地，肉桂一克此方宜。

【证型】阴虚火旺，热扰精室证。

【指征】血精，口干，舌红，脉细数。

【注意】应用本方肉桂剂量不可超过1g，否则难以取效，1g剂量目的在于引火归原。

（六）犀角地黄汤

【组成】犀角^(先煎)10g，生地15g，白芍15g，牡丹皮15g。

【方歌】

> 犀角地黄芍药丹，血升胃热火邪干，
> 斑黄阳毒皆堪治，热在营血服之安。

【证型】阴虚血热，热扰精室证。

【指征】血精，燥热，小便黄赤，舌红，脉细数。

【注意】犀角用水牛角代替。应用本方可加白茅根30g，仙鹤草15g。

结语 治疗血精时需要注意的问题：

（1）首先治疗期间到血精完全停止前应禁止房事，以让排精有关的诸性器官得以养息。否则会影响疗效，加重病情。

（2）每天热水坐浴1～2次，要求水温在42～43℃，有利于炎症的吸收，减少出血的作用。

（3）平时饮食以清淡为主，可用藕、薏苡仁、百合配入甲鱼或鲤鱼汤中食用，辅助治疗。禁食煎、炒、热、辣之类饮食。

六、阳 强

阳强又称强中，或强阳不倒，是指阴茎易举，甚则久举不衰的病证，常与遗精、早泄、消渴等并见。阳强相当于西医学的阴茎异常勃起症，是谓无性要求的痛性、持续性勃起。本病具有发病急、易留有永久性阳痿后遗症的特点，易造成患者严重精神和肉体上的创伤。国外本病的发病率较高，国内较少。本病必须按急证处理，恢复阴茎海绵体静脉回流，以避免和减少勃起组织的损害，否则易造成严重后果。笔者根据其临床疾病的特点和方剂应用的指征，多采用知柏地黄汤、倒阳汤、芍药甘草汤、甘草黑豆汤。

（一）知柏地黄汤

【组成】知母 10g，黄柏 10g，生地 15g，山药 10g，山萸肉 10g，茯苓 10g，泽泻 10g，牡丹皮 10g。

【方歌】

知柏地黄汤，六味加入良。

【证型】肾阴不足，相火妄动证。

【指征】阴茎易举，性欲亢进，阳强不倒。

【注意】应用本方加肉桂 1g，引火归原；或予水陆二仙丹（金樱子 15g，芡实 15g），标本兼顾。

（二）倒阳汤

【组成】元参 30g，麦冬 30g，肉桂 1g。

【方歌】

倒阳汤治阳强，元参麦冬肉桂康。

【证型】肾阴亏损，相火妄动证。

【指征】阳强不倒，睾丸胀痛，性欲亢进，舌红少津，脉细数。

【注意】肉桂 1g，目的是以辛热反佐使亢盛之火得以归伏。

（三）芍药甘草汤

【组成】白芍 15g，甘草 15g。

【方歌】

芍药甘草汤，仲景伤寒方。

【证型】气血不和，筋脉失养证。

【指征】阳强，心烦，阴茎胀痛，脉弦。

【注意】若阴茎胀痛明显者加金铃子散（延胡索 10g，川楝子 10g）；本方对乳腺炎有很好的疗效，白芍剂量可用到 60g。

（四）甘草黑豆汤

【组成】甘草 15g，黑豆 15g。

【方歌】

甘草黑豆汤，阳强此方康。

【证型】热毒侵袭证。

【指征】阴茎挺长，胀痛不堪。

【注意】治疗本病，可用玄明粉 5～6g，放手心中，频频搓擦阴茎，药粉搓化成水，阳强即倒。

结语 治疗阳强时需要注意的问题：

（1）首先要调养心神，排除杂念，清心寡欲，参加体育锻炼，使神静心宁。

（2）忌刺激性食品，如酒、烟、咖啡、浓茶。

（3）本病需要急治，故常用外治法，如玄明粉手心搓擦，阳强即倒；或以三棱针，针刺长强穴，针 1 次则阳强即倒，适用于交媾后阳强不倒者（无三棱针用其他坚钝者，消毒后刺之亦可）。

七、缩 阳

缩阳是指阴茎、阴囊突然收缩，伴少腹拘急疼痛的一种病证，又称阳缩或阴缩。本病多因寒凝肝脉，或气滞血瘀，或坚阳虚衰、感受寒邪。笔者根据其临床疾病的特点和方剂应用的指征，多采用暖肝煎、橘核丸、当归四逆汤、肾着汤、滋肾丸。

（一）暖肝煎

【组成】枸杞子 10g，茯苓 10g，乌药 10g，当归 10g，沉香 6g，小茴香 10g，肉桂 10g，生姜 3 片。

【方歌】

少腹冷痛暖肝煎，乌药苓杞归香难，
路上碰上小茴香，肉桂生姜共晚餐。

【证型】寒凝气滞证。

【指征】缩阳，阴部冷湿，形寒肢厥。

【注意】应用本方加附子 10g，吴茱萸 6g，效果更佳。

（二）橘核丸

【组成】橘核 10g，海藻 10g，昆布 10g，川楝子 10g，厚朴 10g，枳实 10g，延胡索 10g，肉桂 10g，桃仁 10g，木香 10g，木通 10g，海带 10g。

【方歌】

橘核丸是行气剂，癫疝顽痛正堪尝，
朴实延胡藻带昆，楝肉桃香木通匡。

【证型】气滞血瘀，络脉不通证。

【指征】阴茎内缩，脐腹绞痛，脉沉弦。

【注意】本方可用于睾丸胀痛，或取鲜葱适量，酒调敷脐上。

（三）当归四逆汤

【组成】当归 10g，桂枝 10g，木通 10g，甘草 6g，细辛 3g，白芍 10g，大枣 5 枚。

【方歌】

当归四逆桂木草，细辛芍药加大枣，

养血通脉又和营，温经散寒又达表。

【证型】阳虚寒盛，经脉闭阻证。

【指征】阴茎内缩，四肢厥冷，小腹拘急冷痛。

【注意】临证应用时加吴茱萸 6g，效果更佳。

（四）肾着汤

【组成】干姜 10g，茯苓 10g，白术 10g，甘草 10g。

【方歌】

甘姜苓术汤，腰部冷痛尝。

【证型】寒湿外客证。

【指征】阴缩，腰部冷痛，沉重，脉沉迟。

【注意】可配合川椒、吴茱萸、肉桂等分研细末外敷关元穴。

（五）滋肾丸

【组成】知母 15g，黄柏 15g，肉桂 1g。

【方歌】

滋肾知柏桂，阳缩此三味。

【证型】肾阴亏虚，虚火不降证。

【指征】阳缩，五心烦热，口燥，咽干，舌红少津，脉细数。

【注意】本病可配合针刺，同时艾灸三阴交、关元、气海各 5 壮，另用艾条灸龟头待阴茎转温。

结语　治疗缩阳时需要注意的问题：

（1）生活要注意保温，避免寒邪侵袭，注意作息、起居、生活有节，保持乐观情绪。

（2）应对本病有正确的认识，切勿恐慌，保持镇定，积极治疗。

（3）本病发生后宜先用一些简单易行的外用方法，如鲜葱敷脐；或川椒、吴茱萸、肉桂敷关元；或艾灸三阴交、关元、气海、龟头，然后再进行辨证论治。

八、精子减少症

精子减少症是指男性在禁欲 3～7 天后，取一次射精的标本于两小时内送检。若精子数量低于每毫升 600 万或精子总数在 2000 万以下者称为精子减少症。本病属精液质量异常所致的男子不育症之一，其病因多与肾虚有关。治疗以补肾助阳为主要疗法。笔者根据其临床疾病的特点和方剂应用的指征，多采用二香成活汤、右归饮、生精汤。

（一）二香成活汤

【组成】丁香 3g，沉香 3g，紫蔻仁 3g，细辛 3g，附子 3g。

【方歌】

二香成活汤，细辛附蔻良。

【证型】肾阳不足，败精阻络证。

【指征】男子精子成活率低。

【注意】上 5 味共 15g，研细末分成 7 份，水煎服，每周 1 剂。

（二）右归饮

【组成】附子 10g，肉桂 10g，山萸肉 10g，杜仲 10g，熟地 20g，甘草 6g，山药 10g，枸杞子 10g。

【方歌】

右归饮主命门衰，附桂山萸杜仲施，
地草山药枸杞子，便溏阳痿服之宜。

【证型】阳虚精少证。

【指征】精子减少，腰膝酸软。

【注意】每日 1 剂，1 个月为 1 个疗程。

（三）生精汤

【组成】生地 15g，赤芍 15g，萆薢 15g，肉苁蓉 15g，菟丝子 15g，车前子^{（布包）}12g，淫羊藿 12g，枸杞子 12g，黄柏 10g，牡丹皮 10g。

【方歌】

生精汤治死精良，地芍黄柏和丹皮，
萆薢苁蓉与枸杞，车前菟丝仙灵脾。

【证型】肾气不足，热扰精室证。

【指征】死精过多。

【注意】本方可用于慢性前列腺炎。

结语　治疗精子减少症时需要注意的问题：

（1）避免过频的性生活，内衣宜稍宽，防止阴囊部温度过高，影响睾丸生精功能。

（2）多吃动物肝脏，以及鱼类、贝类等海鲜类食物，忌过度嗜烟、酒。

九、尿　　浊

尿浊又称"溺白"、"溺浊"，是指小便浑浊，白如泔浆，而溲时无尿道疼痛为特征的疾病。多因湿热下注或脾肾亏虚引起。临床上根据小便浑浊的颜色分为色白者白浊，色赤者赤浊，赤白夹杂者赤白浊。治疗多以清热利湿，健脾除湿，分清化浊为主。笔者根据其临床疾病的特点和方剂应用的指征，多采用萆薢分清饮、补中益气汤、金匮肾气丸。

（一）萆薢分清饮

【组成】萆薢 15g，石菖蒲 10g，甘草 6g，乌药 10g，益智仁 15g。

【方歌】

萆薢分清石菖蒲，草梢乌药益智俱，

或益茯苓盐煎服，通心固肾浊精驱。

【证型】湿热下注，扰动精室证。

【指征】遗精，尿浊，小便频数。

【注意】本方可用于遗精，应用本方治尿浊时热偏重者合六一散（滑石 18g，甘草 6g）；心火偏亢者合导赤散（生地 10g，木通 10g，竹叶 6g，甘草 6g）。

（二）补中益气汤

【组成】黄芪 15g，白术 10g，陈皮 10g，升麻 6g，柴胡 6g，党参 10g，甘草 10g，当归 10g。

【方歌】

补中益气芪术陈，升柴参草当归身。

【证型】气虚下陷证。

【指征】尿浊日久不愈，小腹下坠，尿急不畅。

【注意】应用本方升麻、柴胡剂量不宜过大。

（三）金匮肾气丸

【组成】附子 6g，肉桂 6g，熟地 10g，山药 10g，山萸肉 10g，茯苓 10g，泽泻 10g，牡丹皮 10g。

【方歌】

金匮肾气丸，地八山山四，

丹茯泽泻三，肉桂附子一。

【证型】肾阳不足证。

【指征】尿白，尿浊，腰膝酸冷，性欲减退。

【注意】本方治疗尿浊时可加萆薢 10g。

结语　治疗尿浊时需要注意的问题：

（1）避免体力劳身，房劳过度。保持乐观情绪和积极治疗态度。

（2）坚持进行一些体育活动，如散步、太极拳、慢跑有利于复养正气，培元固本，恢复下焦泌别清浊的功能。

（3）本病虚证居多，饮食要丰富，食用营养高且易消化、易吸收的食物，不宜食滋腻之品。

（4）注意个人卫生，避免泌尿系感染。

十、男性不育症

凡生育年龄的夫妇，结婚同居 3 年以上，因男方生殖功能障碍，致使女方不孕称为男性不育症。不育症分为绝对不育症和相对不育症。前者指男方有先天或后天解剖生理缺陷，使女方不能受孕；后者指有受孕可能但因某种原因，阻碍受孕或降低生育能力，使女方不能受孕。绝对不育，目前治疗尚属困难；相对不育大多可以治愈。本病多因肾气不足，肾精虚损，气血两亏所致。治疗多采用填精补髓，调理气血，补虚助阳等法。笔者根据其临床疾病的特点和方剂应用的指征，多采用五子衍宗丸、四逆加味汤、淫羊双补汤、活络通精汤、加味六君汤、暖肝煎。

（一）五子衍宗丸

【组成】枸杞子 24g，菟丝子 24g，五味子 10g，覆盆子 12g，车前子^(布包) 6g。

【方歌】

> 五子衍宗丸，枸菟五盆前。

【证型】肾精虚衰，精子稀少证。

【指征】精子稀少，不育症。

【注意】本方既可作汤剂又可作丸剂。上 5 味共为细末，炼蜜为丸，每丸 10g，睡前盐汤送下。

（二）四逆加味汤

【组成】柴胡 10g，白芍 10g，枳壳 10g，甘草 6g，熟地 15g，益智仁 15g，枸杞子 15g，菟丝子 15g，蜈蚣 2 条，砂仁 6g，首乌 12g。

【方歌】

> 四逆加味汤，益智熟地藏，
> 枸菟砂蜈蚣，加入首乌良。

【证型】肝气郁结，肾精亏损证。

【指征】情志忧郁，头晕心烦，腰膝酸软，遗精或不射精。

【注意】偏阳虚者，加肉桂 10g，干姜 10g；偏阴虚者，加牡丹皮 10g，生地 20g。

（三）淫羊双补汤

【组成】淫羊藿 15g，当归 10g，川芎 10g，白芍 10g，生地 10g，党参 10g，白术 10g，茯苓 10g，甘草 10g，菟丝子 10g。

【方歌】

> 淫羊双补汤，菟子八珍良。

【证型】气血不足证。

【指征】精液量少，精子不足，活动力差。

【注意】若气虚偏重者加黄芪 30g。

（四）活络通精汤

【组成】当归 10g，白芍 10g，柴胡 10g，川芎 10g，香附 10g，红花 10g，路路通 8g，牡丹皮 6g，枸杞子 10g，淫羊藿 10g。

【方歌】

> 活络通精柴当芍，川芎香附红花要，

路通丹皮枸杞子，羊藿暖精效力高。

【证型】肝郁血瘀证。

【指征】婚久不育，抑郁沉闷，射精不能，舌质暗红，有瘀斑，脉涩。

【注意】服上方不效者可改用血府逐瘀汤，加王不留行 15g，金银花 15g，丹参 15g，用于精道阻塞不育者。

（五）加味六君汤

【组成】党参 10g，白术 10g，茯苓 10g，甘草 10g，陈皮 10g，半夏 10g，竹菇 10g，麦芽 15g，砂仁 10g。

【方歌】

加味六君汤，麦芽茹砂良。

【证型】痰湿内盛证。

【指征】不育，阳痿，早泄，精少，活力低，胸闷，肥胖，脉濡滑。

【注意】临证应用可加路路通 6g，穿山甲 6g。

（六）暖肝煎

【组成】枸杞子 10g，茯苓 10g，乌药 10g，当归 10g，沉香 6g，小茴香 10g，肉桂 10g，生姜 3 片。

【方歌】

少腹冷痛暖肝煎，乌药苓杞归香难，

路上碰上小茴香，肉桂生姜共晚餐。

【证型】寒滞肝脉证。

【指征】精冷，精少不育，不射精，阴冷。

【注意】本方对于少腹冷痛者，效果尤佳。

结语 治疗男性不育症时需要注意的问题：

（1）本病需对症治疗，有泌尿系、生殖系炎症者要及时治疗，消除炎症。

（2）由慢性病引起的不育，应针对慢性病进行治疗。

（3）平时要节欲，注意方法，选择女方排卵期同房，且忌心急、精神紧张，要保持精神愉快。

（4）食用一些高蛋白、维生素类食物。忌烟酒、辛辣，不偏食膏粱厚味。

（5）避免频繁在较热的浴池浸泡，因为精子产生需要比体温低 1.5℃。温热则使精子产生受阻。同时避免长期穿紧身裤，否则会使睾丸温度过高，产生瘀血。

（6）避免经常长途或过度劳累骑自行车，否则会造成尿道或阴囊的充血，影响睾丸、附睾、前列腺精囊的功能，甚至直接影响睾丸的生精功能。

（7）避免房事过频或不当，尽管睾丸每天能产生几亿精子，但精子还必须在睾丸里发育成熟，一次射精后 5～7 日才能恢复有生育力的精子数量，过频房事反而不育。

（8）不育症属于无精子或少精子者，其药物治疗的时间，最少要持续 3 个月，因为精子的整个成熟过程大约需要 90 天时间。

十一、阴囊湿疹

阴囊湿疹是指阴囊皮肤病,其皮肤表现呈斑斑点点、颜色也发生改变。宛如"绣球"一般,故又称"绣球风",并伴有局部奇痒,为其临床表现特征。本病多见于青壮年患者。多因湿热下注,复感风邪;或过食辛辣香燥之品所致。继而血燥生风导致焮痒,搔破流水,浸泡成片。中医称"肾囊风"。笔者根据其临床疾病的特点和方剂应用的指征,多采用龙胆泻肝汤、丹参银翘饮。

(一)龙胆泻肝汤

【组成】龙胆草 10g,栀子 10g,黄芩 10g,柴胡 10g,生地 10g,车前子^(布包)10g,泽泻 10g,木通 10g,甘草 6g,当归 10g。

【方歌】

> 龙胆泻肝栀芩柴,生地车前泽泻偕,
>
> 木通甘草当归合,肝经湿热力能排。

【证型】肝胆湿热,阴囊奇痒症。

【指征】阴囊潮湿,阴囊奇痒,舌苔黄腻,脉弦数。

【注意】可配合外洗,如苦参 30g,艾叶 10g,土茯苓 30g,煎汤外洗。

(二)丹参银翘饮

【组成】丹参 10g,金银花 10g,连翘 10g,当归 10g,川芎 10g,白芍 10g,生地 10g,薄荷 3g,胡麻仁 10g。

【方歌】

> 丹参银翘四物汤,薄荷胡麻煎服良。

【证型】血虚风燥证。

【指征】阴囊瘙痒,皮肤干燥,舌红少津,脉细数。

【注意】若心烦少眠,头晕眼花,改用归脾汤。

结语 治疗阴囊湿疹时需要注意的问题:

(1)注意个人卫生,避免一切过冷过热的局部刺激。

(2)湿疹发作期间,忌用热水烫洗或肥皂等刺激物洗涤阴囊,尽量避免搔抓局部。

(3)治疗期间忌食烟酒,辛辣,以及鸡、鸭、牛、羊肉等发物,同时也应禁食虾、蟹等过敏的食物。

十二、前列腺炎

前列腺炎是指前列腺非特异性感染所致的急、慢性炎症。急性者高热,会阴部坠胀疼痛,尿频,尿痛,甚至形成脓肿,溃破之后可致尿道或直肠流出稀质脓液,前列腺液内白细胞数、红细胞数增加并有脓细胞。直肠指检可扪及肿大的前列腺,并有压痛。慢性者可出现会阴部不适或疼痛、尿频、小便夹精。直肠指检可扪及前列腺大小正常或稍大而硬,表面不规则可有结节，轻度压痛。前列腺炎往往与后尿道炎、精囊炎、附睾炎同时发生。本病属中医的"白淫"、"精虫"、"淋证"的范畴。本病多因湿热下注，房劳过度，肾阳虚损，气滞血瘀所致。治疗以清热利湿，补益肾气等为法。笔者根据疾病的特点和方剂应用的指征，多采用八正散、升清降浊汤、知柏地黄汤、济生肾气丸、十四味温胆汤、补中益气汤、固精导浊汤、二冬一仙汤。

（一）八正散

【组成】木通 10g，车前子（布包）10g，萹蓄 15g，大黄 4g，滑石 12g，甘草 6g，瞿麦 10g，栀子 10g，灯心草 10g。

【方歌】

八正木通与车前，萹蓄大黄滑石研，

草梢瞿麦兼栀子，煎加灯草效应见。

【证型】膀胱湿热证。

【指征】急性前列腺炎，排尿灼热涩痛，尿道口有白色分泌物溢出。

【注意】临床应用加薏苡仁 15g，败酱草 15g，白茅根 15g。

（二）升清降浊汤

【组成】柴胡 6g，升麻 6g，桔梗 9g，茯苓 10g，猪苓 10g，车前子（布包）10g，泽泻 10g，木通 10g。

【方歌】

升清降浊汤，升柴桔梗尝，

车前猪茯苓，泽泻木通方。

【证型】湿热蕴结证。

【指征】尿白，尿热，淋漓不尽，睾丸坠胀。

【注意】湿热偏甚者，加苍术 10g，黄柏 10g，晚蚕沙 10g；肾虚明显者，去车前子、木通、猪苓、泽泻，加山萸肉 10g，枸杞子 10g，菟丝子 10g，覆盆子 10g。

（三）知柏地黄汤

【组成】知母 10g，黄柏 10g，生地 15g，山药 10g，五味子 10g，泽泻 10g，茯苓 10g，牡丹皮 10g。

【方歌】

知柏地黄汤，六味加入良。

【证型】肾阴不足，相火妄动证。

【指征】慢性前列腺炎，会阴部坠胀，尿道中有精性分泌物伴有肝肾阴虚的症状。

【注意】用于治疗前列腺炎时加牛膝 10g。

（四）济生肾气丸

【组成】牛地 24g，山药 12g，山萸肉 12g，茯苓 10g，泽泻 10g，牡丹皮 10g，附子 3g，肉桂 3g，车前子（布包）10g，怀牛膝 10g。

【方歌】

> 济生肾气丸，地八山山四，
> 丹茯泽泻三，肉桂附子一，
> 牛膝车前子，水肿此方宜。

【证型】肾阳亏虚，水饮停滞证。

【指征】慢性前列腺炎，小便淋漓不尽，小便夹精，腰膝酸软。

【注意】本方用于治疗前列腺炎时加薏苡仁 15g，地肤子 15g，败酱草 15g。临证改山萸肉为五味子。

（五）十四味温胆汤

【组成】黄芪 15g，当归 6g，党参 10g，麦冬 10g，五味子 10g，陈皮 10g，半夏 10g，茯苓 10g，甘草 6g，竹茹 10g，枳实 10g，石菖蒲 10g，远志 10g，生地 10g。

【方歌】

> 自拟十四温胆汤，芪当参麦五味子，
> 陈夏苓草竹茹实，菖蒲远志生地行。

【证型】气阴俱虚，痰湿郁滞证。

【指征】尿白，尿频，淋漓不尽，脉濡缓。

【注意】用本方治疗前列腺炎时加萆薢 15g，益智仁 15g，乌药 15g。

（六）补中益气汤

【组成】黄芪 15g，白术 10g，陈皮 10g，党参 10g，甘草 6g，升麻 6g，柴胡 6g，当归 10g。

【方歌】

> 补中益气芪术陈，升柴参草当归身。

【证型】气虚下陷证。

【指征】慢性前列腺炎，小腹、睾丸坠胀疼痛，脘腹痞满，脉细缓。

【注意】用本方治疗慢性前列腺炎时，加白蔻仁 10g，车前子 10g，益智仁 15g。

（七）固精导浊汤

【组成】萆薢 12g，菟丝子 12g，沙苑蒺藜 15g，益智仁 9g，山药 12g，牛膝 9g，茯苓 12g，泽泻 9g，乌药 9g，石菖蒲 6g，车前子[布包] 12g，甘草 6g。

【方歌】

> 固精导浊有二方，萆薢分清与缩泉，
> 牛膝苓泻与车前，沙苑蒺藜菟丝联。

【证型】肾精亏虚，湿热郁结证。

【指征】慢性前列腺炎，尿浊，尿频，尿痛，尿后余沥。

【注意】若尿黄，尿热灼痛加碧玉散（滑石 18g，甘草 6g，青黛 3g）。若前列腺炎脓细胞较多者，加蒲公英 12g，马鞭草 10g。

（八）二冬一仙汤

【组成】天冬 15g，麦冬 15g，淫羊藿 30g，蛇床子 15g，肉苁蓉 10g。

【方歌】

二冬一仙汤，苁蓉合蛇床。

【证型】阴阳俱虚证。

【指征】前列腺炎，脉弦大紧。

【注意】本方对于早泄亦有很好的疗效。

结语　治疗前列腺炎时需要注意的问题：

（1）嘱咐患者适当卧床休息，减少过久站立或行走，每天热水坐浴 20～30 分钟，对炎证吸收有一定作用。

（2）保持正常有规律的性生活，加强个人卫生、阴部卫生，节制房事。

（3）避免长时间骑自行车，骑马，骑摩托车等。

（4）忌食刺激性食物，以及酒、咖啡、浓茶，宜多饮水，保持两便通畅。

第三章 外科疾病

一、疖

疖是一种生于皮肤浅表的急性化脓性疾患,随处可生,其特征是:色红,灼热疼痛,突起,根浅,范围仅在一二寸左右,出脓后即愈。其中疮的中心部位有一脓栓的称有头疖;疮顶光软无脓的称无头疖;暑天易发,多发于头面的称暑疖;多生于小儿头皮破后形似蝼蛄,串穴的称蝼蛄疖;多数发生在一定部位或散在于身体各处,常反复发作的称疖病。多由内郁湿热,外受热毒,内外之邪两相搏结,蕴于皮肤不得外泄而致,若体虚者更容易发生和蔓延,故治疗大法为清热利湿。笔者根据其临床疾病的特点和方剂应用的指征,多采用加减清暑汤,防风通圣散。

(一)加减清暑汤

【组成】金银花 15g,连翘 10g,天花粉 10g,赤芍 10g,甘草 6g,滑石 15g,车前子^(布包) 10g,泽泻 10g,竹叶 6g,藿香 10g,佩兰 10g。

【方歌】

> 加减清暑银花翘,竹叶滑石天花草,
> 佩兰藿香车前子,泽泻赤芍此方妙。

【证型】暑热湿毒证。

【指征】局部红肿疼痛,根底较浅,脓自行破溃,呈黄稠状。

【注意】大便秘结者加大黄 6g。

(二)防风通圣散

【组成】防风 10g,大黄 3g,芒硝 6g,麻黄 6g,荆芥 6g,白芍 10g,甘草 6g,桔梗 10g,栀子 10g,川芎 10g,生石膏 15g,滑石 12g,薄荷 3g,黄芩 10g,白术 10g,连翘 10g,当归 10g。

【方歌】

> 防风通圣大黄硝,荆芥麻黄栀芍翘,
> 甘桔芎归膏滑石,薄荷芩术力偏饶,
> 表里交攻阳热盛,外科疡毒总能消。

【证型】风火蕴结证。

【指征】全身各处散发疖肿,红刺,坚硬,痛如针刺。

【注意】阴虚内热者,加生地 15g,元参 15g,麦冬 15g。

结语 治疗疖时需要注意的问题:

（1）忌辛辣、鱼蟹发物，少食甜腻饭食。

（2）经常保持皮肤清洁，尽量少用油脂类化妆品。

（3）本病外治排脓是痊愈很快的方法，可用火针点刺，或用火罐拔脓。

二、疔 疮

疔疮是指发病迅速而且危险性较大的化脓性疾患，临床常见的有颜面部疔疮，手足部疔，红丝疔3种。其中疔疮高突，脓栓排出，肿消痛止者称顺证；疔疮内陷，色黑无脓，肿热扩散，壮热烦躁，呕恶口渴，神昏谵语，是走黄逆证。其病因由恣食膏粱厚味，脏毒蕴热，或四时不正之气，使火毒内陷，外火与内热搏结于肌肤而成。治疗原则以泻火，清热，解毒为主。笔者根据其临床疾病的特点和方剂应用的指征，多采用五味消毒饮，神仙一醉忍冬汤。

（一）五味消毒饮

【组成】金银花15g，野菊花15g，蒲公英15g，紫花地丁15g，天葵子15g。

【方歌】

> 五味消毒疗诸疔，银花野菊蒲公英，
> 紫花地丁天葵子，煎加酒服发汗灵。

【证型】热毒内结证。

【指征】颜面部疔疮。

【注意】本病初起，忌挤压，防止走黄。

（二）神仙一醉忍冬汤

【组成】忍冬藤30g，蒲公英30g，没药6g，乳香6g，雄黄3g。

【方歌】

> 神仙一醉忍冬汤，公英乳没雄黄用。

【证型】风热外侵，热毒蕴结证。

【指征】疔疮。

【注意】本方应用时，加入白酒煮沸，加白蜜120g，生葱7根，再煮数沸，去葱，尽量饮醉，以大蒜压之，取汗即愈。

结语 治疗疔疮时需要注意的问题：

（1）疔疮初起，疮头不要刺破，更忌挤压。

（2）忌食辛辣发物。

（3）本病不宜发散补托，只宜清热解毒，即使溃后脓水不出，也只宜清热托毒透脓，可加入穿山甲、皂角刺一类的药物。

三、痈

痈是气血为毒邪壅塞不通的意思，是指发生于皮肉之间的局部光软无头，红肿热痛，范围在2～3寸，发病迅速，易肿，易脓，易溃，易敛，一般不会损伤筋骨的化脓性疾病。本病多因六淫邪毒，或膏粱厚味，内郁湿热，火毒，或外伤染毒，使气机失常，经络阻塞，气血郁滞而成，治以清热解毒为法。笔者根据其临床疾病的特点和方剂应用的指征，多采用仙方活命饮、透脓散。

（一）仙方活命饮

【组成】金银花 15g，防风 10g，白芷 10g，当归 10g，赤芍 10g，乳香 6g，没药 6g，贝母 10g，天花粉 12g，穿山甲 10g，皂角刺 10g，陈皮 15g，甘草 6g。

【方歌】

仙方活命金银花，防芷归陈穿山甲，
贝母花粉兼乳没，草芍皂刺酒煎嘉。

【证型】热毒壅阻证。

【指征】患处突然肿胀不适，焮红灼痛。

【注意】本病要配合外治法，如太乙膏，或蜂蜜、葱白适量，捣烂敷患处，每日 1 次，病愈即止。

（二）透脓散

【组成】当归 12g，生黄芪 24g，穿山甲 10g，皂角刺 10g，川芎 10g。

【方歌】

透脓散治毒成脓，芪归山甲皂刺芎。

【证型】气血不足，痈疮脓成难溃证。

【指征】肿热高突，疼痛剧烈，发热不退。

【注意】应用本方加金银花 30g，连翘 10g；此时排脓尤为重要，可用火针点刺，或用火罐拔脓。

结语　治疗痈时需要注意的问题：

（1）痈是疮证的代表性疾患，一般愈后良好，在治疗过程中，不是大热证，不得过用寒凉药，内服寒凉非脾胃所喜，外敷寒凉易使毒滞不化。

（2）要掌握好消、托、补三法的应用。

（3）若成脓后，排脓尤为重要。

四、瘰　　疬

瘰疬是颈项两侧、腋窝发生的慢性化脓性疾病，初起结核如豆，皮色不变，不觉疼痛，逐渐增大，窜生；溃后脓水清稀，夹有败絮状物，容易破溃，易成漏管，其中易化脓者又称鼠疮。多因忧思郁怒，肝胆郁火，煎熬成痰，痰火上升，结于颈项而成；亦有平素肝肾阴虚，水亏火旺，肺经不能输布，灼津成痰，痰火凝结于颈项、胸腋而成者。治疗上以软坚化痰，散结为主。笔者根据其临床疾病的特点和方剂应用的指征，多采用逍遥蒌贝散、淋巴瘰疬经验方。

（一）逍遥蒌贝散

【组成】柴胡 10g，当归 10g，白芍 10g，茯苓 10g，白术 10g，瓜蒌 15g，贝母 10g，半

夏 10g，南星 10g，生牡蛎 15g，山慈菇 10g。

【方歌】

逍遥蒌贝柴当芍，茯苓术夏南星要，

牡蛎慈菇合为方，颈项瘰疬可治疗。

【证型】肝郁痰凝证。

【指征】颈项两侧淋巴结肿大，瘰疬如珠，脉弦。

【注意】应用本方加夏枯草 15g。

（二）淋巴瘰疬经验方

【组成】柴胡 10g，当归 10g，白芍 10g，青皮 10g，陈皮 10g，蚤休 10g，橘叶 10g，牡蛎 10g。

【方歌】

淋巴瘰疬柴当芍，青陈蚤橘牡蛎妙。

【证型】痰气郁结证。

【指征】淋巴结核。

【注意】若阴虚有痰者合消瘰丸（元参 15g，牡蛎 10g，浙贝母 10g）。

结语　治疗瘰疬时需要注意的问题：

本病多是由于痰核凝聚而成，故治疗以理气化痰，通络为主；若肝郁血虚明显者用逍遥蒌贝散；若痰湿阻滞明显者用淋巴瘰疬经验方。

五、乳头破碎

乳头破碎又称乳头风，是指乳头甚至乳晕部分以干燥裂伤，痛如刀割为主要临床表现的疾病。如不及时治疗，常常并发急性乳腺炎。本病多由乳汁不足或乳头内陷，小儿用力吸吮而引起；亦有乳汁过多，流溢皮肤，浸淫湿烂，以及愤怒抑郁，肝经火邪不得疏泄或阳明湿热壅结而成。本病虽为小病，但多经久难愈。笔者根据其临床疾病的特点和方剂应用的指征，多采用丹栀逍遥散、龙胆泻肝汤。

（一）丹栀逍遥散

【组成】牡丹皮 10g，栀子 10g，柴胡 10g，当归 10g，白芍 10g，茯苓 10g，白术 10g，甘草 10g，生姜 3 片，薄荷 3g。

【方歌】

逍遥散用当归芍，柴苓术草加姜薄，

散郁除蒸功最奇，调经加入丹栀著。

【证型】肝郁化火证。

【指征】乳头破裂，干燥，痛痒难忍。

【注意】乳汁不畅者加川漏芦 10g，通草 10g；若出血较多者加藕节炭 10g，仙鹤草 10g。

（二）龙胆泻肝汤

【组成】龙胆草 10g，栀子 10g，黄芩 10g，柴胡 10g，生地 10g，车前子^(布包)10g，泽泻

10g, 木通 10g, 甘草 6g, 当归 10g。

【方歌】

> 龙胆泻肝栀芩柴, 生地车前泽泻偕,
> 木通甘草当归合, 肝经湿热力能排。

【证型】肝经湿热证。

【指征】乳头皲裂, 糜烂流水, 哺乳时痛痒难忍。

【注意】若流水较多者加黄柏 10g, 生薏苡仁 10g; 若气郁较甚者加延胡索 10g, 香附 10g。

结语 治疗乳头破碎时需要注意的问题:

乳头破碎虽为小病, 但患者痛苦难忍, 经久不愈。临证除服内服药外, 外用药治疗尤为重要, 如白芷研细末, 以乳汁炖熟调敷, 或取鸡蛋数枚, 温煮熟去鸡蛋壳和蛋白, 取蛋黄, 将蛋黄温火熬油, 外涂患处, 每日 2~3 次, 在涂油期间, 尽量减少哺乳, 或每次哺乳后涂香油, 每日数次。

六、急性乳腺炎

急性乳腺炎是乳房部急性化脓性疾病。其特点是起病急, 痛苦大。中医称为"乳痈"。往往发生于产后哺乳妇女, 尤以初产妇多见。在哺乳期发生的为"外吹乳痈", 怀孕期发生的为"内吹乳痈"。无论男女老幼与哺乳无关的名"非哺乳期乳痈"。临床上以外吹乳痈多见, 外吹乳痈的病因多因乳头畸形, 乳头破伤, 哺乳时乳头被咬伤等原因, 使乳汁郁结, 感受毒邪所致, 亦有因过食肥甘, 胃热熏蒸, 湿热浊气, 壅结乳房而成本病。以清热解毒, 消肿散结, 疏肝理气, 活血化瘀等为法。笔者根据其临床疾病的特点和方剂应用的指征, 多采用芍药甘草汤、神效瓜蒌散。

(一) 芍药甘草汤

【组成】白芍 60g, 甘草 10g。

【方歌】

> 芍药甘草汤, 仲景伤寒方。

【证型】郁乳发热证。

【指征】急性乳腺炎。

【注意】用于急性乳腺炎时加瓜蒌 15g, 蒲公英 30g, 王不留行 10g。

(二) 神效瓜蒌散

【组成】瓜蒌 60g, 当归 15g, 甘草 15g, 乳香 3g, 没药 3g。

【方歌】

> 神效瓜蒌散, 归草乳没尝。

【证型】痰郁蕴结证。

【指征】乳腺炎。

【注意】乳痈初起贵在消散, 本方对于痈疡有很好的消痈散肿作用, 乳痈尤为神验。

结语 治疗急性乳腺炎时需要注意的问题:

（1）本病是哺乳期妇女常见的一种乳房化脓性疾病，临证治疗初期以消散为主，宜用芍药甘草汤加清热解毒之品，溃脓之后可以外敷太乙膏。

（2）急性乳腺炎可以配合按摩，促进"乳块的吸收和排出"。其方法可用木梳梳乳房肿块处，由轻渐重，顺乳管方向徐徐梳理，每次百余遍，每日1次，使乳汁通，肿块消，梳时可涂润滑剂（如香油）以减轻摩擦。

（3）若脓已成，可用火针针刺，或拔火罐以排脓。

七、乳 腺 增 生

乳腺增生是乳房部良性结块性疾病。其特点是乳房肿块可活动，经前肿痛加重，经后减轻，或随喜怒而消长，好发于30～40岁妇女。本病多由郁怒伤肝，思虑伤脾，气机郁滞，痰湿内盛，乳络阻滞，遂使乳内结核累累而成。部分患者的发病与青春期、绝经期、月经失调以及生育、流产有一定关系。所以应有冲任失调的因素参与，治疗以疏肝理气、化痰散结、调理冲任为法。笔者根据其临床疾病的特点和方剂应用的指征，多采用逍遥蒌贝散、柴胡橘叶煎。

（一）逍遥蒌贝散

【组成】柴胡10g，当归10g，白芍10g，茯苓10g，白术10g，瓜蒌15g，贝母10g，半夏10g，南星10g，生牡蛎15g，山慈菇10g。

【方歌】

> 逍遥蒌贝柴当芍，茯苓术夏南星要，
> 牡蛎慈菇合为方，颈项瘰疬可治疗。

【证型】肝郁痰凝证。

【指征】中年妇女，经前乳房胀痛，乳内有肿块，经后减轻。

【注意】若见闭经，痛经者加失笑散（五灵脂15g，生蒲黄10g）。

（二）柴胡橘叶煎

【组成】柴胡10g，橘叶10g，当归10g，赤芍10g，青皮10g，陈皮10g，瓜蒌15g。

【方歌】

> 柴胡橘叶归赤芍，青陈瓜蒌此方妙。

【证型】痰气郁结证。

【指征】乳房肿块。

【注意】本方可与消瘰丸合用（贝母10g，元参15g，生牡蛎15g）。

结语 治疗乳腺增生时需要注意的问题：

（1）本病多与肝气郁结，冲任失养有关，因此除服用药物外，应该避免生气，情志抑郁。

（2）为了缓解乳房胀痛，可用乳罩托起乳房或按摩上胸部脊柱区。

八、疝 气

疝气是指以睾丸、阴囊肿胀疼痛，或牵引少腹疼痛为主症的一类疾病。根据病因病机和临床表现的不同分为寒疝、水疝、癫疝、狐疝，相当于西医的腹股沟斜疝、睾丸鞘膜积液、睾丸炎、附睾炎、阴囊象皮肿、原因不明性睾丸疼痛。本病多因阴寒内盛，水湿内停，痰热郁滞以及气虚等所致。治法多为温肝散寒，疏肝理气，补气升提。笔者根据其临床疾病的特点和方剂应用的指征，多采用橘核丸、暖肝煎、睾丸鞘膜经验方、导气汤。

（一）橘核丸

【组成】橘核 10g，海藻 10g，昆布 10g，川楝子 10g，厚朴 10g，枳实 10g，延胡索 10g，肉桂 10g，桃仁 10g，木香 10g，木通 10g，海带 10g。

【方歌】

橘核丸是行气剂，癫疝顽痛正堪尝，

朴实延胡藻带昆，楝肉桃香木通匡。

【证型】气滞血瘀，络脉不通证。

【指征】阴囊肿大，坠胀肿痛，痛引脐腹。

【注意】若痰湿郁久化热，阴囊红肿痛痒，舌红苔黄腻可以与龙胆泻肝汤合用。

（二）暖肝煎

【组成】枸杞子 10g，茯苓 10g，乌药 10g，当归 10g，沉香 6g，小茴香 10g，肉桂 10g，生姜 3 片。

【方歌】

少腹冷痛暖肝煎，乌药苓杞归香难，

路上碰上小茴香，肉桂生姜共晚餐。

【证型】寒凝气滞证。

【指征】睾丸冷痛，牵引少腹疼痛，脉弦紧。

【注意】本方对于少腹冷痛有很好的疗效。

（三）睾丸鞘膜经验方

【组成】荔枝核 15g，乌药 15g。

【方歌】

睾丸鞘膜经验方，荔枝乌药此方康。

【证型】肝寒气滞证。

【指征】小儿睾丸肿痛，坠胀。

【注意】服用本方 9 剂以上可取佳效。

（四）导气汤

【组成】川楝子 10g，小茴香 6g，木香 10g，吴茱萸 6g。

【方歌】

寒疝可用导气汤，川楝茴香与木香，

吴茱萸以长流水，散寒通气和小肠。

【证型】下焦寒湿证。

【指征】寒疝，睾丸胀痛，下坠，脉弦紧。

【注意】本方对于寒疝疗效尤佳。

结语 治疗疝气时需要注意的问题：

（1）注意节制性生活，要有足够的睡眠，避免负重行走、久站久立。

（2）忌食辛辣及肥甘之品，杜绝酗酒。小儿不宜久哭，以免怒伤。

九、痔　疮

痔疮分内痔、外痔。内痔是指肛门齿线以上黏膜下的痔上静脉丛发生扩大、曲张形成的静脉团，临床以便血为主要表现的疾病；外痔是指肛管齿线以下，痔外静脉丛曲张或痔外静脉破裂，或反复发炎，纤维增生形成的赘生物。外痔以坠胀疼痛，异物感为主要临床表现。本病以饮食不节，燥热内感，下迫大肠，热伤血络，大便秘结，或腹泻，使血脉郁滞，结滞不散而成。治以清热凉血，通腑为主。笔者根据其临床疾病的特点和方剂应用的指征，多采用增液承气汤、当归赤小豆汤、黄土汤、排脓汤、红糖五灵汤。

（一）增液承气汤

【组成】元参15g，麦冬15g，生地15g，枳实10g，厚朴10g，大黄4g。

【方歌】

增液承气元地冬，枳实厚朴大黄通。

【证型】大肠湿热证。

【指征】大便秘结，血色鲜红。

【注意】本方也可用于津枯便秘。

（二）当归赤小豆汤

【组成】当归10g，赤小豆60g。

【方歌】

当归赤小豆，近血此方良。

【证型】肠道湿热证。

【指征】便血鲜红，大便不爽，腹痛，苔黄腻，脉濡数。

【注意】便血较多时加枳壳15g，黄连4g，地榆10g。

（三）黄土汤

【组成】灶心土^(水煎去渣，以汤煎下药)30g，黄芩10g，阿胶^(烊化)10g，生地10g，白术10g，附子10g，甘草6g。

【方歌】

黄土汤将远血医，芩胶地术附甘随。

【证型】脾胃虚寒证。

【指征】便血紫暗或黑便，腹部隐痛，喜热饮。

【注意】时间较久时应先作肠镜，排除其他病变，再用药。

（四）排脓汤

【组成】甘草 10g，桔梗 10g，生姜 3 片，大枣 7 枚。

【方歌】

> 排脓汤内用桔梗，甘草生姜大枣停。

【证型】热壅肠道证。

【指征】痔疮。

【注意】配合外用取牛黄解毒丸 1 丸，搓成细条，夜间塞肛门内；本方亦可用于脱肛患者。

（五）红糖五灵汤

【组成】红糖 60g，炒五灵脂 30g，三七^{（研末冲服）}6g。

【方歌】

> 红糖五灵汤，三七研末良。

【证型】寒凝血滞证。

【指征】痔疮便血。

【注意】可配合牛黄解毒丸 1 丸，搓成细条，夜间塞肛门内。

结语　治疗痔疮时需要注意的问题：

（1）一般来说，初生突出肛门不破者称痔，破溃出脓血者称漏，大多是由便秘而致，因此通便是治痔疮的关键所在。

（2）俗话说"十人九痔"，尤其是老年人，老年人津液亏乏，肾气不足，肾司二便，说明痔疮发生的根本原因与正虚密切相关。临证亦可采用补肾之法治疗痔疮，如六味地黄汤。

（3）一定要注意肛门周围的卫生，每天用热水清洗，坐浴，以消炎症。

十、肛　　裂

肛裂是指肛管皮肤全程开裂，并形成感染性溃疡的疾病。其特点是周期性的剧烈疼痛。好发于肛管后部，其次是前阴部（多为女性），多见于青壮年妇女。本病多因血热肠燥，大便秘结，干硬的粪块引起，肛管皮肤损伤，或妇女生产时用力怒张，撕裂肛管，或为肛隐窝炎、肛漏等病变继发裂伤。笔者根据其临床疾病的特点和方剂应用的指征，多采用增液承气汤、浴裂汤。

（一）增液承气汤

【组成】元参 15g，麦冬 15g，生地 15g，枳实 10g，厚朴 10g，大黄 4g。

【方歌】

> 增液承气元地冬，枳实厚朴大黄通。

【证型】大肠湿热证。

【指征】肛裂，疼痛，便秘，有少量鲜红下血。

【注意】本方也可用于津枯便秘。

（二）浴裂汤

【组成】乳香 15g，没药 15g，桃仁 15g，红花 15g，丝瓜络 15g，椿根皮 15g。

【方歌】

浴裂乳没桃仁红，丝瓜椿根合为功。

【证型】瘀血阻络证。

【指征】肛裂，疼痛，出血。

【注意】本方乃外用方，将上药粉碎后用纱布包住，水中浸泡而后煎煮 30 分钟，待温后坐浴，每次 30 分钟，每天早晚各 1 次，包括便后 1 次，每剂可用 1～5 天（夏季 1 天）。

结语　治疗肛裂时需要注意的问题：

（1）肛裂主要是因干硬粪便引起肛管皮肤损伤，因此通便是治疗肛裂的根本。

（2）肛裂外用药是一个重要环节，病情较重者可用浴烈汤；病情较轻者可用热水清洗后，在肛门周围涂红霉素软膏，尤其是便后。

（3）为了预防肛裂的发生或痔疮的复发，首先禁辛辣食物，其次每次便后，用热水清洗，外涂红霉素软膏。

十一、脱　肛

脱肛是指直肠或直肠黏膜脱出于肛门外的一种疾病。多见于小儿和老年人，病程较长。脱肛是全身虚弱的一种表现，由于气血不足，气虚下陷，不能收涩，以致肛管、直肠向外突出，治疗以益气升阳，举陷为法。笔者临床根据疾病的特点和方剂应用的指征，多采用补中益气汤、温阳固脱散。

（一）补中益气汤

【组成】黄芪 15g，白术 10g，陈皮 10g，升麻 6g，柴胡 6g，党参 10g，甘草 6g，当归 6g。

【方歌】

补中益气芪术陈，升柴参草当归身。

【证型】气虚下陷证。

【指征】大便后直肠脱出肛门外，日久常有血性黏液从肛门流出。

【注意】若突出不易回纳者加枳壳 24g，五倍子 10g；出血多者加地榆 10g，槐花 10g。

（二）温阳固脱散

【组成】龙骨 10g，牡蛎 10g，诃子肉 6g，赤石脂 6g，熟地 15g，五味子 6g，菟丝子 6g，米壳 10g。

【方歌】

温阳固脱用龙牡，诃子赤石熟地五，
菟子米壳共为用，肾虚亏损脱肛扶。

【证型】肾虚亏损证。

【指征】脱肛，腰膝酸软，尿频。

【注意】本方为散剂，不宜煎服，研细后每次 15g，米汤送下，早晚各 1 次。

结语 治疗脱肛时需要注意的问题：

（1）本病除服药以外，配合针灸，如梅花针，在肛门周围外括约肌部位叩刺，可取良效。

（2）若小儿脱肛，Ⅰ度、Ⅱ度者可选用使君子肉若干枚，捣烂加饴糖适量，每次服 3g，隔日 1 次，可取得良效。

十二、血栓性静脉炎

血栓性静脉炎是指静脉内腔的炎症，同时伴有血栓形成的疾病。临床上分浅静脉炎和深静脉炎两种，浅静脉炎的临床特点是患处可触及条索状肿物，焮红疼痛；深静脉炎的临床特点是患肢肿胀，增粗，按之凹陷，大腿内侧沿静脉走向压痛，或腓肠肌压痛，行走劳累后肢体沉重，肿胀增粗。本病的内因是久病气虚，如下肢外伤，妊娠生育，手术创伤，静脉曲张或长期卧床的患者，久劳伤气，久病致虚。外因是湿热之邪外侵或血管局部受损，如外伤损害、药物刺激等，使脉络闭阻不通而成，本病相当于中医的脉痹。治疗以清热利湿，活血化瘀，通经活络为主。笔者根据其临床疾病的特点和方剂应用的指征，多采用当归拈痛汤、四妙勇安汤、复元活血汤。

（一）当归拈痛汤

【组成】当归 10g，羌活 15g，防风 10g，升麻 6g，猪苓 10g，泽泻 10g，茵陈 15g，黄芩 15g，葛根 6g，白术 10g，苍术 10g，苦参 6g，知母 10g，炙甘草 15g。

【方歌】

> 当归拈痛羌防升，猪泽茵陈芩葛明，
> 二术苦参知母草，疮疡湿热服皆应。

【证型】湿热阻络证。

【指征】下肢静脉炎，下肢肿胀，脉沉细。

【注意】本方可用于风湿性关节炎，疮疡。

（二）四妙勇安汤

【组成】金银花 15g，元参 15g，当归 15g，甘草 6g。

【方歌】

> 四妙勇安用当归，玄参银花甘草随，
> 清热解毒兼活血，脉管炎证此方强。

【证型】热毒蕴阻，血络瘀滞证。

【指征】下肢局部红肿疼痛，如条索状。

【注意】发于下肢者加川牛膝 10g，木瓜 10g。

（三）复元活血汤

【组成】柴胡 10g，天花粉 10g，当归 10g，甘草 6g，山甲珠 10g，桃仁 10g，红花 10g，大黄 3g。

【方歌】

> 复元活血汤柴胡，花粉当归山甲珠，
> 桃仁红花大黄草，损伤瘀血酒煎祛。

【证型】气滞血瘀证。

【指征】胸胁部位索条状肿物，色红或皮色正常，脉弦。

【注意】若红肿明显者加金银花30g，蒲公英30g。

结语 治疗血栓性静脉炎时需要注意的问题：

（1）血脉不通而导致患肢肿胀发热，是本病的根本原因，故治疗时不论是清热利湿，还是健脾，都要配合活血化瘀通络之品，这是治疗的关键。

（2）要注意病变的部位，同是静脉炎患者，发于胸腹者多为气滞血瘀证，发于四肢者多为湿热蕴阻证。

（3）本病加减用药：发于上肢者加片姜黄、川芎；发于下肢者加牛膝、木瓜；发于胸胁者加香附、青皮；肿胀明显皮肤光亮者加土茯苓；红肿明显者加金银花、蒲公英；疼痛明显者加乳香、没药；久病气虚者加黄芪、党参。

第四章 皮肤科疾病

一、湿　疹

　　湿疹是指多种皮肤损害，如丘疹、水泡、糜烂、渗液、结痂等同时存在的一种皮肤病。本病常在人体两侧患病，患病部位对称，患病后剧烈瘙痒，病情时好时坏，很容易演变成慢性疾病，中医之"湿疹"、"浸淫疮"、"血风疮"，多指全身的湿疹而言；称为"旋耳疮"者常在耳周发病；"绣球风"是指阴囊湿疹；称为"四弯风"者是指四肢屈侧的湿疹。总之，在躯体某一部位发病的湿疹，仅是部位不同，名称各异而已，治以清热利湿，养血祛风为主。笔者根据其临床疾病的特点和方剂应用的指征，多采用龙胆泻肝汤、胃苓汤。

（一）龙胆泻肝汤

【组成】龙胆草10g，栀子10g，黄芩10g，柴胡10g，生地10g，车前子^(布包)10g，泽泻10g，木通10g，甘草6g，当归10g。

【方歌】

> 龙胆泻肝栀芩柴，生地车前泽泻偕，
>
> 木通甘草当归合，肝经湿热力能排。

【证型】肝胆湿热证。

【指征】发病快，急性湿疹，剧烈瘙痒，舌红苔黄腻，脉弦数。

【注意】临证应用时加金银花15g，竹叶6g。

（二）胃苓汤

【组成】厚朴10g，陈皮10g，苍术10g，甘草6g，猪苓10g，茯苓10g，泽泻10g，白术10g，桂枝10g。

【方歌】

> 平胃苍术陈朴草，燥湿健脾疗效好，
>
> 五苓白术猪茯苓，桂枝泽泻加之好。

【证型】脾虚湿盛证。

【指征】湿疹，糜烂，滋水淋漓，瘙痒难忍，苔白腻，脉缓。

【注意】应用本方治疗湿疹时去桂枝；痒甚者加白鲜皮10g，地肤子10g。

结语　治疗湿疹时需要注意的问题：

（1）皮肤糜烂，滋水淋漓者属湿；皮肤潮红，夹有红斑而痒者属热；瘙痒脱屑者属风。

（2）发于上部者多风，发于下部者多湿。

（3）本病禁忌辛辣发物，颜面部禁用肥皂水洗脸，不用化妆品。

（4）湿疹内服中药效果明显，但亦可配合外用药，如蛇床子 30g，苦参 60g。煎汤洗患处，亦可取得较好疗效。

二、带状疱疹

疱疹是指骤然出现在皮肤上的簇聚成群的水疱或丘疹，痛如火燎，每多缠腰而发的急性疱疹性皮肤病。皮肤上红斑水疱，累累如串珠，中医称为"缠腰火丹"或"蛇串疮"。本病多因肝郁化火，脾经湿热内蕴，外受风热而发。治疗宜疏肝泄火，除湿清热。笔者根据其临床疾病的特点和方剂应用的指征，多采用龙胆泻肝汤、柴芩温胆汤。

（一）龙胆泻肝汤

【组成】龙胆草 10g，栀子 10g，黄芩 10g，柴胡 10g，生地 10g，车前子^(布包) 10g，泽泻 10g，木通 10g，甘草 6g，当归 10g。

【方歌】

> 龙胆泻肝栀芩柴，生地车前泽泻偕，
>
> 木通甘草当归合，肝胆湿热力能排。

【证型】肝胆湿热证。

【指征】带状疱疹。

【注意】本病疼痛难忍，可配合外用药，如牛黄解毒丸，用凉开水化为糊状，外涂疱疹，效果更佳。

（二）柴芩温胆汤

【组成】柴胡 10g，黄芩 10g，竹茹 10g，半夏 10g，陈皮 10g，龙胆草 10g，夜交藤 30g，枳壳 10g，竹叶 10g，滑石 10g。

【方歌】

> 柴芩温胆半夏陈，枳茹龙胆夜交藤，
>
> 加入竹叶与滑石，肝胆湿热此方通。

【证型】肝气郁结，痰火阻滞证。

【指征】带状疱疹。

【注意】应用本方加橘叶 10g，效果更佳。同时可配合耳针，在耳廓压痛点留针 5 小时左右，至痛止起针。

结语　治疗带状疱疹时需要注意的问题：

（1）本病的主症有剧烈刺痛，带状丘疱疹，色红明亮，内含澄清的液体，此为带状疱疹的诊断依据。

（2）本病疼痛剧烈难忍，尤其是年老体弱者，可持续数月，因此止痛显得十分重要，故当配合外治法，如牛黄解毒丸外涂患处或耳针治疗等，均可取得止痛效果。

三、黄　水　疮

黄水疮又称"脓疱疮"或"滴脓疮"，发于夏秋季节，易发生于儿童中，症见头面、四肢甚至全身有水疮脓疱，且易破溃，流出脓性分泌物，结成脓痂。多因暑湿邪毒侵袭，肺胃蕴热，两热相合，郁结皮肤而成，故治疗上以清热化湿为主。笔者根据其临床疾病的特点和方剂应用的指征，多采用防风通圣散、参苓白术散。

（一）防风通圣散

【组成】防风 10g，大黄 3g，芒硝 6g，麻黄 6g，荆芥 6g，白芍 10g，甘草 6g，桔梗 10g，栀子 10g，川芎 10g，生石膏 15g，滑石 12g，薄荷 3g，黄芩 10g，白术 10g，连翘 10g，当归 10g。

【方歌】

> 防风通圣大黄硝，荆芥麻黄栀芍翘，
> 甘桔芎归膏滑石，薄荷芩术力偏饶，
> 表里交攻阳热盛，外科疡毒总能消。

【证型】湿热郁表证。

【指征】脓疱疮，便秘，舌苔黄腻，脉滑数。

【注意】本方水煎两次，第一煎分 3 次服，第二煎外洗用。

（二）参苓白术散

【组成】党参 10g，茯苓 10g，白术 10g，扁豆 10g，陈皮 10g，山药 10g，甘草 6g，莲子 10g，砂仁 10g，薏苡仁 15g，桔梗 6g，大枣 5 枚。

【方歌】

> 参苓白术扁豆陈，山药甘莲砂薏仁，
> 桔梗上浮兼保肺，枣汤调服益脾神。

【证型】脾虚湿盛证。

【指征】脓疱稀疏，舌质淡白，舌苔薄白，脉濡缓。

【注意】若脉虚大者改用芪脉二妙汤，加防己 10g，外用牛黄解毒丸冷开水化开外涂患处。

结语　治疗黄水疮时需要注意的问题：

（1）要明确诊断，应与水痘相鉴别，本病初起红斑或水疮由米粒大至黄豆大不等迅速变为脓疱，流出黄水。

（2）以脓疱的多少，糜烂面色泽的鲜污，以及病程的长短，辨其虚实。

（3）湿热熏蒸是本病的基本病机，因此在治疗上以清热化湿为主。反复发作，脾虚湿盛者，宜健脾渗湿。

（4）病变处禁用水洗，避免搔抓，以免传播，幼儿园、托儿所在夏季对儿童定期检查，发现患儿，立即隔离治疗，有条件者，每日洗澡 1～2 次，浴后涂痱子粉，保持皮肤清洁、干燥，预防发病。

四、白 屑 风

白屑风是指以头皮瘙痒，散在性脱发，脱白屑，白屑脱落后又生长为主要临床表现的疾病；其中生于面部，皮肤瘙痒，脱细小白屑，皮肤干燥，有时发红者称为"面游风"，现代医学称"脂溢性皮炎"，多由血燥，过食辛辣、厚味致使阳明胃经积热，积湿，湿热内生，蕴结肌肤而成，或由风邪侵入毛孔，头发失夫濡养而成。皮疹好发于人体皮脂腺较多的部位，如头皮、前额、耳后等处，重则可泛发全身，分干、湿两型，干性者为干性多脂的小鳞屑，类似糠秕状。湿性者为潮湿性丘疹，红斑，其鳞屑略带黄色。笔者根据其临床疾病的特点和方剂应用的指征，多采用芩连平胃散、滋燥养营汤。

（一）芩连平胃散

【组成】黄连 10g，黄芩 10g，厚朴 10g，陈皮 10g，苍术 10g，甘草 6g。
【方歌】

> 芩连平胃散，胃肠湿热安。

【证型】胃肠湿热证。
【指征】皮疹油腻，潮湿瘙痒，少量渗液外溢。
【注意】痒甚者加茵陈 15g，地肤子 15g。

（二）滋燥养营汤

【组成】生地 15g，熟地 15g，黄芩 10g，甘草 6g，当归 10g，白芍 10g，秦艽 10g，防风 6g。
【方歌】

> 滋燥养营两地黄，芩甘归芍及艽防，
> 爪枯肤燥兼风秘，火燥津伤血液亡。

【证型】血虚风燥证。
【指征】皮肤干燥，头发干枯，稀疏，瘙痒，头皮较多，鳞屑，脱落。
【注意】本病证属阴血亏虚，忌食辛辣。

结语 治疗白屑风时需要注意的问题：

（1）本病因脾胃湿热，血热化燥而成，论治关键在于调理脾胃，养血润燥，脾胃健运则湿热自除，营血充足则瘙痒易消。

（2）若因搔抓感染而生疖肿者，宜先用五味消毒饮及其他清热解毒之品治疗。

（3）本病忌食辛辣之品，少食油腻之品，多食蔬菜，不要用刺激性的肥皂洗患处。

（4）本病除内服药外，可外用药物治疗，如白屑风洗方（苍耳子 30g，苦参 15g，王不留行 30g，明矾 9g）水煎外洗，1 剂洗 2 日，每日洗 2 次。

五、荨 麻 疹

荨麻疹是指发病迅速，消退亦快，皮肤出现粉红色或白色风团，瘙痒剧烈，少数患者可伴有发热，腹痛等症状的皮疹。中医称"瘾疹"、"风疹块"。本病多因阳气虚而出汗，汗后遭受风热或风寒之邪侵袭，肠胃不和，气血卫外不固，血虚生风而发病。笔者根据其临床疾病的特点和方剂应用的指征，多采用消风散、桂麻各半汤、桂枝大黄汤治疗。

（一）消风散

【组成】羌活 6g，防风 6g，荆芥 6g，川芎 10g，厚朴 10g，党参 10g，茯苓 10g，陈皮 10g，甘草 6g，僵蚕 10g，蝉衣 10g，藿香 10g。

【方歌】

> 消风散内羌防荆，芎朴参苓陈草并，
> 僵蚕蝉蜕藿香入，为末茶调或酒行。

【证型】风热客表证。

【指征】荨麻疹，皮肤瘙痒，遇风加重。

【注意】本方疗效较差时加清茶一撮。

（二）桂麻各半汤

【组成】桂枝 5g，白芍 5g，甘草 3g，生姜 2 片，大枣 3 枚，麻黄 5g，杏仁 5g。

【方歌】

> 桂麻各半汤，风疹此方良。

【证型】风寒客表证。

【指征】皮疹发白，遇风、遇冷加重，脉浮紧。

【注意】本方是由桂枝汤合麻黄汤而成，剂量各半。

（三）桂枝大黄汤

【组成】桂枝 10g，白芍 10g，甘草 10g，生姜 3 片，大枣 7 枚，大黄 6g。

【方歌】

> 桂枝汤治太阳风，芍药甘草姜枣同，
> 增入大黄名亦示，表里通攻此方通。

【证型】营卫不和，胃肠实热证。

【指征】荨麻疹，大便秘结，脉浮缓。

【注意】应用本方大黄剂量不可低于 5g。

结语 治疗荨麻疹时需要注意的问题：

（1）荨麻疹分为急性和慢性两种，急性者 1 周可痊愈；慢性者反复发作数月，甚至数年。

（2）本病发生突然，消退也迅速。其特点为风邪外侵，因此治风是本病的基本原则；慢性荨麻疹以养血祛风为主，即治风先治血，血行风自灭。

（3）如发现因某些食物引起发作，应注意禁食此类食物，同时忌辛辣及鱼、虾、蟹之类食物。

六、牛 皮 癣

牛皮癣又称银屑病，中医称为"白疕"，是指以皮疹多成片状，上面覆盖银白色较厚鳞屑为主要临床表现的疾病,因其形状很像松树之皮,故又称松皮癣。本病无传染性,病程较长,呈慢性发展。有时容易反复发病,多因风寒、风热之邪侵袭,营卫失调,气血不和郁于肌肤,或因饮食所致脾不运化,蕴湿生热而致病。若病程日久,气血耗伤,血虚风燥,肌肤失去濡养,则病更难愈。笔者根据其临床疾病的特点和方剂应用的指征,多采用葛根汤、苦白防己汤、防风通圣散。

(一) 葛根汤

【组成】葛根 45g,麻黄 15g,桂枝 10g,白芍 10g,生姜 4 片,大枣 7 枚,甘草 10g。

【方歌】

葛根汤内麻黄裹,二味加入桂枝汤。

【证型】营卫不和,风邪外客证。

【指征】牛皮癣,以上半身为甚,尤其是头部。

【注意】若服药后,有鳞屑脱落较多时,乃为佳象;同时可配合外洗方(苦参 60g,艾叶 15g,花椒 10g)效果更佳。

(二) 苦白防己汤

【组成】苦参 15g,白鲜皮 15g,党参 10g,防己 10g,桂枝 10g,生石膏 15g,甘草 6g,黄芪 15g,白术 10g。

【方歌】

苦白防己汤,芪术甘草方。

【证型】脾虚湿盛证。

【指征】牛皮癣,以下肢为甚。

【注意】本方以下半身的牛皮癣为主,可配合外洗方。

(三) 防风通圣散

【组成】防风 10g,大黄 3g,芒硝 6g,麻黄 6g,荆芥 6g,白芍 10g,甘草 6g,桔梗 10g,栀子 10g,川芎 10g,生石膏 15g,滑石 12g,薄荷 3g,黄芩 10g,白术 10g,连翘 10g,当归 10g。

【方歌】

防风通圣大黄硝,荆芥麻黄栀芍翘,
甘桔芎归膏滑石,薄荷芩术力偏饶,
表里交攻阳热盛,外科疡毒总能消。

【证型】风热郁表证。

【指征】全身牛皮癣,热象偏甚。

【注意】本方用于全身牛皮癣,病情在中后期,配合外洗方效果更佳。

结语 治疗牛皮癣时需要注意的问题:

(1) 本病是一个病情复杂,缠绵难愈的疾病,疾病初期,由风邪所致,大多发病急,来势猛。伤于风者,上先受之,表现为头部为甚,治疗以发散风邪为主,宜葛根汤,麻黄的剂量一定要大,在 10~20g,葛根不可低于 40~60g,如此方能取效。服本方后鳞屑越多,效果越好。

（2）若在病的中期，有热象者，宜用防风通圣散，也就是说，在散风以后，方可应用本方，对全身牛皮癣效果甚佳。

（3）对于后期病变，以下肢牛皮癣为甚者，可用苦白防己汤，本方比较平稳可以久服。

（4）牛皮癣以痒为特点，所以祛风止痒又是治疗本病的一个主要的环节，不管应用以上哪一个方剂，均需要配合外洗方（苦参60g，艾叶15g，花椒10g），若痒甚者加盐一撮。

七、鹅 掌 风

鹅掌风是指在手指屈面或手心发生散在或簇集小水疱，破溃后形成环形鳞屑，触之粗糙，久之整个手心均被累及，或手指间潮湿损害，基底发红，上有大量溢液或灰白色表皮，间有裂隙、疼痛的疾病，西医称手癣。本病多因感受风湿毒邪，久郁化燥，血燥生风，不能营养皮肤而成，故治疗时宜以清热、祛风、除湿、润燥为法。笔者根据其临床疾病的特点和方剂应用的指征，多采用滋燥养营汤，祛风地黄汤。

（一）滋燥养营汤

【组成】生地15g，熟地15g，黄芩10g，甘草6g，当归10g，白芍10g，秦艽10g，防风6g。

【方歌】

滋燥养营两地黄，芩甘归芍及艽防，

爪枯肤燥兼风秘，火燥津伤血液亡。

【证型】心肾阴虚，风湿闭郁证。

【指征】手掌疮壁破裂，形成环状鳞屑久久不愈。

【注意】可配合外洗方（苦参30g，艾叶15g，花椒10g），水煎外洗患处，每日2～3次。

（二）祛风地黄汤

【组成】当归12g，生地15g，元参30g，熟地10g，牡丹皮10g，生首乌15g，白蒺藜15g，僵蚕10g，红花10g，甘草6g，独活6g，枸杞子10g，知母10g。

【方歌】

祛风地黄归二地，元参丹皮首乌依，

蒺藜蚕红草独杞，知母加入鹅掌医。

【证型】心肾阴虚，瘀血阻滞证。

【指征】手掌脱皮，奇痒难忍，昼轻夜重，皮肤干燥，抓之出血，脉弦细。

【注意】若手掌脱皮而成鲜红色，脉细数者，加黄柏6g，亦可外用愈裂霜涂患处。

结语　治疗鹅掌风时需要注意的问题：

（1）本病手掌反复脱皮，故不宜用碱性肥皂洗手。

（2）本病多由足癣传染而得，所以要彻底治疗足癣，消除传染源，并单独使用手巾、脸盆等。

八、结节性红斑

结节性红斑是指发生于小腿伸侧，有红肿压痛的结节性病变，多发生于青年人，以春夏两季为多，其发病原因多为风湿热邪侵袭血络而成，治疗以清热除湿、散风活血为原则。笔者根据其临床疾病的特点和方剂应用的指征，多采用宣痹汤、白虎桂枝汤、防芪五苓汤。

（一）宣痹汤

【组成】防己 15g，滑石 15g，杏仁 15g，连翘 15g，栀子 40g，生苡米 15g，半夏 10g，晚蚕沙 10g，赤小豆 10g。

【方歌】

> 宣痹防己杏苡仁，滑石翘半栀子民，
>
> 赤小豆加晚蚕沙，湿热痹证肢节痛。

【证型】湿热下注，风邪郁表证。

【指征】小腿伸侧或踝关节附近出现樱桃大小，高出于皮肤的结节，按之痛甚，舌苔黄白，脉弦紧。

【注意】应配合外洗方（苦参 30g，艾叶 15g，花椒 10g）；应用本方加海桐皮 10g。

（二）白虎桂枝汤

【组成】生石膏 15g，知母 10g，甘草 6g，粳米 10g，桂枝 10g。

【方歌】

> 白虎汤清气分热，石膏知母草粳入，
>
> 增入桂枝治热痹，红肿热痛此方宜。

【证型】风湿热痹证。

【指征】小腿部高出于皮肤的结节，下肢关节疼痛。

【注意】本方对于风湿性关节痛疗效较好，应用本方以见身热者最佳。

（三）防芪五苓汤

【组成】防己 15g，黄芪 15g，白术 10g，甘草 6g，生姜 3 片，大枣 5 枚，茯苓 10g，猪苓 10g，泽泻 10g，桂枝 10g。

【方歌】

> 防芪五苓汤，湿热不化尝。

【证型】风湿郁表，湿热不化证。

【指征】小腿出现高出于皮肤的紫红色结节，疼痛，按之痛甚，或下肢轻度浮肿。

【注意】若湿热伤阴者可改用大秦艽汤。

结语　治疗结节性红斑时需要注意的问题：

古人云"斑出于胃，疹出于肺"，故治疗结节性红斑当从胃着手，急性期宜用桂枝白虎汤；若病程较久，下肢沉重，宜用防芪五苓汤；若湿热偏甚宜用宣痹汤加海桐皮汤；若病程较久，久久不愈的应考虑风痰入络，或久病入血，可参考应用息风通络汤（钩藤 15g，地龙

15g，香橼 10g，佛手 10g，枳壳 10g，丝瓜络 10g，桑枝 30g，连翘 10g，赤芍 10g）或上中下痛风汤（苍术 10g，黄柏 10g，天南星 10g，桂枝 10g，防己 10g，威灵仙 10g，桃仁 10g，红花 10g，龙胆草 10g，羌活 10g，白芷 10g，川芎 10g，神曲 10g）。

九、红 斑 狼 疮

红斑狼疮是指以慢性局限性皮疹，或同时累及内脏器官为主要表现的自身免疫性疾病。如仅仅表现为局限性慢性皮疹为主，称为盘状红斑狼疮；累及内脏器官，病变呈进行性经过者，称为系统性红斑狼疮，多发于 20～40 岁的女性。中医文献中尚未找到类似红斑狼疮的明确记载，从症状来看，似属中医的"温热发斑"、"痹证"、"水肿"、"心悸"、"胁痛"的范畴。笔者根据其临床疾病的特点和方剂应用的指征，多采用柴桂升降汤、清燥救肺汤、三石汤、麻桂细辛附子汤。

（一）柴桂升降汤

【组成】柴胡 10g，桂枝 10g，干姜 10g，黄芩 10g，天花粉 15g，牡蛎 10g，片姜黄 4g，蝉蜕 10g，僵蚕 10g，大黄 3g，元参 15g，甘草 6g。

【方歌】

> 柴桂升降大黄姜，僵蚕蝉蜕片姜黄，
> 花粉芩草牡蛎裹，加入元参此方良。

【证型】脾胃湿热，风寒郁表证。

【指征】面部、头皮、口唇、项背有淡红色皮疹，有灼热感，夏季日晒加重，脉弦紧。

【注意】临证应用时可加防风 6g。

（二）清燥救肺汤

【组成】党参 10g，甘草 6g，枇杷叶 10g，生石膏 30g，阿胶^(烊化) 10g，杏仁 10g，麦冬 10g，黑芝麻 10g，桑叶 12g。

【方歌】

> 清燥救肺参杷草，石膏胶杏麦芝麻，
> 经霜收下干桑叶，清肺润燥效堪夸。

【证型】肺胃阴伤，风热外袭证。

【指征】面部、头皮、口唇、项背有红色皮疹，夏季日光晒后加重，口燥咽干，舌红少苔，浮滑数。

【注意】临证应用加青蒿 15g，蝉衣 10g。

（三）三石汤

【组成】生石膏 30g，寒水石 15g，滑石 15g，竹茹 10g，金银花 10g，通草 10g，杏仁 6g。

【方歌】

> 三石汤用寒滑膏，银花竹茹杏通草，
> 三焦暑温邪在气，身热汗出不解考。

【证型】湿热弥漫三焦证。

【指征】高热口渴，面部四肢出现水肿性红斑，舌苔黄白厚腻，脉洪大滑数。

【注意】若舌苔黄腻者加黄芩6g。

（四）麻桂细辛附子汤

【组成】麻黄6g，桂枝10g，细辛3g，附子6g，生石膏20g，人参10g，防己10g，大腹皮10g，白茅根40g。

【方歌】

麻桂细辛附子汤，石膏参茅腹己长。

【证型】表寒里热，湿热阻滞，水气弥漫证。

【指征】高热不退，关节疼痛，面部、四肢有水肿性红斑，气短，心悸，水肿，腹痛，脉浮紧数。

【注意】应用本方细辛剂量不宜过大，用量为3g。

结语 治疗红斑狼疮时需要注意的问题：

（1）系统性红斑狼疮，临床表现有皮肤和多脏腑的损害，部分患者有家族史，发病与遗传有关。

（2）本病以皮疹在夏季和日晒后加重为诊断要点，多见于女性，严重的可出现肾脏损害，表现为肾炎。

（3）本病证候复杂，在辨证中还可见到肝肾阴虚，心阴不足的证候，以及热毒炽盛，阴液耗伤的证候，临证要加以辨证施治。

（4）本病患者应避免日光照射，禁食辛辣之品，避免劳累，节制房事。

十、硬皮病

硬皮病是局限性或弥漫性皮肤硬化，并伴有萎缩，色素沉着，甚者或侵及内部器官或组织的疾病，中医称"皮痹"。本病发病原因多与风寒湿闭阻于皮肤有关，因此治疗时宜祛风、散寒、除湿。笔者根据其临床疾病的特点和方剂应用的指征，多采用麻杏薏甘汤、桂枝去芍药加麻黄附子细辛汤。

（一）麻杏薏甘汤

【组成】麻黄10g，杏仁10g，生薏苡仁20g，甘草6g。

【方歌】

麻杏薏甘汤，皮痹此方良。

【证型】风寒湿客于肌表证。

【指征】皮肤发硬，光滑，舌质淡，苔薄白，脉沉细。

【注意】临证应用时加威灵仙3g；若趾指厥冷者加细辛3g，附子3g。

（二）桂枝去芍药加麻黄附子细辛汤

【组成】桂枝10～15g，甘草10g，生姜3片，大枣7枚，麻黄10～15g，附子10～15g，细辛 4g。

【方歌】

桂枝去芍药，麻附细辛汤。

【证型】寒湿内郁，风寒闭塞证。

【指征】硬皮病，胃脘痞满，四肢厥冷，舌淡苔白，脉沉细。

【注意】若效果不佳者可改用右归丸或十四味建中汤。

结语 治疗硬皮病时需要注意的问题：

（1）本病以寒湿为主，因此治疗时必须以温化寒湿为主。

（2）本病患者要加强肢体的防寒保温措施，可配合理疗以改善血液循环。

（3）临证时除以上两个方剂外，还可选用真武汤、右归丸、十四味建中汤、桃红四物汤辨证治疗。

十一、神经性皮炎

神经性皮炎，中医称牛皮癣，是指发生于颈项，甚或肘窝、腘窝、眼睑、会阴、大腿内侧，症见厚而且坚如牛领之皮，局部奇痒的疾病，又称"顽癣"、"干癣"，若出现于大腿内侧者亦称"骑马癣"。本病多因风热阻滞肌肤，风盛血燥，皮肤失去滋养而成。治疗以清热散风，养血润燥为基本原则。笔者根据其临床疾病的特点和方剂应用的指征，多采用荆防蝉菊汤、祛风地黄汤。

（一）荆防蝉菊汤

【组成】荆芥 6g，防风 6g，蝉蜕 6g，菊花 9g，皂角刺 9g，生地 15g，金银花 15g，苦参 10g。

【方歌】

荆防蝉菊皂刺入，生地银花苦参服。

【证型】风热外袭，湿热郁表证。

【指征】突然发病，疹点稀疏、瘙痒，颈项、大腿内侧丘疹肥厚，糜烂结痂，脉濡而数。

【注意】同时配合外洗方（苦参 30g，艾叶 10g，花椒 10g）水煎外洗患处；或艾条熏皮损处，每日 2 次，每次 20 分钟；或梅花针叩打患处，微微出血为度，每日 1 次。

（二）祛风地黄汤

【组成】当归 12g，生地 15g，元参 30g，熟地 10g，牡丹皮 10g，生首乌 15g，白蒺藜 15g，僵蚕 10g，红花 10g，甘草 6g，独活 6g，枸杞子 10g，知母 10g。

【方歌】

祛风地黄归二地，元参丹皮首乌依，

蒺藜蚕红草独杞，知母加入鹅掌医。

【证型】心肾阴虚，瘀血阻滞证。

【指征】神经性皮炎，干燥奇痒，入夜尤甚，脉弦细。

【注意】可配合外用松香、生杏仁各等分，捣细，用布用力在患处搓擦。

结语 治疗神经性皮炎时需要注意的问题：

（1）止痒是治疗本病的重点，急性者宜祛风燥湿清热，慢性者宜养血润燥。

（2）一般皮损潮红而痒者加黄芩、黄连、栀子，皮肤干燥而痒者加元参、生地、首乌。

（3）本病患者保持心情舒畅，避免急躁，忌饮酒，少食辛辣刺激之品，少穿硬衣领服装。

十二、皮肤瘙痒症

皮肤瘙痒症是指以皮肤剧烈瘙痒，搔抓后出现抓痕、血痂、皮肤增厚及苔癣样改变为主要临床表现的疾病，又称"风瘙痒"。本病多因风热郁于肌肤，或血燥生风，肌肤失养，治疗以养血、清热、凉血、祛风为法。笔者根据其临床疾病的特点和方剂应用的指征，多采用丹参银翘饮、祛风地黄汤。

（一）丹参银翘饮

【组成】丹参20g，金银花10g，连翘10g，当归10g，川芎10g，白芍10g，生地10g，薄荷10g，胡麻仁10g。

【方歌】

> 丹参银翘四物汤，薄荷胡麻煎服良。

【证型】风热外袭，蕴郁血分证。

【指征】皮肤瘙痒，夜间为甚，非搔破不能止痒，脉弦细。

【注意】若痒较甚者可加僵蚕3g。

（二）祛风地黄汤

【组成】当归12g，生地15g，熟地15g，元参30g，牡丹皮10g，生首乌15g，白蒺藜15g，僵蚕10g，红花10g，甘草6g，独活6g，枸杞子10g，知母10g。

【方歌】

> 祛风地黄归二地，元参丹皮首乌依，
> 蒺藜蚕红草独杞，知母加入鹅掌医。

【证型】血虚肝旺，燥热生风证。

【指征】全身瘙痒，反复不愈，夜间尤甚，烦躁失眠，舌质红，脉弦细数。

【注意】若病程长而瘙痒不十分剧烈时，可用独活6g，元参10g，骨碎补10g。煎服。

结语 治疗皮肤瘙痒症时需要注意的问题：

（1）要抓住主要症状，明确诊断。本病以全身瘙痒，夜间为甚，非搔破不能止痒为特点。

（2）风祛痒自止，故祛风是治疗本病的重要方法。若久病，宜养血、润燥、止痒。

（3）本病忌饮酒类，鱼、虾、蟹等动风发物也应少食，多吃水果、蔬菜，内衣要柔软、宽松。

十三、粉刺

粉刺（痤疮）是指以颜面、胸、背等处，出现丘疹，可挤出呈碎米样白色粉物质为主要表现的疾病，又称"面疮"。本病好发于青春期的男女，大多自然痊愈，其病因多为肺经风热或肠胃湿热致脾失健运，痰热凝滞肌肤。治疗时除注意化痰除湿外，对肺经风热者宜疏风清热，肠胃湿热者宜清热化湿通腑，脾失健运者宜健脾化湿。笔者在临床上根据疾病的特点和方剂应用的指征，多采用柴胡加龙骨牡蛎汤、柴胡桂枝干姜汤。

（一）柴胡加龙骨牡蛎汤

【组成】柴胡 10g，黄芩 10g，半夏 10g，党参 10g，甘草 6g，生姜 3 片，大枣 5 枚，桂枝 10g，茯苓 15g，熟大黄 3g，龙骨 15g，牡蛎 15g。

【方歌】

> 柴胡龙骨牡蛎汤，党参半夏甘草从，
> 更加黄芩同姜枣，桂枝茯苓熟军康。

【证型】肝气郁结，三焦运化失职证。

【指征】面部痤疮，每当情志抑郁或大便秘结时增多，脉弦紧。

【注意】用本方治疗痤疮时必须加生薏米 30g。

（二）柴胡桂枝干姜汤

【组成】柴胡 10g，桂枝 10g，干姜 3g，黄芩 10g，天花粉 10g，牡蛎 10g。

【方歌】

> 柴胡桂枝干姜汤，黄芩花粉牡蛎裹。

【证型】脾失健运，痰湿不化证。

【指征】痤疮反复发作，久久不愈，皮色红而不鲜，纳呆，食减，疲乏无力，口干，口黏，脉濡缓。

【注意】应用本方治疗痤疮时加生薏米 15g。

结语 治疗粉刺时需要注意的问题：

（1）本病由皮脂分泌旺盛所致，因此在治疗中，在清肺热祛风的基础上，要健脾除湿清热，若肝气郁结，宜疏肝理气为先。

（2）本病一般到 30 岁左右可痊愈。

（3）禁止挤压皮疹，经常用温水或硫黄皂洗面部，不食或少食油腻及辛辣食物，多吃新鲜蔬菜和水果。

十四、脱　发

脱发又称油发，指头发突然脱落，头皮发痒，脱发区呈圆形或不规则形，小如指甲，大如钱币，甚或全秃。眉毛、胡须均完全脱落的疾病，又称"鬼剃头"。西医称"斑秃"。本病有的可以治愈，有的头发需持续数月或更长的时间才能再生，多因血虚失养，风邪外袭，或肝肾不足所引起，治疗时以养血祛风，补益肝肾为法。笔者根据其临床疾病的特点和方剂应用的指征，多采用麻菊散、丹栀逍遥散。

（一）麻菊散

【组成】天麻 10g，菊花 10g，钩藤 15g，薄荷 3g，当归 10g，川芎 10g，白芍 10g，生地 15g，龙骨 10g，牡蛎 10g。

【方歌】

麻菊散中用四物，钩藤薄荷加龙牡。

【证型】血虚生风证。

【指征】脱发，心悸，汗出，或手足麻木，脉弦细。

【注意】本方可用于产后手足抽搐、末梢神经炎、面神经麻痹、动脉硬化的手足麻木等属于血虚风动证型者。

（二）丹栀逍遥散

【组成】柴胡 10g，当归 10g，白芍 10g，茯苓 10g，白术 10g，甘草 6g，生姜 3 片，薄荷 3g，牡丹皮 10g，栀子 10g。

【方歌】

逍遥散用当归芍，柴苓术草加姜薄，

散郁除蒸功最奇，调经加入丹栀著。

【证型】肝郁血虚，郁而化火证。

【指征】脱发，五心烦热，失眠，舌红，脉弦细。

【注意】若头发干枯者加何首乌 15g，女贞子 15g；同时外用侧柏叶 15g。煎汤外洗。

结语 治疗脱发时需要注意的问题：

（1）本病主要是血不荣发，故养血、润燥、生发为治疗本病的主要方法，若痒甚者，可配合祛风止痒的药物。

（2）若脱发严重者可用鲜姜外擦每日 1 次，或用梅花针叩击，以微微出血为佳。

（3）若病程较久或有外伤史，伴有头痛者，可采用理气活血的方法，如复元活血汤等。

（4）侧柏叶对脱发有较好疗效，可将其泡入 6% 酒精中，7 天后滤取药液备用，外擦患处。

十五、鱼 鳞 病

鱼鳞病，中医称"蛇皮病"、"蛇身"、"鱼鳞风"，多见于儿童，有明显的遗传性，以皮肤干燥、有鱼鳞状或蛇皮状鳞屑为特征，冬重夏轻。本病由于肝肾不足，脾肺虚弱，精亏血少，腠理过密，皮肤脉络失畅，皮毛失于濡养所致。治疗以疏泄腠理，滋补肝肾为法。笔者根据其临床疾病的特点和方剂应用的指征，多采用滋燥养营汤、鱼鳞方。

（一）滋燥养营汤

【组成】生地 15g，熟地 15g，黄芩 10g，甘草 6g，当归 10g，白芍 10g，秦艽 10g，防风 6g。

【方歌】

滋燥养营两地黄，芩甘归芍及艽防，

爪枯肤燥兼风秘，火燥津伤血液亡。

【证型】心肾阴虚，风湿闭郁证。

【指征】鱼鳞病，皮肤干燥，疲乏无力。

【注意】本方可用于鹅掌风。

（二）鱼鳞方

【组成】生黄芪 50g，黑芝麻 40g，丹参 25g，地肤子 25g，当归 20g，生地 20g，熟地 20g，枸杞子 20g，何首乌 20g，白鲜皮 20g，生山药 15g，苦参 15g，防风 15g，川芎 10g，桂枝 10g，蝉衣 10g，甘草 10g。

【方歌】

鱼鳞芝麻丹参苦，芎归二地桂枸杞，

首乌山药芪防风，地肤白鲜草蝉衣。

【证型】阴虚风燥证。

【指征】鱼鳞病。

【注意】本方可按比例制成蜜丸，每丸 10g，早晚各 1 丸，常服到皮肤正常为止。

结语 治疗鱼鳞病时需要注意的问题：

（1）首先掌握本病的特点，即皮肤发干、粗糙、鳞屑多似鱼鳞，有时鳞屑间见白色沟纹，呈网状，皮损多见于四肢伸侧，下肢尤其明显。

（2）由于本病多由肝肾阴虚，血虚生风，肌肤失养而成，故不宜过食辛辣食物，损伤阴液。

十六、白　癜　风

白癜风是指皮肤颜色变白，呈局限性白色斑片的疾病。其面积小如针头，大如手掌，甚至发于全身各部，其表面平滑无鳞屑，大多不痒不痛，或稍有痒感，又称"白驳风"，中医称为"白斑"。本病多因风邪搏于皮肤，久而不去，血气失和而成，故治疗时宜散风邪佐以养血。笔者根据其临床疾病的特点和方剂应用的指征，多采用麻黄连翘赤小豆汤、柴胡桂枝干姜汤。

（一）麻黄连翘赤小豆汤

【组成】麻黄 10g，连翘 15g，赤小豆 30g，桑白皮 15g，杏仁 10g，甘草 6g，生姜 3 片，大枣 5 枚。

【方歌】

麻黄连翘赤小豆，桑杏姜草大枣投。

【证型】风寒袭表，气血失和证。

【指征】全身各部皮肤逐渐变白，小者如针尖，大者如手掌，不痒不痛，脉浮紧。

【注意】用本方治疗白癜风时加白蒺藜 12g，或用白蒺藜 250g，菟丝子 100g，共为粗末，每日 3 次，每次 6g，开水冲服。

（二）柴胡桂枝干姜汤

【组成】柴胡 10g，桂枝 10g，黄芩 10g，干姜 10g，天花粉 10g，牡蛎 10g。

【方歌】

柴胡桂枝干姜汤，黄芩花粉牡蛎裹。

【证型】肝气不舒，湿热不化证。

【指征】白癜风，苔白，脉弦。

【注意】用本方治疗白癜风时加白蒺藜 15g，沙苑子 15g。或用白蒺藜、沙苑子各等份，共为细末，每日 3 次，每次 6g，开水冲服。或用 25%补骨脂酊外涂患处，或核桃青皮外涂患处。

结语　治疗白癜风时需要注意的问题：

（1）本病是由于气滞血凝，气血不能充养肌肤所致，治疗强调疏通脉络，使风祛血行。必要时配合外用药，如补骨脂酊外擦。

（2）沙苑子、白蒺藜是治疗本病的要药。沙苑子补肾强阴单味研末，同煮猪肝服食，亦能治疗本病，屡用屡效。

十七、面部色斑

面部色斑是指皮内色素增多，发生在面部黑色斑样的疾病，其夏季显著，冬季变淡或消失，故又名"夏日斑"。本病多因肝郁血虚，暑热夹风所致，故治疗时宜疏肝养血，祛风除湿。笔者根据其临床疾病的特点和方剂应用的指征，多采用蒿芩清胆汤、丹栀逍遥散。

（一）蒿芩清胆汤

【组成】青蒿 15g，黄芩 10g，竹茹 10g，枳壳 10g，半夏 10g，陈皮 10g，赤茯苓 10g，滑石 18g，甘草 6g，青黛 3g。

【方歌】

俞氏蒿芩清胆汤，陈皮半夏竹茹裹，

赤苓枳壳兼碧玉，湿热轻宣此法良。

【证型】肝胆湿热，痰湿郁滞证。

【指征】面部色斑，五心烦热，失眠，脉滑数。

【注意】本方含碧玉散（滑石 18g，甘草 6g，青黛 3g）。

（二）丹栀逍遥散

【组成】柴胡 10g，当归 10g，白芍 10g，茯苓 10g，白术 10g，甘草 6g，生姜 3 片，薄荷 3g，牡丹皮 10g，栀子 10g。

【方歌】

逍遥散用当归芍，柴苓术草加姜薄，

散郁除蒸功最奇，调经加入丹栀著。

【证型】肝郁血虚，冲任失养证。

【指征】面部色斑，月经不调，五心烦热，脉弦细。

【注意】若阴虚有热者，可改用黑丹栀逍遥散。

结语　治疗面部色斑时需要注意的问题：

面部色斑多见于女性患者，大多兼有月经不调，或产后过度劳累。因此治疗以疏肝养血，祛痰除湿为主。有痛经或月经不调者，首先应该调理月经，月经正常则色斑可自除。

第五章 妇科疾病

一、月经过多

月经过多指周期正常，经量明显超过本人平时原有经量，或行经时间延长，下血总量增多的病证。本病多因中气虚弱，不能摄血，或热动血海，迫血妄行或瘀血停滞所致。治疗原则：经期以摄血为主，平常宜调理经血。笔者根据其临床疾病的特点和方剂应用的指征，多采用补中益气汤、归脾汤。

（一）补中益气汤

【组成】黄芪 15g，白术 10g，陈皮 3g，升麻 6g，柴胡 6g，党参 10g，甘草 6g，当归 3g。

【方歌】

补中益气芪术陈，升柴参草当归身。

【证型】气不摄血证。

【指征】月经量多，面色㿠白。

【注意】用本方治月经过多时加墨旱莲 10g。应用此方，陈皮、当归剂量不可超过 3g，尤其对中学生月经过多效果甚佳。

（二）归脾汤

【组成】党参 10g，白术 10g，黄芪 15g，当归 10g，甘草 6g，茯神 10g，远志 10g，炒枣仁 10g，木香 3g，龙眼肉 10g，生姜 3 片，大枣 5 枚。

【方歌】

归脾汤用参术芪，归草茯神远志随，
酸枣木香龙眼肉，煎加姜枣益心脾。

【证型】心脾不足，气血俱虚证。

【指征】月经量多，甚至贫血，行经十余日，心悸。

【注意】本方可用于崩漏证。

结语 治疗月经过多时需要注意的问题：

（1）本病辨证以量多为特点，一般量多色淡，属气虚；量多色鲜红，属血热；色黑有血块，腹痛，是瘀血。据笔者临床经验，二者以第一者为多。

（2）本病的治疗原则，经期以摄血、止血为主。目的在于减少血量，防止失血伤阴，多用补中益气汤、归脾汤一类的方剂。血热量多者可用保阴煎，血瘀量多者可用失笑散。

二、痛 经

痛经是指以月经期间或行经前后周期性出现小腹疼痛为主要临床表现的疾病。痛经是妇女常见病之一，尤以青壮年妇女为多见。痛经发生时多伴有全身其他症状，如乳房肿胀或胀痛、恶心、呕吐、腰酸，严重者剧痛难忍，并出现面色苍白，冷汗淋漓，手足厥冷。本病多因情志郁怒，经期感受寒凉、湿热等因素导致冲任瘀阻。治疗以调理气血、冲任为主。若在月经将至或月经期间仅感下腹部或腰部轻微的胀痛不适，这是常有的生理现象，不属病证。笔者根据其临床疾病的特点和方剂应用的指征，多采用小柴胡加减汤、温经汤。

（一）小柴胡加减汤

【组成】柴胡 10g，黄芩 10g，半夏 10g，党参 10g，甘草 6g，生姜 3 片，大枣 5 枚，当归 10g，白芍 10g，香附 10g，乌药 10g，青皮 10g。

【方歌】

> 加减小柴胡，乌药当归芍，
>
> 香附加青皮，经期腹痛医。

【证型】肝气不舒，瘀血阻滞证。

【指征】痛经，甚者恶心呕吐，经行不畅，有血块，脉弦。

【注意】若腹痛较重，面色苍白，冷汗淋漓时，可外贴宝宝一贴灵（丁桂儿脐贴）；针刺内关、委中，交叉针刺。

（二）温经汤

【组成】当归 10g，白芍 10g，吴茱萸 6g，川芎 10g，生姜 3 片，半夏 10g，牡丹皮 10g，麦冬 10g，党参 10g，甘草 6g，阿胶^(烊化)10g，桂枝 10g。

【方歌】

> 温经归芍桂萸芎，姜夏丹皮并麦冬，
>
> 参草扶脾胶益血，温经散寒宜调经。

【证型】阳虚内寒证。

【指征】经期小腹冷痛，喜按，得热痛减，经量少，经色暗，舌苔白润，脉沉。

【注意】若手足冷，面色青白，舌质淡嫩，去麦冬、阿胶。外用生姜 10g，大蒜 2 瓣，葱白 1 根，食盐适量，一并捣如糊状，贴于脐上，用胶布固定，热水敷脐上。

结语 治疗痛经时需要注意的问题：

（1）痛经患者应少食寒凉、生冷或刺激性食物，经期注意腹部保暖，不宜游泳涉水，防止寒邪侵袭，经期禁止房事。

（2）给予精神安慰，保持心情舒畅，切勿预先畏惧疼痛发生。若疼痛剧烈时应卧床休息。

（3）若腹痛突然发作，可服姜汤水，以缓解疼痛。

三、闭 经

闭经是指妇女月经中断 3 个月以上的疾病。其中 18 岁以上月经尚未初潮者，称为原发性闭经；潮后出现连续 3 个月未行经者称为继发性闭经，两者均为病理性闭经。如妊娠期妇女、哺乳期妇女，以及室女，肾气未实，在初潮后往往间断半年以上的停经，均属生理性，不属疾病，如无其他不适则不作闭经论治。此外，因生活环境的变迁，精神因素的影响，也可出现暂时性的闭经，尚无其他不适者亦可暂不作治疗。对于先天性生殖发育异常或后天器质性损伤而无月经者，非药物所能奏效，非本节论述范围。病理性闭经的原因多为肾气不足，肝血虚少，心脾不足，失血以及血为寒凝，痰湿阻滞。治疗原则：虚者补而通之，或补肝肾，或养气血；实者泻而通之，或活血化瘀，或理气行滞。笔者根据其临床疾病的特点和方剂应用的指征，多采用参芪丹鸡黄精汤、血府逐瘀汤。

（一）参芪丹鸡黄精汤

【组成】黄芪 30g，当归 10g，丹参 30g，党参 10g，苍术 15g，白术 10g，陈皮 10g，青皮 10g，生地 10g，柴胡 10g，黄精 10g，莪术 10g，三棱 10g，薄荷 3g，夜交藤 30g，鸡血藤 15g。

【方歌】

> 参芪丹鸡黄精汤，地归薄荷白术苍，
> 柴棱莪交青陈皮，老师传方学生记。

【证型】气血俱虚，气滞血瘀证。

【指征】闭经，腹胀，体重增加，脉沉。

【注意】若腹胀明显者加消胀散。

（二）血府逐瘀汤

【组成】当归 10g，生地 10g，桃仁 10g，红花 10g，赤芍 10g，枳壳 10g，甘草 6g，柴胡 10g，川芎 10g，桔梗 10g，牛膝 15g。

【方歌】

> 血府当归生地桃，红花甘草壳赤芍，
> 柴胡川芎桔牛膝，宽胸理气活血瘀。

【证型】气滞血瘀证。

【指征】月经数月不行，精神忧郁，烦躁易怒，胸胁胀痛。

【注意】活血之剂应在补益的基础上应用，但不可久用。

结语 治疗闭经时需要注意的问题：

（1）首先应该排除生理性停经，特别注意与早孕相鉴别。

（2）闭经的治疗原则是以通为主，又当根据病证，虚者补而通之，实者泻而通之，不可一味采用攻下药，或一味峻补反燥涩精血。

（3）闭经一证临床以虚者多见，实者亦多虚中夹实，故治疗当以补气养血，调补肝肾，佐以行气活血为大法。

四、经行乳房胀痛

经行乳房胀痛是指妇女在经期，或月经前后出现乳房胀痛为主的疾病。本病多由七情内伤，肝气胀结，肝肾阴虚所致。治疗以疏肝理气，滋养肝肾为原则。笔者根据其临床疾病的特点和方剂应用的指征，多采用柴胡橘叶煎、一贯煎。

（一）柴胡橘叶煎

【组成】柴胡 10g，橘叶 10g，当归 10g，赤芍 10g，青皮 10g，陈皮 10g，瓜蒌 15g。

【方歌】

柴胡橘叶归赤芍，青陈瓜蒌此方妙。

【证型】肝郁气滞证。

【指征】经前乳房胀痛，胸胁胀满，苔白，脉弦。

【注意】若心烦易怒，口苦口干，脉弦数才可改用丹栀逍遥散。

（二）一贯煎

【组成】沙参 10g，麦冬 10g，当归 15g，生地 10g，川楝子 10g，枸杞子 15g。

【方歌】

金沙子一贯当地麦。

【证型】肝肾阴虚证。

【指征】经前、经期、经后乳房胀痛，腰膝酸软，两目干涩，五心烦热，舌红少苔，脉细数。

【注意】乳房胀痛随月经周期反复发作，经后逐渐消失是本病的特点；若乳房有结节或肿块，经后不能消失者应及早防治。

结语 治疗经行乳房胀痛时需要注意的问题：

（1）经行乳胀，临床有虚实之别，实证多痛于经前，按之有块，经后乳房胀痛渐止；虚证多痛于行经之后，按之乳房柔软无块。

（2）本病患者心胸要开阔，解除顾虑，避免不良刺激。乳房、乳头胀痛者，内衣宜宽畅舒适柔软，局部结合按摩。

（3）本病患者可常用陈皮、佛手各 15g，泡茶饮用。

五、更年期综合征

更年期综合征是指部分妇女，在绝经前后，出现一些与绝经有关的证候，如眩晕、耳鸣、烘热汗出、心悸、失眠、烦躁易怒、潮热或面目下肢浮肿、纳呆便溏、或月经紊乱、情志不宁等，又称绝经前后诸症。这些证候往往轻重不一，有的持续时间长，有的持续时间短，短则一年左右，长者延缓数年，甚者可影响生活和工作。本病多为肾气虚衰，冲任空虚所致，治疗以补益、疏肝为法。笔者根据其临床疾病的特点和方剂应用的指征，多采用十四味温胆汤、天王补心丹。

（一）十四味温胆汤

【组成】黄芪 15g，当归 6g，麦冬 10g，党参 10g，五味子 10g，陈皮 10g，半夏 10g，茯苓 10g，甘草 6g，竹茹 10g，枳实 10g，石菖蒲 10g，远志 10g，生地 10g。

【方歌】

自拟十四温胆汤，芪当参麦五味子，

陈夏苓草竹茹实，菖蒲远志生地行。

【证型】气阴俱虚，痰郁气结证。

【指征】月经先后不定期，头晕，耳鸣，面部烘热，五心烦热，脉濡缓。

【注意】若阴虚证候明显者可改用左归饮（熟地 15g，山药 10g，枸杞子 10g，山萸肉 10g，茯苓 10g，甘草 6g）。

（二）天王补心丹

【组成】党参 10g，元参 15g，丹参 15g，茯苓 10g，五味子 10g，远志 10g，桔梗 10g，当归 6g，天冬 10g，麦冬 10g，柏子仁 10g，炒枣仁 15g，生地 15g，朱砂 3g。

【方歌】

补心丹用柏子仁，二冬归地与三参，

桔苓远志朱砂蜜，枣味酸收安心神。

【证型】心肾不交证。

【指征】心悸，怔忡，失眠多梦，健忘，情志失常。

【注意】本方既可作汤剂又可作丸剂。

结语　治疗更年期综合征时需要注意的问题：

（1）在精神上给予安慰，避免出现急躁忧郁和恼怒的情绪，说服患者要心情开朗，注意调节与周围人的关系。

（2）经期要注意休息，保持室内清静，睡眠要充足。

六、带　下　病

带下病是指以妇女阴道流出分泌物过多，如涕唾，绵绵不断为主要临床表现的疾病，并可引起全身不适症状。若发育期，经期前后或妊娠初起白带相应增多者，不作病论；如果带下量多，颜色深黄、淡黄，或混有红色，或有微青绿色或微黑色，质黏稠如脓，或清稀如水，气味腥燥，臭秽或恶臭者归为带下病范畴。本病主要由脾虚肝郁，湿热下注或肾气不足，下元亏损，或感受湿毒所致。临床上以白带、黄带、赤白带多见，其治疗以健脾、升阳、除湿为主，佐以疏肝、固肾、清热解毒、固涩止带等法。笔者根据其临床疾病的特点和方剂应用的指征，多采用完带汤、止带汤。

（一）完带汤

【组成】白术 40g，苍术 10g，山药 30g，党参 10g，白芍 10g，甘草 6g，车前子^(布包)10g，陈皮 3g，黑芥穗 3g，柴胡 3g。

【方歌】

完带二术山药参，芍药甘草车前陈，

芥穗柴胡共为用，妇人白带此方珍。

【证型】脾虚证。

【指征】带下色白或淡黄，质黏稠，无臭气，脉缓。

【注意】若带下色黄黏稠者，乃湿蕴化热，宜清热利湿止带，可用加减易黄汤[山药30g，芡实30g，黄柏6g，车前子^(布包)3g，白果10g]治疗。

（二）止带汤

【组成】猪苓10g，茯苓10g，车前子^(布包)10g，泽泻10g，茵陈15g，赤芍10g，牡丹皮10g，黄柏10g，栀子10g，牛膝10g。

【方歌】

止带二苓车前泽，茵陈赤芍丹皮合，

黄柏栀子牛膝入，湿热带下效最可。

【证型】湿热下注证。

【指征】带下量多，色黄，质黏有臭气，胸满，口黏，苔黄腻，脉濡数。

【注意】若阴痒甚者，加金银花15g，连翘12g，蒲公英15g；若带下黄绿臭秽，阴痒，心烦，易怒，可改用龙胆泻肝汤；白带较多，阴痒较甚者可用外洗方（蛇床子15g，苦参30g，黄柏10g，白矾3g）水煎外洗，每日2次。

结语　治疗带下病时需要注意的问题：

（1）首先要辨别带下的量、色、质、气味，一般带下色白质稀者属脾虚；色白质稠者为脾虚痰湿；色白质清如水为肾阳虚衰；色黄量多、质稠臭秽多为湿热下注；带下赤色多为阴虚内热，正如《诸病源候论》所说："冷者多白，热者多赤。"

（2）治疗带下病以祛湿为主，湿热者宜清热利湿；脾肾两虚者，宜调补脾肾。治脾宜升宜燥，治肾宜补宜涩。

七、妊娠恶阻

妊娠恶阻是指以妇女受孕后，出现恶心呕吐，头晕厌食为主要表现的疾病。西医称"妊娠呕吐"。一般在怀孕50天至3个月时多见，也有少数孕妇一直持续到妊娠晚期。多因受孕后阴血偏虚，阳气偏亢，同时胎体渐长，影响气机之升降，冲脉之气上逆，胃失和降所致。治疗原则为调气和中，降逆止呕。笔者根据其临床疾病的特点和方剂应用的指征，多采用妊娠止呕汤、苏曲二陈汤。

（一）妊娠止呕汤

【组成】白术10g，厚朴10g，陈皮10g，生姜3片，半夏10g，紫苏10g，砂仁10g。

【方歌】

妊娠止呕术陈朴，姜夏紫苏砂仁服。

【证型】脾胃虚弱证。

【指征】妊娠恶心呕吐，舌淡苔白，脉缓无力。

【注意】妊娠呕吐药宜少量频服，以免顿服即吐。

（二）苏曲二陈汤

【组成】苏叶 6g，神曲 10g，半夏 10g，陈皮 10g，茯苓 10g，黄芩 3g，砂仁 10g，白术 10g。

【方歌】

苏曲二陈少甘草，芩砂术合止呕妙。

【证型】肝胃不和证。

【指征】妊娠呕吐，呕吐酸水，心烦纳呆，脉弦。

【注意】本方亦可用于经期呕吐。

结语 治疗妊娠呕吐需要注意的问题：

（1）本病的治疗原则以调气和中，降逆止呕为主，并注意饮食和情志的调畅。

（2）严重妊娠呕吐者，出现黄疸，晕厥，眼底出血时应考虑终止妊娠。

（3）妊娠期间也有其他原因引起呕吐的，如胃炎、阑尾炎，应注意鉴别。

（4）妊娠呕吐者，服药方法宜少量频服。

八、妊娠腹痛

妊娠腹痛是指妊娠期间以小腹疼痛为主症的病证。多因血虚气郁，虚寒等致胞脉受阻或失养，气血运行不畅所致。严重者可损害胎元。治疗以调气血，止腹痛，安胎为主。笔者根据其临床疾病的特点和方剂应用的指征，多采用当归芍药散、胶艾汤。

（一）当归芍药散

【组成】当归 10g，白芍 10g，川芎 10g，白术 10g，泽泻 10g，茯苓 10g。

【方歌】

当归芍药散川芎，茯苓白术泽泻同，
主治妊娠腹痛症，疏理肝脾有奇功。

【证型】肝血不足证。

【指征】妊娠腹痛，脉弦，或弦细滑。

【注意】临床应用可加桑寄生 15g，阿胶(烊化) 10g。

（二）胶艾汤

【组成】阿胶(烊化) 10g，艾叶 10g，当归 10g，甘草 10g，白芍 10g，生地 10g，川芎 6g。

【方歌】

补血暖宫胶艾汤，四物需加甘草藏。

【证型】血虚宫寒证。

【指征】妊娠腹痛，形寒肢冷，面色㿠白，脉细弱。

【注意】临证应用常去川芎；可加巴戟天 15g，补骨脂 15g，杜仲 10g。

结语 治疗妊娠腹痛需要注意的问题：

（1）本病治疗以养血、理气、止痛、安胎为主。

（2）要根据病情的发展，注意胎漏、胎动不安、小产等情况。

（3）本病应与肠痛、疝气、泄泻、下利、癥瘕引起的酸痛相鉴别。

（4）妊娠期间发生小腹疼痛应卧床休息，等疼痛消失后方可下床活动，饮食宜清淡，忌辛辣、寒冷、肥甘厚味等。若腹痛拒按，阴道出血，乃先兆流产，应加以注意。

九、先 兆 流 产

先兆流产是指孕妇出现间歇性腰酸腹痛，并伴有阴道不时少量下血的疾病。本病多因先天肾气不足，不慎房事伤肾，阳盛内热，七情郁结，热扰冲任，以及跌仆闪挫，手术，药物的影响而致。治疗的原则以安胎为主，并根据病情分别采用补气固肾、养血清热等方法。笔者根据其临床疾病的特点和方剂应用的指征，多采用加减寿胎丸、加减胎元饮。

（一）加减寿胎丸

【组成】菟丝子15g，桑寄生15g，川断15g，阿胶（烊化）10g，党参10g，白术10g。

【方歌】

加减寿胎断寄生，阿胶参术菟丝成。

【证型】肾虚证。

【指征】腰酸腹坠，阴道下血，头晕耳鸣，脉沉弱。

【注意】若多次滑胎者宜调补脾肾，在未孕前调治。

（二）加减胎元饮

【组成】人参6g，杜仲6g，白芍6g，熟地10g，白术10g，炙甘草3g，陈皮3g，黄芪15g，阿胶（烊化）10g。

【方歌】

加减胎元杜人参，术芍熟地炙草陈，

黄芪阿胶同煎服，气血虚弱此方能。

【证型】气血虚弱证。

【指征】妊娠初期，胎动下坠，阴道少量流血。

【注意】若经常流产，怀孕后应立即服用。

结语 治疗先兆流产需要注意的问题：

（1）有先兆流产的病史，宜在未孕之前调治，孕后应卧床休息，服药至滑胎月份过后方可停用药物。

（2）严禁房事，若阴道下血停止后仍需卧床休息，避免劳累；有先兆流产史者，休息时间要超过上次滑胎时间，如上次滑胎在妊娠3个月时，这次休息应至4个月为宜。

（3）若经过治疗，症状不见缓解而难免流产者，应立即行药物流产或人工流产术。

十、产后尿潴留

产后尿潴留是指分娩之后小便不能自行排出的疾病，多因分娩时用力过度，耗伤气血，膀胱气化失职而致，治疗原则为补气行血。笔者根据其临床疾病的特点和方剂应用的指征。多采用补中益气汤、金匮肾气丸。

（一）补中益气汤

【组成】黄芪15g，白术10g，陈皮10g，升麻6g，柴胡6g，党参10g，甘草6g，当归10g。

【方歌】

补中益气芪术陈，升柴参草当归身。

【证型】中气下陷证。

【指征】产后小便不通，小腹胀急，脉缓弱。

【注意】用本方治疗产后小便不通时需加桔梗10g，通草10g，茯苓10g。

（二）金匮肾气丸

【组成】生地24g，山药12g，山萸肉12g，茯苓10g，泽泻10g，牡丹皮10g，肉桂3g，附子3g。

【方歌】

金匮肾气丸，地八山山四，

丹茯泽泻三，肉桂附子一。

【证型】肾阳虚衰证。

【指征】产后小便不通，小腹胀满而痛，脉沉细而迟。

【注意】新产后小便不通，除药物治疗外，更为重要的是采用针灸疗法治疗，可针三阴交穴。

结语　治疗产后尿潴留时需要注意的问题：

（1）本病发生于新产后，多因精神紧张所致，应当注意心情舒畅，卧床休息。

（2）若小腹胀满，小便不通，首先采用针刺三阴交穴排尿法或用中指按压中极穴。

十一、产后缺乳

产后缺乳是指产后乳汁甚少或全无为主的疾病。多因产妇气血虚弱，生化之源不足或肝郁气滞，气机不畅，经脉涩滞，阻滞乳汁运行所致。治疗原则为调理气血。笔者根据其临床疾病的特点和方剂应用的指征，多采用下乳灵验方、通乳丹。

（一）下乳灵验方

【组成】当归10g，白芍10g，川芎10g，生地10g，柴胡10g，青皮10g，王不留行10g，路路通10g，丝瓜络10g。

【方歌】

> 下乳灵验四物汤，柴青留路丝瓜藏。

【证型】肝郁血虚证。

【指征】产后缺乳，胸闷，乳房胀痛，食欲不振，脉弦细。

【注意】若乳房胀硬热痛，可用鲜蒲公英捣烂敷患处。若大便干结，可加黑芝麻 15g。

（二）通乳丹

【组成】黄芪 15g，党参 10g，当归 10g，麦冬 10g，木通 10g，桔梗 10g，王不留行 10g。

【方歌】

> 通乳丹用芪归参，麦冬桔梗留木通。

【证型】气血虚弱证。

【指征】产后乳少，乳汁清稀，乳房变软，脉虚细。

【注意】本方可用猪蹄汤煎服，或猪肉汤煎服。食欲不振者加谷芽 10g，陈皮 10g。

结语 治疗产后缺乳时需要注意的问题：

（1）乳汁缺乏症有虚有实，如乳房柔软，不胀不痛者为气血俱虚；若乳房胀痛者为肝郁气滞。

（2）患者注意充分睡眠及休息，合理授乳，饮食宜淡不宜咸，禁辛辣。

（3）母体应保持乳房干燥，清洁，纠正乳头凹陷，防止乳痛，局部用热水常敷。

（4）若母体虚弱，经调治效果不显者，应断乳。

（5）缺乳的妇女，可用核桃仁焙干捣碎，研粗粉，配红糖成等量，水煎服，每次 50g，每日 2 次。

十二、阴 痒

阴痒是指妇女外阴及阴道瘙痒不堪，甚或痒痛难忍，带下增多为主要临床表现的疾病。多因湿热郁结；感受虫毒以及肝肾阴虚，化燥生风所致。治疗以清热除湿，杀虫止痒，滋阴养血为法。笔者根据其临床疾病的特点和方剂应用的指征，多采用加减萆薢胜湿汤、知柏地黄汤。

（一）加减萆薢胜湿汤

【组成】萆薢 10g，薏苡仁 15g，黄柏 15g，茯苓 10g，泽泻 10g，通草 10g，滑石 10g，苍术 10g，知母 10g，白鲜皮 10g，苦参 15g。

【方歌】

> 加减萆薢胜湿汤，苡米知柏苓泽藏，
> 通草滑苍鲜苦参，阴瘙湿热蕴结尝。

【证型】湿热郁结证。

【指征】外阴瘙痒，带下量多而臭，外阴潮湿，时流黄水，苔黄腻，脉滑数。

【注意】若烦躁易怒，小便短赤，脉弦数，可改用龙胆泻肝汤。

（二）知柏地黄汤

【组成】知母 10g，黄柏 10g，生地 15g，山药 10g，五味子 10g，茯苓 10g，泽泻 10g，牡丹皮 10g。

【方歌】

知柏地黄汤，六味加入良。

【证型】肝肾阴虚证。

【指征】阴部干涩，灼热瘙痒，五心烦热，舌红少苔，脉细数。

【注意】除内服药外，可配合外洗药物（苦参 30g，艾叶 10g，蛇床子 10g，土茯苓 10g）。

结语 治疗阴痒时需要注意的问题：

（1）阴痒应分清虚实，一般实证应清热利湿，虚证应滋阴养血。

（2）阴痒患者，不宜用热水擦洗患处，应用温水轻轻擦洗，或用中药熏洗，局部破溃者，可用青黛散外敷。

（3）患者注意忌食鱼蟹等发物或辛辣刺激食物。宜清淡素食，经常保持外阴的清洁干燥，勤换内衣。

十三、脏　　躁

脏躁是指妇人精神忧郁，情志烦乱或哭笑无常，或烦躁易怒，哈欠频作。本病多因思虑过度，损伤心脾或情志不畅，肝气郁结或精血亏虚，五志化火，上扰心神所致。治以滋阴养液，安神宁志为原则。笔者根据其临床疾病的特点和方剂应用的指征，多采用加味甘麦大枣汤、癫狂梦醒汤。

（一）加味甘麦大枣汤

【组成】甘草 15g，小麦 30g，大枣 12 枚，百合 30g，炒枣仁 15g，乌药 10g，知母 10g。

【方歌】

加味甘麦大枣汤，百合枣仁乌母藏。

【证型】阴虚血燥证。

【指征】精神不振，情绪易于波动，发作时哈欠频作，哭笑无常，不能自主，脉沉细。

【注意】应用本方时，大枣应掰开。

（二）癫狂梦醒汤

【组成】桃仁 10g，香附 10g，青皮 10g，柴胡 10g，半夏 10g，木通 10g，陈皮 10g，赤芍 10g，桑白皮 15g，苏子 15g，甘草 30g。

【方歌】

癫狂梦醒桃仁功，香附青柴半木通，

陈皮赤桑苏子妙，倍加甘草缓甘中。

【证型】痰凝气滞证。

【指征】阵发性发病，受刺激后发生哭笑吵闹，脉沉。

【注意】应用本方时，甘草剂量宜为15～30g。发作时可针中脘，内关。

结语 治疗脏躁时需要注意的问题：

（1）治疗本病宜用柔润之品，慎用干燥之品，以免重伤阴液。

（2）针对患者具体情况消除忧虑，避免刺激。

（3）若病程较久，有气血不足之象，脉弦滑或濡缓者，可改用十四味温胆汤。

（4）本病发作时，可配合针灸治疗，取穴以内关为主，强刺激留针1个小时，效果更佳。

第六章 儿科疾病

一、小儿发热

小儿发热是指急、慢性疾病过程中，体温高于正常范围的症状。有的患儿体温虽然不高，但自觉身热，胸中烦热。本病多由感受外邪或饮食积滞引起。治疗多以解表散寒，攻下食积为法。笔者根据其临床疾病的特点和方剂应用的指征，多采用升降散、清暑益气汤。

（一）升降散

【组成】僵蚕 10g，蝉蜕 10g，片姜黄 10g，大黄 6g。

【方歌】

升降散内用僵蚕，蝉蜕姜黄大黄掺。

【证型】风热客表证。

【指征】发热，咽痛，大便秘结。

【注意】临证应用本方时，可加薄荷 10g，元参 15g。本方对扁桃体炎效果甚佳。

（二）清暑益气汤

【组成】党参 10g，甘草 6g，黄芪 10g，当归 10g，麦冬 10g，五味子 10g，青皮 10g，陈皮 10g，神曲 10g，黄柏 10g，葛根 15g，苍术 10g，白术 10g，升麻 12g，泽泻 10g。

【方歌】

清暑益气参草芪，当归麦味青陈皮，
曲柏葛根苍白术，升麻泽泻姜枣随。

【证型】暑湿外客证。

【指征】夏季发热，咽痛，汗多，乏力。

【注意】若咽痛者，去党参，加沙参 12g，蝉衣 10g，每日 2 剂，每 6 小时一服。

结语　治疗小儿发热时需要注意的问题：

（1）治疗小儿发热，通便是重要环节，大黄剂量有时可用至 6g。

（2）夏季发热应当注意气阴的损伤，不可一味解表，重伤阴液，宜以补气养阴，清热除湿为法，可酌加蝉蜕 10g。

（3）急性发热，需急治，可每日服 2 剂，6 小时 1 次。

二、小儿咳嗽

咳嗽是指以咳嗽为主的病证。本病分外感、内伤两种。急性咳嗽多属外感，慢性咳嗽多属内伤。咳嗽一年四季均可发生，但以冬、春季节，气候突变时多发。外感咳嗽多以风寒、风热、燥热多见；内伤咳嗽多以脾虚、痰湿壅积、肺气不宣多见。治疗多以疏散风寒、宣肺止咳、疏风清热、化痰止咳为法。笔者根据其临床疾病的特点和方剂应用的指征，多采用金沸草散、杏苏散。

（一）金沸草散

【组成】旋覆花^(包煎)0.5g，前胡 2g，细辛 0.5g，半夏 1g，荆芥 1g，甘草 1g，陈皮 1g，茯苓 1g。

【方歌】

> 金沸草散前胡辛，半夏荆甘陈茯苓。

【证型】痰湿阻肺，外受风邪证。

【指征】咳嗽痰多，平卧加重，逆气上冲。

【注意】应用本方剂量不宜过大，每味药一般不超过 2g；旋覆花一定要包煎，否则咳嗽加重。

（二）杏苏散

【组成】紫苏 6g，杏仁 6g，桔梗 6g，前胡 6g，陈皮 6g，茯苓 6g，枳壳 6g，半夏 6g，甘草 3g，生姜 2 片，大枣 3 枚。

【方歌】

> 杏苏散内夏陈前，枳桔苓草姜枣研，
>
> 轻宣温润治凉燥，止咳化痰病自痊。

【证型】肺胃气逆证。

【指征】咳而即吐。

【注意】咳嗽较重时加紫菀 6g。

结语 治疗小儿咳嗽时需要注意的问题：

（1）治疗小儿咳嗽首先要分清内伤咳嗽，还是外感咳嗽。

（2）外感咳嗽以疏散表邪为主，邪退正复而咳止；若表邪较甚而多用收敛止咳之药，则邪气留恋而不解。

（3）咳嗽初起，不可滥用寒凉滋润之药，闭塞肺窍，必须以辛散为先。

（4）若咳嗽伴有潮热、盗汗、五心烦热，应作 X 线检查，防止肺结核的发生。

三、小 儿 呕 吐

呕吐是指胃失和降，气逆于上，胃中乳食经口而出的病证。本病多因外邪犯胃，内伤饮食，或蛔虫侵扰，跌扑惊吓，导致胃失和降，气逆于上所致。由于小儿脾胃薄弱，乳食不节，易热，易寒，故呕吐是小儿常见的一种症候。治疗以健脾和胃为主。笔者根据其临床疾病的特点和方剂应用的指征，多采用平陈汤、丁蔻理中汤。

（一）平陈汤

【组成】苍术 5g，厚朴 5g，陈皮 5g，甘草 3g，半夏 5g，茯苓 5g。

【方歌】

平胃二陈汤，痰湿阻肺尝。

【证型】痰湿中阻，胃气上逆证。

【指征】呕吐，胃脘痞满。

【注意】若舌苔黄腻，乃湿郁化热，加黄连6g，吴茱萸1g。

（二）丁蔻理中汤

【组成】丁香3g，蔻仁3g，党参3g，白术3g，甘草3g，干姜3g。

【方歌】

丁蔻理中治寒呕，甘草党参术干姜。

【证型】胃寒气逆证。

【指征】呕吐，口吐清水，胃脘冷痛，大便稀溏。

【注意】若吐涎较多时加吴茱萸3g。

结语　治疗小儿呕吐时需要注意的问题：

（1）呕吐清水多属寒，呕吐黄水多属胆热犯胃，呕吐宿食腐臭多属食滞。

（2）寒吐多发生于饮食过后，活动时即吐；热吐是食入即吐，随食随吐。

（3）呕吐突然发作多伴有表证；内伤呕吐起病缓慢，多见里证。

（4）治疗呕吐要注意药物的配伍禁忌。一般不宜用有腥臭气味的药物，如阿魏等。而陈皮、半夏为止呕吐的要药。

（5）胃阴不足的呕吐以养胃阴、止呕为治法，亦可采用食补。

（6）注意饮食，定时定量，不宜过饱。

（7）治疗呕吐，喂药时不宜过急，采用小量频服。

（8）哺乳不宜过急，以防吞进空气，哺乳后可抱正体位，轻拍背部，使吸入的空气排出。若小儿哺乳后，乳汁自口角溢出称"溢乳"，多为哺乳过量，或过急所致，并非病态。

四、小儿泄泻

　　小儿泄泻是指以大便次数增多，粪质稀薄，如水样便为主要临床表现的病证。临证以两岁以下婴幼儿较为多见，年龄越小，发病率越高，本病多因小儿脾胃薄弱，感受外邪，内伤乳食，脾胃功能失调所致。发病之后，易耗伤津液，故治疗以调理脾胃为主。笔者根据其临床疾病的特点和方剂应用的指征，多采用藿香正气散、丁蔻理中汤。

（一）藿香正气散

【组成】藿香6g，大腹皮6g，紫苏6g，甘草3g，桔梗3g，陈皮6g，茯苓6g，半夏6g，苍术8g，白芷6g，生姜2片，大枣3枚，厚朴6g。

【方歌】

藿香正气大腹苏，甘桔陈苓术朴俱，
夏曲白芷加姜枣，和中解表气化湿。

【证型】风寒泄泻证。

【指征】腹泻，如水样便，恶心呕吐，夏季腹泻。

【注意】本方是夏季感冒、腹泻、呕吐的有效方剂，若表证偏甚加防风 6g，羌活 6g；若腹痛较甚加木香 6g。

（二）丁蔻理中汤

【组成】丁香 3g，蔻仁 3g，党参 3g，白术 3g，甘草 3g，干姜 3g。

【方歌】

> 丁蔻理中治寒呕，甘草党参术干姜。

【证型】胃寒气逆证。

【指征】脘腹冷痛，泄泻，舌淡苔白。

【注意】除内服药外，可外用丁香、肉桂各等份，研细末用醋或植物油调成糊状，敷于脐部，用伤湿止痛膏固定。

结语　治疗小儿泄泻时需要注意的问题：

（1）由于小儿乃"稚阴稚阳"之体，"易虚易实，易寒易热"，故暴泻多易出现伤阴、伤阳的变证。

（2）凡暴泻者多属实，久泻者多属虚；迁延难愈者多属虚中夹实；拒按者属实；喜按者属虚；便色黄褐而臭者属热；便稀如水，粪色黏黄，臭味不甚者属寒。

（3）泄泻夹有风寒表邪者，应配以解表散寒的药物；夹食者佐以消导；暴泻不可骤用补涩，以免留邪；对苦寒清热之品，务求中病即止，过服则伤脾胃，脾健不在补，贵在运，过用补益，亦能碍脾；使用消法，做到消不伤正。

（4）注意饮食卫生，定时定量，不要暴饮暴食，轻证患儿，适当减少乳食，缩短喂奶时间，延长间隔时间。

五、小儿腹痛

小儿腹痛是指胃脘以下肚脐周围发生疼痛的病证。临床所见小儿腹痛多以感受寒邪、乳食导滞、脏器虚冷等所致。治以温散寒邪、消食导滞、温中补虚，使气机通畅，通则不痛，达到止痛的目的。笔者根据临床疾病的特点和方剂应用的指征，多采用丁桂理中大黄汤、建中理中汤。

（一）丁桂理中大黄汤

【组成】丁香 6g，肉桂 6g，党参 6g，甘草 3g，白术 6g，干姜 3g，大黄 2g。

【方歌】

> 丁桂理中大黄汤，党参甘草术干姜。

【证型】腹部中寒证。

【指征】腹痛，遇寒加重，得温痛减。

（二）建中理中汤

【组成】白芍 6g，桂枝 3g，甘草 3g，大枣 5 枚，红糖^{（冲服）}20g，党参 3g，白术 3g，干姜 3g。

【方歌】

建中理中合为方，小儿腹痛宜煎尝。

【证型】脾胃虚寒证。

【指征】病程较久，腹痛绵绵，时作时止，舌淡苔白，脉沉无力。

【注意】饴糖用红糖代替。若气虚多汗加黄芪 6g；寒甚肢冷加附子 3g。

结语 治疗小儿腹痛时需要注意的问题：

（1）凡暴病者多属实，久病者多属虚，食后痛甚为实，食后痛减为虚。

（2）小儿腹痛要注意除外急腹症。

（3）小儿要注意腹部保暖，注意饮食，不宜多食生冷瓜果。

六、小 儿 厌 食

　　小儿厌食又名"恶食"，是指以小儿较长时期内不贪食，食欲不振，甚者拒食为主要临床表现的一种病证，好发于 1～6 岁小儿。本病无明显的季节性，但夏秋暑湿当令，脾阳受困，可使症状加重，其原因多为喂养不当，饮食不节导致脾胃不和所致。病情较重者可影响小儿的健康和发育。治宜采用"运脾"、"养胃"和"健脾"的法则。笔者根据其临床疾病的特点和方剂应用的指征，多采用曲楂平胃散、益胃汤。

（一）曲楂平胃散

【组成】神曲 10g，山楂 10g，苍术 6g，厚朴 6g，陈皮 6g，甘草 3g。

【方歌】

曲楂平胃散，厌食可煎尝。

【证型】脾失健运证。

【指征】面色无华，不思饮食，形体消瘦，苔白或微腻。

【注意】若恶心，呕吐，苔腻者加藿香 3g，白蔻仁 3g；或外用丁香、肉桂各等份，研细末，敷脐部，伤湿止痛膏固定，3 日 1 换。

（二）益胃汤

【组成】玉竹 5g，冰糖 5g，沙参 8g，麦冬 5g，生地 5g。

【方歌】

益胃玉竹冰糖增，沙参麦冬生地供。

【证型】胃阴不足证。

【指征】口干多饮，不喜饮食，大便干，舌红少苔或剥脱苔。

【注意】临证应用可加石斛 6g。

　　结语 治疗小儿厌食时需要注意的问题：

（1）本病在治疗方法上除药物调治外，还应遵循"胃以喜为补"的原则，从患儿喜欢的食物诱导开胃，暂不需要考虑其营养价值如何，待其饮食增进后，再按需要补给，可使某些顽固性厌食患儿进食获得改善。

（2）调节饮食是防治小儿厌食的重要措施，纠正不食或偏食习惯，禁止饭前吃水果及零食，定时进食，建立规律性的生活制度。

七、小儿紫癜

小儿紫癜是小儿出血性疾病中一种常见的疾病，临床以皮肤黏膜出现瘀点、瘀斑为主要特征，常伴有齿衄、鼻衄。现代医学称为"原发性血小板减少性紫癜"或"过敏性紫癜"，属中医"血证"的范畴。一般分阴斑、阳斑两大类，凡病程短，毒热炽盛，斑点紫赤者为阳斑；病程长，反复发作，气血虚弱，斑点色淡或暗紫者为阴斑。治以清热、凉血、泻火、补气、养阴为法。笔者根据其临床疾病的特点和方剂应用的指征，多采用白虎桂枝汤、芪脉地黄汤。

（一）白虎桂枝汤

【组成】桂枝 6g，生石膏 10g，知母 10g，甘草 3g，粳米 10g。

【方歌】

> 白虎汤清气分热，石膏知母草粳入，
>
> 增入桂枝治热痹，红肿热痛此方宜。

【证型】阳明热盛证。

【指征】皮肤出现瘀斑、瘀点，斑色鲜红，点大成片，可伴有衄血，口渴，便秘。

【注意】若兼有关节疼痛的，桂枝可增至 10g；若阴虚极甚，去桂枝，加白芍 10g，元参 10g。

（二）芪脉地黄汤

【组成】黄芪 8g，当归 5g，党参 5g，麦冬 5g，五味子 5g，生地 8g，苍术 5g，茯苓 5g，牡丹皮 5g，黄连 5g，肉桂 5g，防己 8g。

【方歌】

> 芪脉地黄汤，生脉六味帮，
>
> 去掉药山黄，苍归肉连己。

【证型】气阴俱虚，湿热郁结证。

【指征】紫癜反复出现，色质淡紫，伴有疲乏无力或尿血，下肢尤甚。

【注意】若气不摄血，可改用归脾汤。

结语 治疗小儿紫癜时需要注意的问题：

（1）本病属实者多见于早期，起病较急，上部诸窍出血；属虚者，病程往往迁延，反复出血，常见下部便血、尿血。

（2）实证清热泻火，据"斑出于胃"的理论，以泻阳明之火为法；虚则补气养阴，据"久病入肾"的理论，采用补气养阴补肾之法。

（3）本病多发生各种兼证，如瘀血内阻，留注关节，可见关节肿痛，故可采用活血通络的药物，如上中下痛风汤。

八、小儿口疮

口疮是以口颊、舌边、上腭、齿龈等处，发生溃疡为特征的疾病。满口糜烂，色红作痛者称口糜。本病多因脾胃积热或心火上炎，阴虚火旺，虚热上扰所致。治以清热泻火、消积导滞、滋阴降火为法。笔者根据其临床疾病的特点和方剂应用的指征，多采用导赤散、清胃散。

（一）导赤散

【组成】生地 6g，木通 6g，甘草 3g，竹叶 6g。

【方歌】

> 导赤生地与木通，草梢竹叶四般功，
>
> 口糜淋痛小肠火，引热同归小便中。

【证型】心火上炎证。

【指征】口腔溃疡，舌上糜烂，色红疼痛。

【注意】临证应用可加黄连 6g。

（二）清胃散

【组成】升麻 5g，黄连 6g，当归 5g，生地 10g，牡丹皮 5g，生石膏 10g。

【方歌】

> 清胃散用升麻连，当归生地丹皮全，
>
> 或以石膏平胃热，口疮吐衄及牙宣。

【证型】脾胃积热证。

【指征】口腔溃疡，满口糜烂，口臭，舌苔黄。

【注意】若大便秘结加大黄 3g。

结语 治疗小儿口疮时需要注意的问题：

（1）首先要保持口腔清洁，出现破损处可用冰硼散擦之，注意饮食卫生，避免过热、过咸、过酸。

（2）新生儿口腔黏膜娇嫩，容易破损，清洁口腔时不宜用粗硬布帛拭口，奶瓶、奶头、餐具宜经常消毒。

（3）慢性口疮，白疮色淡，大便溏，下肢冷，宜用理中汤；若口涎，舌淡，下肢冷，可用济生肾气丸。

九、鹅 口 疮

鹅口疮为小儿口腔、舌上布满白屑，状如鹅口故名。因其色如雪片，又称"雪口"或"雪口疮"。本病多因邪热内流，口腔不洁，感染秽毒所致。久病体弱小儿容易发病。治以清热泻火，滋补肾阴，引火归原为法。笔者根据其临床疾病的特点和方剂应用的指征，多采用清热泻脾散、六味地黄肉桂汤。

（一）清热泻脾散

【组成】栀子 9g，生石膏 9g，黄连 6g，黄芩 6g，生地 9g，茯苓 6g，灯心草 2g。

【方歌】

> 清热泻脾散栀子，黄连黄芩加石膏，

生地茯苓灯心草，心脾积热疗效好。

【证型】心脾积热证。

【指征】口腔、舌面满布白屑，面赤唇红，叫扰啼哭，大便干，小便黄。

【注意】若大便秘结较甚者加大黄 3g。可用黄连、甘草煎汤拭口，再以冰硼散调蜂蜜成糊状，搽口舌患处。

（二）六味地黄肉桂汤

【组成】生地 9g，山萸肉 6g，山药 6g，牡丹皮 3g，泽泻 3g，茯苓 3g，肉桂 1g。

【方歌】

六味地黄肉桂汤，一克肉桂不可忘。

【证型】虚火上浮证。

【指征】口舌白屑稀散，口舌糜烂，但红肿不甚，身体虚弱。

【注意】肉桂剂量不可超过 1g；可用吴茱萸 12g，研细粉，用醋调匀敷于两足心。

结语 治疗鹅口疮时需要注意的问题：

（1）本病应与白喉鉴别。

（2）婴儿吐乳之后，舌上残留奶块，其状与鹅口疮相似，但极易擦去，不作病态考虑。

（3）患鹅口疮小儿的母亲不宜过食辛辣刺激食物。

（4）六味地黄肉桂汤用肉桂 1g，目的在于引火归原。

十、疖　　腮

疖腮是指病毒引起的以发热，耳下腮部漫肿疼痛为临床主要特征的疾病。西医称"流行性腮腺炎"。一年四季都有发病，冬春两季易于流行。学龄儿童患病率高，6 个月以下婴儿很少发病，轻证容易治疗，患病后可终身免疫，重证男性小儿易合并睾丸炎。本病中医又称为"发颐"。治疗以清热解毒，消肿散结为法。笔者根据其临床疾病的特点和方剂应用的指征，多采用银翘散、普济消毒饮治疗。

（一）银翘散

【组成】金银花 12g，连翘 10g，竹叶 6g，荆芥 3g，牛蒡子 6g，淡豆豉 6g，薄荷 6g，甘草 3g，芦根 10g，桔梗 6g。

【方歌】

银翘散主上焦疴，竹叶荆牛豉薄荷，
甘桔芦根凉解法，轻宣温热煮无过。

【证型】温毒在表证。

【指征】腮部漫肿疼痛，咀嚼不便，轻微发热恶寒，舌苔薄黄，舌质红，脉浮数。

【注意】治疗疖腮时需加板蓝根 9g，夏枯草 9g；外用仙人掌，捣如泥贴患处。

（二）普济消毒饮

【组成】黄芩^(酒炒)9g，陈皮 3g，甘草 6g，元参 6g，桔梗 6g，柴胡 6g，连翘 6g，板蓝根

6g，马勃 3g，牛蒡子 3g，薄荷 3g，僵蚕 2g，升麻 2g，黄连 6g。

【方歌】

普济消毒蒡芩连，元参甘桔蓝根侣，

升柴马勃连翘陈，僵蚕薄荷为末咀。

【证型】热毒蕴结证。

【指征】腮部漫肿，胀痛，坚硬拒按，咀嚼困难，恶寒发热，食欲不振，舌红苔黄，脉滑数。

【注意】大便秘结者加大黄 6g；腮部漫肿，硬结不散者加夏枯草 6g；可外用紫金锭，用水调匀，外涂患处。

结语　治疗痄腮时需要注意的问题：

（1）本病具有传染性，发病患儿多有与痄腮患者接触史。

（2）治疗本病注意选用清泻少阳、阳明之品，如夏枯草、板蓝根、龙胆草、生石膏。

（3）治疗本病可配合外用药，如紫金锭，用水调匀外涂。

（4）年龄大的儿童可见邪毒传入厥阴而引起睾丸疼痛，治当选用龙胆泻肝汤。

十一、小儿遗尿

小儿遗尿是指 3 岁以上小儿，睡中小便自遗，醒后方觉的一种疾病。本病多因下元虚寒，脾肺气虚或肝经湿热下注等所致，轻者数夜一次，重者可一夜数次，本病多自幼得病，可为一时性，也有反复发作的，有的持续到性成熟时才消失。3 岁以下的婴幼儿以及幼童、学龄前儿童，因过度疲劳，睡前多饮等原因，偶尔发生的遗尿均不属病态。治以温补肾阳，益气健脾为法。笔者根据其临床疾病的特点和方剂应用的指征，多采用缩泉丸、桂枝加龙骨牡蛎汤。

（一）缩泉丸

【组成】益智仁 15g，乌药 10g，山药 10g。

【方歌】

缩泉益智同乌药，山药糊丸便数需。

【证型】脾肺气虚证。

【指征】睡中遗尿，次数频繁，食欲不振。

【注意】本方可研细末，掺入糖饼中，长期食用；若兼有少气懒言，神疲乏力，大便稀溏，可与补中益气汤合用。

（二）桂枝加龙骨牡蛎汤

【组成】桂枝 10g，白芍 10g，炙甘草 10g，生姜 3 片，大枣 7 枚，龙骨 15g，牡蛎 15g。

【方歌】

桂枝龙牡汤，芍草枣生姜。

【证型】营卫失调，膀胱不固证。

【指征】遗尿，尿失禁，脉弦缓。

【注意】本方对遗精、失眠都有较好的疗效。

结语　治疗小儿遗尿时需要注意的问题：

（1）遗尿之初，形体尚盛，尿黄短涩，舌红苔黄，属湿热证，可用龙胆泻肝汤。

（2）遗尿日久，神疲乏力，小便清长，形寒肢冷，属虚寒证，可用济生肾气丸。

（3）遗尿分虚实两证，虚寒者多责于肾，实热者多责于肝；固涩之品一般多用于治标，辨证施治多用于治本。

（4）脾肺气虚，多用补中益气汤合缩泉丸；营卫不调，膀胱失约者多用桂枝加龙骨牡蛎汤。

第七章　五官科疾病

一、中　耳　炎

中耳炎属中医"脓耳"的范畴，是指耳膜穿孔，耳内流脓的疾病，又称"聤耳"。临床所见急证者多因肝胆火盛，邪热外侵所致；病程较久者，则以脾湿所困、肾元亏损者较多，因此治疗时急性者多以清热解毒，疏散风热为法；病程较久时，则以健脾胜湿，培补肾元为主法。笔者根据其临床疾病的特点和方剂应用的指征，多采用龙胆泻肝汤、十四味温胆汤治疗。

（一）龙胆泻肝汤

【组成】龙胆草10g，栀子10g，黄芩10g，柴胡10g，生地10g，车前子^{（包煎）}10g，泽泻10g，木通10g，甘草6g，当归6g。

【方歌】

> 龙胆泻肝栀芩柴，生地车前泽泻偕，
> 木通甘草当归合，肝经湿热力能排。

【证型】肝胆湿热证。

【指征】耳内流脓，耳痛，口苦，咽干，苔黄腻，脉弦数。

【注意】临证应用时加石菖蒲15g芳香开窍。

（二）十四味温胆汤

【组成】黄芪15g，当归15g，党参10g，麦冬10g，五味子10g，竹茹10g，枳实10g，陈皮10g，半夏10g，茯苓10g，甘草10g，石菖蒲10g，远志10g，生地10g。

【方歌】

> 自拟十四温胆汤，芪当参麦五味子，
> 陈夏苓草竹茹实，菖蒲远志生地行。

【证型】气阴俱虚，脾虚湿困证。

【指征】耳内经常流脓，时轻时重，脓量多而清稀，头痛，头重，疲乏无力，脉缓。

【注意】面色萎黄较明显者，加黄连10g，干姜4g。

结语　治疗中耳炎时需要注意的问题：

（1）急性流脓者多属实证，慢性流脓日久多属虚证或虚中夹实。黄脓属湿热，白脓为脾虚，流脓臭秽黑腐者属肾虚。

（2）要避免污水入耳内，乳儿哺乳体位不当，也可引起本病。

二、暴发性耳聋

暴发性耳聋是指以突然性听力完全丧失或部分丧失为主要临床表现的一种疾病。本病多因风热外客，肝火上炎，湿热内阻，治以散风泻火除湿为法。笔者根据其临床疾病的特点和方剂应用的指征，多采用加减羌活胜湿汤、夏枯蝉蜕散。

（一）加减羌活胜湿汤

【组成】羌活 10g，独活 4g，蔓荆子 1.5g，甘草 2g，防风 1.5g，川芎 1.5g，防己 6g，藁本 1.5g。

【方歌】

加减羌活胜湿汤，独蔓草芎藁二防。

【证型】风湿夹热闭阻证。

【指征】听力明显减退，耳内有堵塞感，耳痒，耳内有少量渗出液，脉濡缓。

【注意】本方剂量不宜过大，以湿邪为主，剂量过大则风气去湿气在。宗李东垣"小剂风药治之"，风药过大则效果不佳。

（二）夏枯蝉蜕散

【组成】夏枯草 15g，蝉蜕 10g，细辛 3g，龙胆草 10g，全蝎 6g，防风 10g，酒大黄 4g，川芎 10g，当归 10g，羌活 10g。

【方歌】

夏枯蝉蜕散，细辛合龙胆，
羌防当归芎，酒军全蝎均。

【证型】肝胆相火内郁，风寒之邪闭塞证。

【指征】暴发性耳聋，耳鸣，烦躁，舌苔白，脉浮紧。

【注意】本方不宜久服，一般服用 20 剂以内。

结语 治疗暴发性耳聋时需要注意的问题：

（1）一般暴发性耳聋，多因外感风寒或风热所致，多属实证。

（2）耳聋虽与肾有关，但亦与肝有关，暴发性耳聋不可补肾，乃邪气为主，宜祛邪为法。

三、鼻　　炎

鼻炎中医称"鼻渊"，是指以鼻塞，经常流伴臭恶味脓浊涕为主要临床表现的病证，又称"脑漏"。本病多因外感风邪，侵犯肺窍，肺失清肃，或肝经火热，循经上犯，或脾胃湿热，循经上炎，或脾胃气虚，治节运化无权所致。治以宣肺、理气、化痰、升清、降浊为法。笔者根据其临床疾病的特点和方剂应用的指征，多采用柴胡枳桔汤、清暑益气汤。

（一）柴胡枳桔汤

【组成】柴胡 10g，枳壳 10g，甘草 6g，桔梗 10g，白芍 10g，杏仁 6g，青皮 10g，陈皮

10g，苏叶 10g，黄芩 10g，瓜蒌 15g，薄荷 3g。

【方歌】

柴胡枳桔汤，四逆甘草帮，

桔杏青陈皮，瓜薄苏芩藏。

【证型】痰热郁结证。

【指征】鼻炎，流黄涕，胸痛，头痛，脉沉弦滑。

【注意】若病程短兼有表证者薄荷用至 10g，无表证者薄荷用 3g。

（二）清暑益气汤

【组成】党参 10g，甘草 6g，黄芪 15g，当归 10g，麦冬 10g，五味子 10g，青皮 10g，陈皮 10g，神曲 10g，黄柏 10g，葛根 15g，苍术 10g，白术 10g，升麻 12g，泽泻 10g。

【方歌】

清暑益气参草芪，当归麦味青陈皮，

曲柏葛根苍白术，升麻泽泻姜枣随。

【证型】气阴俱虚，痰湿郁滞证。

【指征】鼻塞，流涕不止，或为清涕，或为浊涕，汗多乏力。

【注意】治疗鼻炎时升麻剂量一定要大，一般以 12g 为宜。

结语　治疗鼻炎时需要注意的问题：

（1）鼻流清涕者多虚，多寒；鼻流浊涕者多热，多实。

（2）每至春季鼻塞流涕，必为清阳失升，治以益气升阳；夏季、秋季鼻塞流涕，为气阴俱虚，治以益气养阴。

（3）晨起即喷嚏流涕为气虚清阳失升，或肝气郁结，治以益气升阳或疏肝养血散风。

四、急性扁桃体炎

急性扁桃体炎，中医称"乳蛾"，是指以咽喉一侧，或两侧红肿疼痛，甚或表面出现黄白色脓样分泌物为主要临床表现的病证。因其形状如乳头或如蚕蛾，故名"乳蛾"，又名"喉蛾"。本病多因风热邪毒，循口鼻，侵犯咽喉或邪热传里，肺胃热盛，热毒之气不得宣泄而致病。治以疏风清热、泄热解毒散风为法。笔者根据其临床疾病的特点和方剂应用的指征，多采用疏风清热汤、清暑益气汤。

（一）疏风清热汤

【组成】蝉蜕 10g，僵蚕 10g，大黄 3g，片姜黄 10g，元参 15g，薄荷 10g。

【方歌】

疏风清热汤，蝉蜕片姜黄，

僵蚕元大黄，再加薄荷尝。

【证型】风热犯肺，肺胃热盛证。

【指征】急性扁桃体炎。

【注意】本方应饭后服。

（二）清暑益气汤

【组成】党参 10g，甘草 6g，黄芪 15g，当归 10g，麦冬 10g，五味子 10g，青皮 10g，陈皮 10g，神曲 10g，黄柏 10g，葛根 15g，苍术 10g，白术 10g，升麻 12g，泽泻 10g。

【方歌】

> 清暑益气参草芪，当归麦味青陈皮，
>
> 曲柏葛根苍白术，升麻泽泻枣姜随。

【证型】气阴俱虚，湿热郁结。

【指征】急性扁桃体炎，发热。

【注意】应用本方治疗急性扁桃体炎时加蝉蜕 10g，每日 2 剂，分 4 次服。

结语　治疗急性扁桃体炎时需要注意的问题：

（1）咽喉为肺胃之门户，风热邪毒侵犯人体时首当其冲，治疗时除疏散风热外，还必须配合泻下之品，使邪热从下而泻，加速痊愈。

（2）急性扁桃体炎引起发热，耗气伤津，必以东垣"甘温除大热"为法，以补气养阴，升散为主，可用清暑益气加蝉蜕，每日 4 次服，否则难以奏效。

五、失　音

失音又称急喉瘖，是指发病较急，声音难出，甚至嘶哑，失音，病程较短的一种疾病。本病多为外感风寒、风热或痰气郁结，气机不利所致。治以疏散风邪，理气化痰为法。笔者根据其临床疾病的特点和方剂应用的指征，多采用柴胡枳桔汤、四逆香佛二花汤。

（一）柴胡枳桔汤

【组成】柴胡 10g，枳壳 10g，甘草 6g，桔梗 10g，白芍 10g，杏仁 10g，青皮 10g，陈皮 10g，苏叶 10g，黄芩 10g，瓜蒌 15g，薄荷 3g。

【方歌】

> 柴胡枳桔汤，四逆甘草帮，
>
> 桔杏青陈皮，瓜薄苏芩藏。

【证型】痰热郁结证。

【指征】失音或声音嘶哑，言语难出，咽喉疼痛，脉沉弦滑。

【注意】表邪明显者，薄荷用至 10g；痰多较甚者加半夏 10g。

（二）四逆香佛二花汤

【组成】柴胡 10g，枳壳 10g，白芍 10g，甘草 6g，香橼 10g，佛手 10g，玫瑰花 10g，代代花 10g，黄芩 6g，丝瓜络 10g。

【方歌】

> 四逆香佛二花汤，不忘芩丝在此方。

【证型】痰湿阻络证。

【指征】语音难出，声音嘶哑，胸满，手足憋胀。

【注意】本方多用于生气后出现的声音嘶哑，煎药前宜开水泡半小时，煎药5~10分钟。

结语 治疗失音时需要注意的问题：

（1）失音有金实不鸣，金破不鸣。金实不鸣多属实证，金破不鸣多属虚证。

（2）失音可因风寒，风热所致。风寒者可用三拗汤，风热者可用桑菊饮，痰热郁结者可用柴胡枳桔汤，痰气郁结者用四逆香佛二花汤，经期失音者可用加减小柴胡汤和逍遥散。妊娠失音可以不予治疗，必要时可用养胎益肾之品，切忌用宣散开窍之品。

六、慢 性 咽 炎

慢性咽炎又称慢喉瘖，是指以较长时间的声音不扬，甚至嘶哑为主要临床表现的疾病，又称"久瘖"。本病的发生以阴虚或气阴俱虚，兼有痰凝、血滞为多。故治疗时以养阴为主，兼以化痰活血。笔者根据其临床疾病的特点和方剂应用的指征，多采用十四味温胆汤、咽炎消汤。

（一）十四味温胆汤

【组成】黄芪15g，当归6g，党参10g，麦冬10g，五味子10g，竹茹10g，枳实10g，陈皮10g，半夏10g，茯苓10g，甘草6g，石菖蒲10g，远志10g，生地10g。

【方歌】

自拟十四温胆汤，芪当参麦五味子，

陈夏苓草竹茹实，菖蒲远志生地行。

【证型】气阴俱虚，痰热阻滞证。

【指征】声音嘶哑，劳则加甚，口燥咽干，咽喉不利，脉沉缓。

【注意】口干较甚者加元参15g。

（二）咽炎消汤

【组成】柴胡10g，枳壳10g，桔梗10g，赤芍10g，桂枝10g，瓜蒌15g，陈皮10g，青皮10g，郁金10g，甘草6g，桃仁10g，苏木6g。

【方歌】

咽炎消汤用四逆，桔梗桂蒌青陈皮，

郁金桃仁加苏木，痰凝气滞活血瘀。

【证型】气滞痰凝血瘀证。

【指征】声嘶日久，讲话费力，咽喉有异物感，常作吭喀以清嗓，胸闷，舌质暗，脉沉弦滑。

【注意】若气滞明显者加玫瑰花10g，代代花10g。

结语 治疗慢性咽炎时需要注意的问题：

（1）本病大多由急性咽炎迁延发展而来，或长期吸烟，或长期接触有害气体而患病。

（2）本病以内服药为主，汤剂效果较佳，但疗程较长。

（3）忌烟、酒、辣，忌多言，注意劳逸结合，保养自己的精气。

七、梅 核 气

梅核气是以咽喉有异物感，如梅核塞于咽喉，咯之不出，咽之不下为主要临床表现的疾病。本病多因情志不畅，肝失调达，津液不得输布，集聚成痰所致。治以疏肝解郁，散结除痰为法。笔者根据其临床疾病的特点和方剂应用的指征，多采用半夏厚朴二陈汤、清气化痰汤。

（一）半夏厚朴二陈汤

【组成】半夏 10g，厚朴 10g，苏叶 10g，茯苓 10g，生姜 3 片，陈皮 10g，甘草 6g，香附 10g。

【方歌】

半夏厚朴二陈汤，苏叶香附与生姜。

【证型】肝郁气滞，痰湿不化证。

【指征】自觉咽喉有异物感，咯之不出，吞之不下，脉沉缓。

【注意】本方系半夏厚朴汤合二陈汤加香附而成，治疗肝郁脾虚所致的梅核气，效果甚佳。

（二）清气化痰汤

【组成】半夏 10g，制南星 10g，橘红 10g，浙贝母 10g，杏仁 10g，瓜蒌 15g，黄芩 10g，枳壳 10g，干姜 1g。

【方歌】

清气化痰夏星芩，橘杏枳贝瓜蒌姜，
咳嗽痰热稠黄腻，气顺火消痰自行。

【证型】痰火郁结证。

【指征】咽喉有异物感，咯之不出，咽之不下，舌苔黄白，脉滑。

【注意】应用本方，干姜剂量不宜过大，以 1g 为佳。

结语 治疗梅核气时需要注意的问题：

（1）本病多为六郁所致，应采取散郁开结之法，若脉沉缓，痰气郁结，肝郁脾虚，可采用半夏厚朴二陈汤；脉滑属痰火郁结者，可用清气化痰汤；脉沉细，女性者多属肝郁血虚，可用逍遥散；若属女性咽喉有异物感者，可用甘麦大枣汤；若为气、血、痰、火、湿、食所致，用越鞠丸。

（2）应注意心情愉快，当情绪不愉快时，不宜进食，进食时或饭前且忌动怒。

八、牙 痛

牙痛是以牙齿及周围组织疼痛为主要临床表现的疾病。本病多因风热之邪侵犯牙体，或内热素盛，复食辛辣，胃腑蕴热，循经上蒸，或肾阴亏损，虚火上炎，或素食膏粱厚味及甜食，胃腑积热所致，总之，不外乎风热、胃火、虚火 3 种原因。治以清热、泻火、养阴为法。

笔者根据其临床疾病的特点和方剂应用的指征，多采用清胃散、滋阴降火止痛汤。

（一）清胃散

【组成】升麻10g，黄连10g，当归10g，生地15g，牡丹皮10g，生石膏15g。

【方歌】

> 清胃散用升麻连，当归生地丹皮全，
> 或以石膏平胃热，口疮吐衄及牙宣。

【证型】胃火炽盛证。

【指征】牙痛，牙龈红肿，口气热臭，脉滑数。

【注意】临证应用时可加元参15g，知母10g，怀牛膝15g；可用牛黄解毒丸，调成糊状外涂。阴虚明显者可改用玉女煎。

（二）滋阴降火止痛汤

【组成】元参30g，生地20g，麦冬15g，骨碎补4g。

【方歌】

> 滋阴降火止痛汤，骨碎元地麦冬藏，
> 阴虚火旺用此方，昼轻夜重最为良。

【证型】阴虚火旺证。

【指征】牙痛，昼轻夜重，夜间口干咽燥，脉弦尺大。

【注意】若脉弦涩不调者，去麦冬，加肉桂1.5g，桃仁10g，牡丹皮10g，大黄3g。

结语 治疗牙痛时需要注意的问题：

（1）牙痛，昼夜均痛，白天稍重，治以清泻胃火，佐以养阴，可用清胃散、玉女煎；昼轻夜重者为阴虚火旺，或瘀血兼阴虚火旺，可用滋阴降火止痛汤或通窍活血汤。

（2）牙痛虽以风热、胃火、虚火为多，但亦有风寒外客所致的牙痛，大多发于冬季或春初，治以疏风散寒，可用川芎茶调散；风热牙痛可用银翘散。

九、口腔溃疡

口腔溃疡中医称"口疮"，是指发生在口腔黏膜上的比较浅表如豆大小的溃疡点。本病多与心脾积热，复感风火燥邪或阴虚火旺所致，常易反复发作，故又称"复发性口疮"。治以清泻胃火，滋阴降火为法。笔者根据其临床疾病的特点和方剂应用的指征，多采用加减甘露饮、十味地黄汤。

（一）加减甘露饮

【组成】生地15g，茵陈12g，黄芩10g，枳壳6g，枇杷叶6g，石斛10g，甘草6g，麦冬10g，沙参12g。

【方歌】

> 加减甘露地茵陈，芩枳枇杷石斛伦，
> 甘草麦冬平胃热，可加沙参方中用。

【证型】阴虚火旺证。

【指征】口腔溃疡，此起彼伏，缠绵难愈，进食时疼痛，脉细数。

【注意】除内服药外，外用蜂蜜涂患处，每日1~4次。

（二）十味地黄汤

【组成】生地15g，山药10g，茯苓10g，五味子10g，泽泻10g，牡丹皮10g，附子6g，肉桂6g，元参15g，白芍15g。

【方歌】

十味地黄汤，八味元芍藏。

【证型】肾气不足，虚火上炎证。

【指征】口腔溃疡，反复发作，此起彼伏，缠绵难愈，脉沉细，尺大。

【注意】本方煎药时间宜50分钟以上，饭后服。

结语　治疗口腔溃疡时需要注意的问题：

（1）口腔溃疡反复发作，缠绵难愈者，多属虚证。夏季口腔溃疡宜养阴清热，可用沙参麦冬饮；冬季口腔溃疡加重，多因肾气亏损，虚火上炎，治以温肾助阳，佐以降火，可用十味地黄汤。

（2）口腔溃疡夜间疼痛者，为阴虚火旺，治以滋阴降火，可用甘露饮；白天疼痛，夜间不痛者，多为脾胃实火，治以清胃导滞，可用清胃散；属心火者，治以清心泻火，可用导赤散。

十、唇　　风

唇风是指以唇部红肿痛痒，日久破裂流水为主要临床表现的疾病。有嘴唇不时睏动者，故又名"唇睏"。本病与剥脱性唇炎相似。多因脾胃湿热，复感外风而成，治以疏风清热为法。笔者根据其临床疾病的特点和方剂应用的指征，多采用泻黄散、资生丸。

（一）泻黄散

【组成】生石膏15g，栀子10g，防风10g，藿香10g，甘草6g。

【方歌】

泻黄甘草与防风，石膏栀子藿香充。

【证型】脾胃湿热证。

【指征】唇部肿胀，色红发痒，日久破裂流水。

【注意】临证应用可加熟大黄3g，黄芩10g，枳壳10g；外用黄连粉、香油适量，调敷患处。

（二）资生丸

【组成】党参10g，茯苓10g，白术10g，扁豆10g，陈皮10g，山药15g，甘草10g，莲子10g，砂仁10g，薏苡仁15g，桔梗10g，藿香10g，黄连4g，芡实3g，山楂10g，泽泻6g，麦芽6g，白蔻仁10g。

【方歌】

资生参苓加藿香，麦连芡楂泻蔻仁。

【证型】脾虚风感证。

【指征】口唇红肿，破裂，久久不愈，口唇　动，少食便溏，气短乏力，脉濡缓。

【注意】临证应用加枳壳 10g，使气机调畅，亦可长期服用乌鸡白凤丸，每日 2 次，每次 1 丸。

结语　治疗唇风时需要注意的问题：

（1）本病多因脾胃湿热内生，复感风邪所致，故要禁食辛辣之品。

（2）必要时配用外用药物，如黄连膏、紫归油外敷患处。

十一、麦 粒 肿

麦粒肿，中医称"针眼"、"眼丹"，是指以眼睑缘皮肤出现局限性疔肿为主要临床表现的病证，现今规范名为睑腺炎。民间常用针刺破出脓，或针挑背上红点而愈故名。本病多因风热相火客于胞睑，或过食辛辣燥热，脾胃蕴热，上攻于目而成。治以清热解毒为主，可用内服、外用药物配合治疗。笔者根据其临床疾病的特点和方剂应用的指征，多采用加减清脾散、龙胆泻肝汤。

（一）加减清脾散

【组成】薄荷 10g，栀子 10g，升麻 10g，赤芍 10g，枳壳 10g，黄芩 10g，陈皮 10g，藿香 10g，防风 10g，生石膏 15g，甘草 6g。

【方歌】

加减清脾用泻黄，薄荷升麻赤壳藏，
黄芩陈皮共为用，脾胃热毒总能康。

【证型】脾胃热毒证。

【指征】眼部红肿硬结，灼热疼痛，可伴有结膜红肿。

【注意】脓已成者可切开排脓。

（二）龙胆泻肝汤

【组成】栀子 10g，黄芩 10g，柴胡 10g，生地 10g，车前子^(包煎)10g，泽泻 10g，木通 10g，甘草 6g，当归 10g。

【方歌】

龙胆泻肝栀芩柴，生地车前泽泻偕，
木通甘草当归合，肝经湿热力能排。

【证型】肝胆湿热证。

【指征】麦粒肿，同时有口苦，咽干，烦躁。

【注意】煎药时乘热熏蒸眼部，然后内服。

结语　治疗麦粒肿时需要注意的问题：

（1）麦粒肿是一种常见病，容易反复发作，除内服药外，亦可用内服药熏蒸眼部。

（2）本病切忌妄行挤压，以免脓毒扩散，导致疔毒走黄。

（3）勿用不洁之手或毛巾擦眼，忌食辛辣之物。

十二、眼 睑 下 垂

眼睑下垂又称上胞下垂，是指上眼睑不能自行提起而影响视物的一种疾病。本病有先天不足者，有后天脾气虚弱所致病者。先天不足者，当温补脾肾；后天脾气虚弱者，当补脾升阳益气。笔者根据其临床疾病的特点和方剂应用的指征，多采用右归饮、益气聪明汤。

（一）右归饮

【组成】熟地 9g，山药 6g，山萸肉 9g，枸杞子 6g，肉桂 3g，附子 4g，杜仲 6g，炙甘草 6g。

【方歌】

> 右归饮主命门衰，附桂山萸杜仲施，
> 地草山药枸杞子，便溏阳痿服之宜。

【证型】脾肾阳虚证。

【指征】自幼双眼上胞下垂，抬举无力。

【注意】临证应用可加人参 9g，白术 6g 以补后天。

（二）益气聪明汤

【组成】蔓荆子 15g，升麻 10g，葛根 15g，党参 10g，黄芪 15g，黄柏 10g，白芍 10g，炙甘草 10g。

【方歌】

> 益气聪明汤蔓荆，升葛参芪黄柏并，
> 再加芍药炙甘草，耳聋目障服之清。

【证型】气虚清阳不升证。

【指征】眼胞下垂，疲乏无力。

【注意】若兼气阴两虚，清阳失升者，可改用清暑益气汤；若脾虚气弱，中气下陷明显者，可改用补中益气汤。

结语 治疗眼睑下垂时需要注意的问题：

（1）眼睑下垂有先天、后天之分，先天患病，多两眼同病；后天患病，多单眼发病。发病较急者，除眼睑下垂外，还可伴有眼球偏斜，视一为二；发病缓慢者，常双眼发病，时轻时重，休息后好转，劳累后加重。

（2）眼睑下垂，多种原因均可致病，若外伤性所致的眼睑下垂，宜活血通络，用复元活血汤；若风痰阻络，兼有眼睑麻木，脉弦滑，治以祛风除痰通络，可用正荣汤（羌活 6g，白附子 6g，胆南星 10g，僵蚕 10g，秦艽 10g，防风 10g，半夏 10g，木瓜 10g，松节 6g，甘草 3g，生姜 3 片）或用息风通络汤；若气阴两虚，清阳失升者，治以补气养阴，升清降浊，可用清暑益气汤；若气虚清阳失升者，治以补气升阳，可用益气补聪汤；若脾气虚弱，中气不足者，治以补气健脾升阳，可用补中益气汤。

（3）对于先天性眼睑下垂，药物难于收效者，可考虑手术治疗。

十三、流　泪　症

流泪症是指眼泪常不由自主溢出眼睑之外的一种疾病。本病有热泪、冷泪之分。泪为汗液，肾主玉液，故冷泪多为肝肾亏虚，泪失约束，自然流出；而热泪多因肝火炽盛，风邪侵袭，治以补益肝肾，清肝火，袪风邪为主。笔者根据其临床疾病的特点和方剂应用的指征，多采用左归饮、止泪汤。

（一）左归饮

【组成】熟地15g，山萸肉10g，枸杞子10g，山药10g，茯苓10g，甘草2g。

【方歌】

左归萸地药苓从，杞草齐成壮水功。

【证型】肝肾两虚，约束无权证。

【指征】流泪症，遇风更甚，眼睛不红不痛。

【注意】若兼心烦，口渴，腰酸背困，脉弦细，可改用滋水清肝饮。

（二）止泪汤

【组成】生石膏15g，黄芩10g，瓜蒌10g，菊花10g，细辛3g，羌活10g，焦山栀10g，黄连10g，车前子（包煎）10g。

【方歌】

止泪汤内石膏芩，蒌仁菊花细辛羌，

焦栀黄连车前子，眼部红肿热泪康。

【证型】肝火炽盛，风热侵袭证。

【指征】眼流泪，黏浊，且有热感，眼部红肿热痛。

【注意】若风热偏甚者，可改用银翘散。

结语　治疗流泪症时需要注意的问题：

（1）流泪症分热泪、冷泪，冷泪多属虚寒，或肝血不足；热泪多属虚热，或肝肾阴虚，虚火上浮。

（2）流泪症，热泪治以清热散风或滋阴降火；冷泪多宜温补或滋养肝血。

（3）治疗流泪症一定要遵循整体观念，辨证论治的原则，全面考虑，不可一味只用收涩止泪的药物。

十四、急性结膜炎

急性结膜炎，中医称"天行赤眼"，是指有很强传染性的一种暴发性眼病。本病发病常一眼或双眼开始，突然红肿热痛，涩痒难忍。本病多因肺胃有热，感受疫疠之气，风热相搏，交攻于目，猝然而起，俗称"红眼病"。治以疏风泻热通腑为主。笔者根据其临床疾病的特点和方剂应用的指征，多采用桑菊退红汤、凉膈连翘散。

（一）桑菊退红汤

【组成】桑叶 10g，菊花 10g，白茅根 15g，夏枯草 30g，珍珠母 10g，桔梗 10g，蝉蜕 10g。

【方歌】

桑菊退红白茅根，夏枯珍珠桔蝉蜕。

【证型】疫气初犯证。

【指征】眼微红，灼热涩痒，眵增多而黏稠。

【注意】可配合外洗法：白茅根 30g，菊花 30g，水煎熏洗。

（二）凉膈连翘散

【组成】连翘 12g，大黄 6g，黄连 10g，薄荷 6g，栀子 10g，甘草 10g，黄芩 10g，芒硝 10g。

【方歌】

凉膈连翘散大黄，连芩薄荷栀子藏，

甘草芒硝共为用，热毒壅盛红眼康。

【证型】热毒壅盛证。

【指征】双眼红肿，灼热疼痛，白睛布满红丝。

【注意】可用蒲公英 30g，水煎熏洗。

结语 治疗急性结膜炎时需要注意的问题：

（1）本病传染性很强，故应预防其流行，对患者注意隔离，洗脸用具和手帕应分开使用。

（2）流行季节健康人可常用治疗本病的眼药水滴眼，保持眼部卫生，可用菊花、夏枯草、桑叶，煎水代茶饮。

（3）本病禁忌包眼，因包眼可使热毒更甚，从而加重病情。

十五、凝 脂 翳

凝脂翳是指以黑睛生翳，状如凝脂，多伴有黄液上冲为主要临床表现的急重眼科疾病，类似西医的化脓性角膜炎。本病多因黑睛表面外伤，风热侵袭，肝胆火热炽盛而成，治以祛风清热，泻火解毒为法。笔者根据其临床疾病的特点和方剂应用的指征，多采用连翘升降散、敛脂翳汤。

（一）连翘升降散

【组成】蝉蜕 10g，僵蚕 10g，片姜黄 10g，大黄 10g，元参 15g，连翘 15g。

【方歌】

连翘升降散大黄，蝉蜕僵蚕片姜黄，

再加元参滋补阴，风热壅盛翳脂清。

【证型】风热壅盛证。

【指征】黑睛起翳如星，表面污浊，羞明流泪，抱轮红赤，脉浮数。

【注意】本方应饭后服，药向上行。

（二）敛脂翳汤

【组成】当归 10g，川芎 10g，白芍 15g，黄芪 15g，陈皮 10g，桔梗 10g，金银花 10g，白蒺藜 4g，木贼 6g。

【方歌】

敛脂翳汤归芎芍，芪陈桔梗银花要，

蒺藜木贼同煎用，正虚邪恋方为妙。

【证型】正虚邪恋证。

【指征】翳上凝脂，日久不敛，眼痛，羞明较轻。

【注意】忌辛辣之物。

结语 治疗凝脂翳时需要注意的问题：

（1）本病起病急，来势猛，发展快，变化多。

（2）本病辨证需分清表里，虚实。风热壅盛者，宜祛风清热解毒；里热偏盛者宜泻火解毒；正虚邪恋者宜扶正祛邪。

（3）患者使用的洗脸用具要严格消毒，饮食宜清淡，忌辛辣发物。

十六、云 雾 移 睛

云雾移睛是指眼的外观正常，而自觉眼前有蚊蝇飞舞，或云雾飘荡，甚至昏朦为主要表现的病证，类似西医的玻璃体混浊。本病多因湿热熏蒸，肝郁气滞，阴虚火旺而成，治以除湿、清热、养阴、活血、理气为法。笔者根据其临床疾病的特点和方剂应用的指征，多采用加减芪脉地黄汤、理气活血汤。

（一）加减芪脉地黄汤

【组成】黄芪 15g，当归 10g，党参 10g，麦冬 10g，五味子 10g，生地 15g，苍术 10g，茯苓 10g，泽泻 10g，牡丹皮 10g。

【方歌】

加减芪脉地黄汤，当归补血生脉散，

六味山药易苍术，气阴俱虚湿邪康。

【证型】气阴俱虚，湿邪阻滞证。

【指征】眼前蚊蝇飞舞，视物昏朦，脉虚大。

【注意】若痰湿偏盛，脉濡缓，可改用十四味温胆汤。

（二）理气活血汤

【组成】柴胡 10g，白芍 12g，枳实 10g，炮甲珠 10g，桃仁 10g，红花 10g，大黄 6g，甘草 10g，元参 15g，石斛 10g，麦冬 10g。

【方歌】

理气活血有柴胡，白芍枳实与甲珠，

桃仁红花大黄配，麦草参斛正宜服。

【证型】气滞血瘀，郁而化火证。

【指征】眼前自见黑花移动，视力下降，随情绪波动而加重，脉沉。

【注意】若气滞明显，可改用丹栀逍遥散；若血瘀明显，可改用复元活血汤。

结语　治疗云雾移睛时需要注意的问题：

（1）一般初发，或发病较剧者多为实证；发病日久可转为虚证。对病程已久或用祛邪之法病邪已退者，可改用滋补肝肾的滋水清肝饮。

（2）本病患者饮食禁辛辣、肥甘，戒酒，节房事，调情志，戒郁怒。

十七、眼 底 出 血

眼底出血属中医"暴盲"的范畴，是眼外观正常，猝然一眼或两眼视力急剧下降，甚至失明为主要表现的疾病。本病多由暴怒惊恐，肝肾俱虚，气滞血瘀所致。治以补益肝肾，理气活血为法。笔者根据其临床疾病的特点和方剂应用的指征，多采用加减独活补元饮、加减复元活血汤。

（一）加减独活补元饮

【组成】独活 15g，骨碎补 10g，元参 60g。

【方歌】

加减独活补元饮，骨碎元参此方存。

【证型】阴虚火旺，伏风内扰证。

【指征】眼底出血，反复发作，视力急骤下降，甚至失明。

【注意】本方对各种原因引起的眼底出血有明显的疗效。

（二）加减复元活血汤

【组成】柴胡 10g，赤芍 10g，枳实 10g，穿山甲 10g，桃仁 10g，红花 10g，甘草 10g。

【方歌】

加减复元活血汤，四逆山甲桃红帮。

【证型】气滞血瘀证。

【指征】眼底出血，反复发作，兼有胸满心烦，头晕胀痛，大便秘结，脉沉。

【注意】本方宜饭后服，可与独活补元饮交替服用。

结语　治疗眼底出血时需要注意的问题：

（1）眼底出血是眼科常见病，各种疾病、各种原因都可能引起眼底出血。其主要表现为突然视力下降，甚至失明。

（2）服用加减独活补元饮，有些人可能出现口腔溃疡，但不宜配合其他药物，或在本方加某些药物，否则影响疗效。可在饮食时忌辛辣食物。

（3）外伤性所致的眼底出血，当首选加减复元活血汤，然后再用加减独活补元饮交替服用。

第八章　胡兰贵临床协议方

　　临床协议方以中医药现代化的冲剂形式展示给大家，与时俱进，传承创新，打破传统中医药需经过炮制、抓药、浸泡、煎煮等繁杂的工艺程序，间接地为人们的生命健康提供更为方便、快捷、省事、省力、省时的模式。

　　更重要的是胡兰贵教授将多年的临床经验结晶表现在冲剂里面，例如，柴平冲剂看似简单，一般可能认为就是小柴胡汤合平胃散加桂枝、茯苓、苏叶、神曲而成，殊不知这里面蕴含着很多深层含义，胡兰贵教授在"思维秘诀"模块将他近五十年的经验和脑海里的思维通过文字形式展现出来，这部分内容是我们学习者最难得的东西，往往要在临床摸索多少年才能收获。

　　以柴平冲剂为例具体说明如下。临床跟胡教授出门诊，很多患者询问的话正是我们学习开窍的钥匙，如有的患者在看病时，胡教授开了柴平冲剂后，患者又返回来追加一个症状，告知"咽喉有异物感说是梅核气"，胡教授只说一句"管了"；又有患者开了柴平冲剂后，又回来告知"我还有腰痛"，胡教授还是说一句"管了"；还有的患者开了柴平冲剂后，又返回来追加告知"有心悸"，胡教授还说那句话"管了"；还有的患者开了柴平冲剂后，又追加症状说"有咽痛、咽炎"，胡教授还是说一句"管了"；还有的患者开了柴平冲剂后，又追加症状说"有咳嗽、痰多"，胡教授还是说一句"管了"。当时研究生们很不理解，以为胡教授是在搪塞患者，但通过柴平冲剂的"思维秘诀"，一目了然，茅塞顿开。不是胡教授搪塞患者，而是他早就考虑到了。柴平冲剂是由柴胡、半夏、黄芩、党参、甘草、生姜、大枣即小柴胡汤，与苍术、陈皮、厚朴、生姜、大枣即平胃散两方合方而成，两方具有疏肝和胃的功效；加桂枝、茯苓、苍术和甘草称为苓桂术甘汤，《伤寒论》67条云："伤寒若吐若下后，心下逆满，气上冲胸，起则头眩，脉沉紧，发汗则动经，身为振振摇者，茯苓桂枝白术甘草汤主之。"加苏叶、神曲称为神苏止呕汤，擅治头晕、恶心。与半夏、厚朴、生姜、大枣合为半夏厚朴汤、四七汤（方歌：半夏厚朴苏苓姜，气滞痰郁此方良）可以治疗梅核气，正如《金匮要略》所说："妇人咽中如有炙脔，半夏厚朴汤主之。"柴平冲剂还可治疗腰痛，小柴胡汤里有甘草、生姜，苓桂术甘汤里有茯苓、白术，四药相合名曰肾着汤，又称甘姜苓术汤，正如《金匮要略》云："肾着之病，其人身体重，腰中冷，如坐水中，形如水状，反不渴，小便自利，饮食如故，病属下焦，身劳汗出，衣里冷湿，久久得之，腰以下冷痛，腹重如带五千钱，甘姜苓术汤主之。"因此，甘姜苓术汤可以治疗腰痛。小柴胡汤里的半夏、甘草，苓桂术甘汤里的桂枝，三药相合，名曰半夏散，正如《伤寒论》313条云："少阴病，咽中痛，半夏散及汤主之。"因此，柴平冲剂也可以治疗咽痛。小柴胡汤里的半夏、甘草，平胃散里的陈皮，苓桂术甘汤里的茯苓，四药相合，名曰二陈汤，二陈汤是治疗痰饮咳嗽的总方，因此，柴平冲剂也有治疗咳嗽痰多的作用。所以，临床上把柴平冲剂作为治疗胃病和很多疑难杂病的常用方。这就是我们中医先科学的科学，也是中医的可贵伟大之处。

一、柴平冲剂

【组成】柴胡 12g（2 袋），清半夏 10g（1 袋），黄芩 10g（1 袋），党参 10g（1 袋），甘草 6g（2 袋），生姜 3g（1 袋），大枣 10g（1 袋），苍术 10g（1 袋），陈皮 12g（2 袋），厚朴 12g（2 袋），桂枝 12g（2 袋），茯苓 10g（1 袋），苏叶 10g（1 袋），神曲 10g（1 袋）。

【汤方辨证】胃脘痞满，食欲不振。

【方剂】

（1）小柴胡汤：治七症一脉（往来寒热、胸胁苦满、默默不欲饮食、心烦喜呕、口苦、咽干、目眩，脉弦）。

（2）平胃散：治胃脘痞满，舌苔厚腻。

（3）神苏止呕汤：治头晕，呕吐。

（4）二陈汤：治咳嗽痰多。

（5）平陈汤：治咳嗽痰多，胃脘痞满。

（6）四君子汤：治脾虚。

（7）六君子汤：治脾虚泄泻。

（8）小半夏汤：治各种呕吐。

（9）半夏散：治寒湿所致的咽痛。

（10）甘姜苓术汤：治腰部冷痛。

（11）苓桂术甘汤：治痰饮，背寒冷如掌大。

（12）茯苓桂枝甘草大枣汤：水饮所致的奔豚证。

（13）桂枝甘草汤：治心下悸、欲得按者。

（14）甘草干姜汤：治虚寒咳嗽。

（15）厚朴生姜半夏甘草人参汤：治虚寒腹胀。

【思维秘诀】柴平冲剂是由柴胡、半夏、黄芩、党参、甘草、生姜、大枣（即小柴胡汤），以及苍术、陈皮、厚朴、生姜、大枣（即平胃散）共同组成，两方具有疏肝和胃的功效。因此，临床上把柴平冲剂作为治疗胃病的常用方。此外，加桂枝、茯苓、苍术、甘草名苓桂术甘汤，《伤寒论》67 条云："伤寒若吐若下后，心下逆满，气上冲胸，起则头眩，脉沉紧，发汗则动经，身为振振摇者，茯苓桂枝白术甘草汤主之。"加苏叶、神曲名神苏止呕汤，擅治头晕、恶心。与半夏、厚朴、生姜、大枣合用名曰半夏厚朴汤、四七汤（组成：半夏厚朴苏苓姜，气滞痰郁此方良）可以治疗梅核气，正如《金匮要略》所说："妇人咽中如有炙脔，半夏厚朴汤主之。"同时，方内有二陈汤可以治疗痰饮咳嗽，有甘姜苓术汤可以治疗腰痛，有半夏散可以治疗咽痛，等等。

二、清暑益气冲剂

【组成】黄芪 20g（2 袋），甘草 6g（2 袋），党参 10g（1 袋），当归 10g（1 袋），麦冬 10g（1 袋），五味子 12g（2 袋），青皮 12g（2 袋），陈皮 12g（2 袋），神曲 10g（1 袋），黄柏 12g（2 袋），葛根 15g（1 袋），苍术 10g（1 袋），白术 10g（1 袋），升麻 12g（2 袋），泽泻 10g

（1袋）。

【汤方辨证】头晕，乏力，汗出。

【方剂】

（1）当归补血汤：补气养血。

（2）生脉散：益气敛汗养阴。

（3）补中益气汤：治中气下陷。

（4）泽泻汤（泽泻、白术）：治眩晕。

（5）二妙散：治湿疹。

【思维秘诀】

（1）清暑益气冲剂为什么可用于正常人？为什么可以同时治疗鼻炎？《内经》云："清阳出上窍，浊阴出下窍。"自然界早晨太阳出，晚上太阳降，人与自然界息息相关，服用清暑益气冲剂有助于清阳上升，所以白天人就精神；且可使浊阴出下窍，如此有助于夜间的阴归于体内，有助于人的睡眠。清阳不升，就容易鼻塞，浊阴不能下降则鼻涕多，此为鼻炎的病因，所以清暑益气冲剂可以同时治疗鼻炎。

（2）清暑益气冲剂为什么用于疲乏无力、下肢沉重的亚健康人？所谓亚健康人就是指化验检查指标正常，但患者自觉精力不支，以疲乏无力、下肢沉重为主要表现者，此均为"劳者耗气"出现的气虚证，两腿发沉中医认为是"湿性重浊，湿性趋下"，气虚不能运化水液，水湿停聚而致，清暑益气冲剂方中用党参、甘草、黄芪、当归、麦冬、五味子、升麻、葛根补气养阴，升提阳气；青皮、陈皮、神曲、黄柏、苍术、白术、泽泻健脾利湿，除湿清热。如此，一方面气能推动水液运行，另一方面又能起到健脾除湿的功效，故清暑益气冲剂可以治疗疲乏无力，下肢沉重。

（3）清暑益气冲剂为什么可治疗容易感冒，头晕，汗出、动则尤甚的病证？中医强调气的推动作用、温煦作用、防御作用、固摄作用、气化作用、营养作用，清暑益气冲剂具有防御和固摄作用，能护卫肌表，抵御外邪，故能治疗感冒。尤其是小孩乃稚阴稚阳之体，更需调补。张景岳云"无虚不作眩"，"虚者，十居其八九，而兼火兼痰者，不过一二耳"。清暑益气冲剂具有补气养阴，升清降浊的功效，对于气虚、清阳失升的眩晕有很好的效果，如治疗耳源性眩晕有很好的效果。气虚不能固摄汗液，故汗出，劳者耗气，气更虚，更易汗出。

三、补阴益气冲剂

【组成】黄芪20g（2袋），白术10g（1袋），陈皮6g（1袋），党参10g（1袋），柴胡6g（1袋），升麻6g（1袋），甘草6g（2袋），当归10g（1袋），地黄10g（1袋），山药10g（1袋），山萸肉10g（1袋），牡丹皮10g（1袋），茯苓10g（1袋），泽泻10g（1袋）。

【汤方辨证】失眠，腰困，脉虚大，尺脉尤甚。

【方剂】

（1）补中益气汤：补气。

（2）六味地黄汤：养阴。

（3）泽泻汤：治眩晕。

（4）四君子汤：补脾气。

（5）当归补血汤：补气养血。

【思维秘诀】补阴益气冲剂是由补中益气汤合六味地黄汤而成。

（1）为什么补阴益气冲剂可用于正常人呢？肾主生长发育，主生殖，主水，主纳气，为了维持肾的这些功能，就应当维护肾，去保养它，因为中医有"阳常有余，阴常不足"的理论，故选用六味地黄汤；又有"脾为后天之本，肾为先天之本"、"脾为气血生化之源"之说，所以用补中益气汤维护后天，这样，先天、后天得以保养，人的生命活动就可正常运行。

（2）为什么补阴益气冲剂可以治疗腰痛？"腰为肾之府"、"腰为肾之外候"，腰部失于肾的滋养，故腰痛；同时肾又需依赖脾的补充。补阴益气冲剂可以补肾健脾，所以说其可以治疗腰痛。

（3）为什么补阴益气冲剂可以治疗失眠？肾阴不足，心火偏亢，可以引起失眠，补阴益气冲剂可以补肾阴，使心火不亢，又可补脾气生血，滋养心血，故可用于气阴两虚的失眠。

四、十四味温胆冲剂

【组成】黄芪 20g（2 袋），当归 10g（1 袋），党参 10g（1 袋），麦冬 10g（1 袋），五味子 12g（2 袋），陈皮 12g（2 袋），清半夏 10g（1 袋），茯苓 10g（1 袋），甘草 6g（2 袋），竹茹 10g（1 袋），枳实 12g（2 袋），石菖蒲 12g（2 袋），远志 12g（2 袋），地黄 10g（1 袋）。

【汤方辨证】失眠，头晕，脉濡缓。

【方剂】

（1）当归补血汤：补气养血。

（2）生脉散：益气敛汗养阴。

（3）二陈汤：祛痰除湿。

（4）温胆汤：治失眠胆怯。

【思维秘诀】

（1）为什么十四味温胆冲剂能治疗顽固性失眠？失眠的原因很多，有血不养心者，有心肾不交者，有心脾两虚者，等等。我们可遵循《内经》"凡十一脏皆取决于胆"的理论，不管哪一脏引起的失眠，从胆治疗都会取得疗效，"陈皮、半夏、茯苓、甘草、枳实、竹茹"名曰"温胆汤"，可以治疗其他十一脏的疾病。

（2）为什么十四味温胆冲剂既可治疗失眠又可治疗嗜睡？痰湿蒙蔽心窍，既可引起失眠，又可引起嗜睡，若痰湿阻滞清阳不能上升，则表现为嗜睡，若痰湿阻滞，血不养心，则表现为失眠。十四味温胆冲剂既能补气养阴，又能理气化痰，交通心肾，故本方既可治疗失眠，又可治疗嗜睡，例如，有一部分人，一看电视就瞌睡，一关电视就醒来，这种情况，实际上是痰湿蒙闭心窍，此时，就可出现疲乏嗜睡，但又由于痰湿阻滞，血不养心又会出现失眠，因此，祛痰湿用二陈汤（陈皮、半夏、茯苓、甘草），加竹茹、枳实（名温胆汤）可以治疗痰湿蒙闭心窍；再加石菖蒲、远志芳香开窍，交通心肾，又可以治疗嗜睡。又加黄芪、当归（名曰当归补血汤），合党参、麦冬、五味子（名曰生脉散），二者共奏滋养心血之效，以治失眠。

（3）为什么十四味温胆冲剂能治疗头闷如裹？中医认为"因于湿，首如裹，湿热不攘，大筋软短，小筋弛长，软短为拘，弛长为痿"，说明湿邪可以使人头闷、头重，十四味温胆冲剂中有陈皮、半夏、茯苓、甘草、竹茹、枳实可健脾除湿，石菖蒲、远志还可芳香开窍，故可治疗头闷如裹。

五、参 丹 冲 剂

【组成】黄芪30g（3袋），党参10g（1袋），丹参30g（3袋），黄精15g（1袋），地黄10g（1袋），当归10g（1袋），薄荷6g（1袋），白术10g（1袋），苍术10g（1袋），柴胡12g（2袋），三棱10g（1袋），莪术10g（1袋），夜交藤30g（2袋），青皮12g（2袋），陈皮12g（2袋），砂仁9g（3袋），莱菔子10g（1袋）。

【汤方辨证】心悸，胸痛，脉沉。

【方剂】

（1）当归补血汤：补气养血。

（2）补中益气汤：补气。

（3）消胀散：治腹胀。

【思维秘诀】

（1）本方已经经过既往六代人的验证，是一个久经考验的好方。

（2）本方黄芪、党参、白术、黄精、苍术补气，意在使心气充沛；黄芪、当归名当归补血汤，意在使血液充盈；其余的药物理气活血意在使脉道通利。

（3）本方根据老师的经验既可以用于心脏病，又可以用于肝病，是一个补气养血以培本，理气活血以治标的好方。

六、逍遥狗脊冲剂

【组成】柴胡12g（2袋），当归10g（1袋），白芍10g（1袋），茯苓10g（1袋），白术10g（1袋），甘草6g（2袋），生姜3g（1袋），薄荷6g（1袋），狗脊30g（3袋），川断20g（2袋）。

【汤方辨证】腰痛，背困，关节疼痛。

【方剂】

（1）逍遥散：治肝气郁结。

（2）甘姜苓术汤：治腰部冷痛。

【思维秘诀】

（1）逍遥狗脊冲剂是朱进忠老先生常用的方剂，由逍遥散加狗脊、川断而成，关键是生姜和干姜的应用，如果身体偏寒者可用干姜代替生姜，名曰甘姜苓术汤，又称肾着汤，可用于腰椎间盘突出、坐骨神经痛。

（2）加桂枝、黄芪、大枣、阿胶、生地、红糖，倍白芍即归芪建中汤，又名逍狗归芪汤。

七、逍狗归芪冲剂

【组成】柴胡12g（2袋），当归10g（1袋），白芍20g（2袋），茯苓10g（1袋），白术

10g（1袋），甘草6g（2袋），生姜3g（1袋），薄荷6g（1袋），狗脊30g（3袋），川断20g（2袋），黄芪20g（2袋），桂枝12g（2袋），大枣10g（1袋），阿胶6g（2袋），生地10g（2袋），红糖30g（自备）。

【汤方辨证】腰背困痛，关节疼痛（椎间盘突出、股骨头坏死、坐骨神经痛）。

【方剂】

（1）逍遥散：治肝气郁结。

（2）甘姜苓术汤：治腰部冷痛。

（3）归芪建中汤：补气血。

【思维秘诀】

（1）用于健康女性，因为女子以血为本，一般多易肝气不舒，所以，用逍遥散疏肝养血，用归芪汤健脾养血。

（2）用于妇女更年期，《素问·上古天真论》云："女子七岁，肾气盛，齿更发长；二七而天癸至，任脉通，太冲脉盛，月事以时下，故有子；……七七，任脉虚，太冲脉衰少，天癸竭，地道不通，故形坏而无子也。"说明女性在49岁冲任亏虚，此期前后均为更年期，冲任亏虚明显者，更年期症状就严重。怎样安全度过更年期？则应当补肾固冲任，可用逍狗归芪冲剂。

（3）为什么女性容易患背困，眼干眼涩，月经量少，面部色素沉着？"腰为肾之府，腰为肾之外候"，俗话说"男人的腰在腰，而女人的腰在背"，也就是说男人肾虚是腰困，女人肾虚是背困。肝藏血，肾藏精，精能生血，血能化精，精血同源，肝血亏虚则肾精亏虚，肾精亏虚又导致肝血亏虚；肝开窍于目，所以眼干眼涩；血液亏虚，月经量少，血不能上荣于面，故面部色素沉着。

（4）为什么逍狗归芪冲剂可以治疗关节疼痛，手足冰凉？中医认为肝主筋，膝为筋之府，诸筋者皆属于节，膝关节疼痛，不可一味地应用祛风药，因为本病不属于不通则痛，而属于不荣则痛；逍狗归芪冲剂具有疏肝养血的作用，因此，可以治疗关节疼痛，其中归芪建中汤养血通脉，可以使血液达于四肢，故可治疗手足逆冷。

八、柴胡桂枝冲剂

【组成】柴胡12g（2袋），清半夏10g（1袋），黄芩10g（1袋），党参10g（1袋），甘草6g（2袋），生姜3g（1袋），大枣10g（1袋），桂枝12g（2袋），白芍10g（1袋），白芷12g（2袋），羌活10g（1袋），蝉蜕12g（2袋），薄荷12g（2袋）。

【汤方辨证】感冒，头痛，咽痛。

【方剂】

（1）柴胡桂枝汤：治各种类型的感冒。

（2）桂枝汤：治汗出恶风。

（3）小柴胡汤：治七症一脉（往来寒热、胸胁苦满、默默不欲饮食、心烦喜呕、口苦、咽干、目眩，脉弦）。

（4）小半夏汤：治各种呕吐。

（5）半夏散：治寒湿所致的咽痛。

（6）桂枝甘草汤：治心下悸，欲得按者。

【思维秘诀】

（1）本方可用于反复感冒不愈，症见恶寒，身痛，胃脘痞满者。

（2）本方可用于顽固性头痛和偏头痛，加白芷、羌活。

（3）本方可用于肩周炎，加羌活、防风、片姜黄。

（4）本方可用于风湿性关节炎，抗链"O"（+），加羌活、独活、牛膝。

九、柴龙冲剂

【组成】柴胡 12g（2袋），龙骨 20g（1袋），牡蛎 20g（1袋），党参 10g（1袋），清半夏 10g（1袋），甘草 6g（2袋），黄芩 10g（1袋），生姜 3g（1袋），大枣 10g（1袋），桂枝 12g（2袋），茯苓 10g（1袋），熟大黄 6g（1袋）。

【汤方辨证】头晕，失眠，脉弦紧。

【方剂】

（1）小柴胡汤：治七症一脉（往来寒热、胸胁苦满、默默不欲饮食、心烦喜呕、口苦、咽干、目眩，脉弦）。

（2）小半夏汤：治各种呕吐。

（3）半夏散：治寒湿所致的咽痛。

（4）茯苓桂枝甘草大枣汤：治水饮所致的奔豚证。

（5）桂枝甘草汤：治心下悸、欲得按者。

【思维秘诀】

（1）一身尽重，不可转侧者即下肢拘急不适，尤其是夜间下肢无可放在舒适之处。

（2）本方可用于精神分裂症。

（3）本方可用于癫痫，加蝉蜕 20g。

（4）本方可用于易惊易恐。

（5）本方可用于梅尼埃综合征。

（6）本方可用于肩周炎（即手少阳三焦经所循路线所致之证，柴龙冲剂可调理三焦，较柴胡桂枝汤临床治疗效果好）。

（7）《内经》有"诸痛痒疮，皆属于心"的说法，心属火，根据五行理论，木生火，心开窍于舌，其华在面，因此，若有火均会表现在舌部和面部，如有些人面部长痘就是属于心肝火旺，肝气郁结，郁而化火，火热循经上冲头目。《内经》上还有"高粱之变，足生大丁"的说法，是指过食肥甘厚味，易于化生内热，生于脸部名曰痤疮，即俗称的"痘痘"。通过老师的经验和笔者本人的摸索得出，在本方的基础上加生薏苡仁，可以治疗面部痤疮。

十、柴胡枳桔冲剂

【组成】柴胡 12g（2袋），白芍 10g（1袋），枳壳 12g（2袋），甘草 6g（2袋），桔梗 10g（1袋），杏仁 10g（1袋），青皮 12g（2袋），陈皮 12g（2袋），瓜蒌 10g（1袋），薄荷 12g（2袋），苏叶 10g（1袋），黄芩 10g（1袋）。

【汤方辨证】咳嗽，咽痛，痰黄，脉弦滑。

【方剂】

（1）四逆散：治气机不畅。

（2）甘草汤：治咽痛。

（3）桔梗汤：治咽痛。

【思维秘诀】

（1）学习《素问·咳论》的体会

1）《素问·咳论》是以论五脏六腑之咳，各有形状、治法而命名。

2）咳嗽初期表现为五脏之咳，其总的病机不外乎气机逆乱，临证用柴胡枳桔汤。

3）咳嗽的初期在五脏，根据治疗宜早的原理，治五脏之咳，可使病不传于六腑，五脏咳状治愈，则六腑咳状易愈。

4）五脏之久咳移于六腑，小儿咳而即吐，乃脾咳不已则胃受之，临证多用金沸草散、杏苏散。

5）五脏之久咳移于六腑，咳而遗尿，乃肾咳不已，膀胱受之，临证可用咳嗽遗尿方。

6）五脏久咳移于六腑，咳而遗失，乃肺咳不已大肠受之，临证可用六君子汤（即培土生金法）。

7）五脏久咳移于六腑，咳而腹满，不欲饮食，乃久咳不已三焦受之，临证可用小柴胡汤加减。

8）心咳之状，咳则心痛，喉中介介如梗状，临证可用参芪丹鸡黄精汤。

（2）《内经》关于咳嗽强调哪两脏？《素问·咳论》云："此皆聚于胃，关于肺，使人多涕唾，而面浮肿气逆也。"水饮聚于胃，而上逆于肺而为咳，与肺、胃关系密切。

（3）学习"此皆聚于胃，关于肺"的体会

1）《灵枢》云"形寒饮冷伤肺"，是指"其寒饮食入胃，从肺脉上至于肺，则肺寒"，告诫大家咳嗽的患者不宜吃冷食，这也是形寒饮冷伤肺的理论依据。

2）本条指出咳嗽与肺、胃密切相关，因此治疗这种咳嗽可用平陈汤。

3）"聚于胃，关于肺"之语，实为后世"脾为生痰之源，肺为贮痰之器"的理论渊源。

十一、附桂六味冲剂

【组成】附子 6g（1 袋），肉桂 9g（3 袋），甘草 6g（2 袋），党参 10g（1 袋），白术 10g（1 袋），干姜 9g（3 袋），熟地 10g（1 袋），山药 10g（1 袋），山萸肉 10g（1 袋），牡丹皮 10g（1 袋），泽泻 10g（1 袋），茯苓 10g（1 袋）。

【汤方辨证】腰困，大便稀，脉沉细。

【方剂】

（1）理中汤+肾气丸：治脾阳虚+肾阳虚。

（2）附桂理中汤+六味地黄汤：治脾阳虚+肾阴虚。

【思维秘诀】附桂六味冲剂是由肾气丸和理中丸组成，或由附桂理中丸和六味地黄汤组成，它既能补肾阴，又能补脾阳；既能补肾阳，又能补脾气；还是一个既能补先天，又能补后天的方剂，它温而不燥，滋而不腻，益寿天年。

十二、柴胡疏肝冲剂

【组成】柴胡12g（2袋），白芍10g（1袋），枳壳12g（2袋），甘草6g（2袋），香附10g（1袋），川芎12g（2袋），苍术10g（1袋），陈皮12g（2袋），厚朴12g（2袋），生姜3g（1袋），大枣10g（1袋），苏叶10g（1袋），神曲10g（1袋）。

【汤方辨证】两胁胀痛，胃脘痞满。

【方剂】

（1）柴胡疏肝散：治胁肋胀痛。

（2）平胃散：治胃脘痞满。

（3）神苏止呕汤：治头晕，呕吐。

【思维秘诀】柴胡疏肝冲剂是胡兰贵教授近几年创新的一个方剂，因为以前多用柴平冲剂，但往往患者大便干，两胁疼痛，柴平冲剂难以解决这两个问题；该方中另一个组成方剂为四逆平胃散，也是胡兰贵教授常用的方剂，由四逆散和平胃散组成，疏肝和胃，但解决不了头晕的问题，所以在临床中逐步摸索了柴胡疏肝散、平胃散、神苏止呕汤的合用剂型，命名为柴胡疏肝冲剂，弥补了柴平冲剂大便干的不足，又解决了四逆平胃散不能治头晕的弊病。若偏虚的大便干选柴平冲剂，若两胁胀痛有头晕者选柴胡疏肝冲剂（补的力量不足），若肝胃不和抑郁的患者可选用四逆平胃散（它药单力弱）。

十三、黄芪鳖甲冲剂

【组成】黄芪20g（2袋），地骨皮10g（1袋），紫菀10g（1袋），党参10g（1袋），茯苓10g（1袋），柴胡12g（2袋），半夏10g（1袋），知母10g（1袋），地黄10g（1袋），白芍10g（1袋），麦冬10g（1袋），肉桂9g（3袋），甘草6g（2袋）。

【汤方辨证】咳嗽，咽干，夜间为甚。

【思维秘诀】医生有一个口头禅"内科不治喘，治喘丢了脸；外科不治癣，治癣丢了脸"，充分说明喘病是一个比较难治的疾病，中医认为"五脏六腑皆令人咳，非独肺也"，"肺主出气，肾主纳气，肺为气之主，肾为气之根"，"呼出心与肺，吸入肾与肝"。"喘"是由于肾不纳气导致，因此，喘病多见于老年人或肾虚的患者，或小儿先天不足，或大病以后或手术后一走即喘，因为以上情况均损伤了元气，元气根于肾，肾中之气即名元气。黄芪鳖甲冲剂是一首既补肾精之气，又补益肺气的方剂。

十四、归芪建中冲剂

【组成】黄芪20g（2袋），当归10g（1袋），桂枝12g（2袋），白芍20g（2袋），生姜3g（1袋），大枣10g（1袋），甘草6g（2袋），阿胶6g（2袋），地黄10g（1袋），红糖30g（自备）。

【汤方辨证】月经量少，备孕。

【方剂】

（1）当归补血汤：补气养血。

（2）黄芪建中汤：因脾胃为气血生化之源。

（3）桂枝甘草汤：补阳。

（4）芍药甘草汤：补阴。

【思维秘诀】

（1）若气虚、阴虚、阳虚、血虚同时存在时，补气有碍于补血，补血有碍于补气，补阴有碍于补阳，补阳有碍于补阴，此时应遵循尤在泾提出的"从脾胃着手"的原则，脾胃为气血生化之源，脾胃功能恢复，则气血阴阳均得到恢复，故临床治疗此类疾病选用小建中汤、归芪建中汤、黄芪建中汤、十四味建中汤。

（2）正常人为什么可以服用归芪冲剂呢？归芪冲剂是由当归建中汤、小建中汤合当归补血汤加阿胶、生地而成，方中小建中汤《金匮要略》是这样论述的："虚劳里急、悸、衄、腹中痛，梦失精，四肢酸疼，手足烦热，咽干口燥，小建中汤主之。"意在健脾生血，脾胃为气血生化之源；当归补血汤由黄芪、当归组成，补气以生血，使有形之血生于无行之气，即气能生血，气血充足，人的身体就健康。

（3）为什么归芪冲剂可用于贫血、月经量少、经期腹痛、指甲淡白、面部长斑？女子以血为本，归芪冲剂可以健脾补气养血，脾胃为气血生化之源，气血充足，故可治贫血，月经量少；肝藏血，其华在爪，肝血充盈，爪甲荣润，血液充盈，上容于面，故可治疗面部色斑；归芪冲剂方中有桂枝的温通经脉，有白芍的缓急止痛，有阿胶的养血止血，故可用于不论是寒主凝滞的不通则痛，还是血虚寒凝的不荣则痛的痛经，且都有显著的疗效。

十五、芪脉地黄冲剂

【组成】黄芪 20g（2 袋），党参 10g（1 袋），麦冬 10g（1 袋），五味子 12g（2 袋），地黄 10g（1 袋），泽泻 10g（1 袋），牡丹皮 10g（1 袋），茯苓 10g（1 袋），苍术 10（1 袋），当归 10（1 袋），肉桂 6g（2 袋），黄连 6g（2 袋），防己 10g（1 袋）。

【汤方辨证】腰痛、蛋白尿、糖尿病。

【方剂】

（1）当归补血汤：补气养血。

（2）生脉散：益气敛汗养阴。

（3）六味地黄汤：滋补肾阴。

（4）交泰丸：交通心肾。

【思维秘诀】

（1）芪脉地黄冲剂是朱老的经验方，现今应用这个方剂主要是治疗蛋白尿、潜血、糖尿病。

（2）若本方肉桂改桂枝，去黄连改生石膏，命名为芪脉石膏冲剂，对于痛风、血尿酸增高有一定的疗效。

十六、射干麻黄冲剂

【组成】射干 10g（1 袋），麻黄 6g（1 袋），紫菀 10g（1 袋），细辛 3g（1 袋），五味子 6g（1 袋），款冬花 10g（1 袋），清半夏 10g（1 袋），苍术 10g（1 袋），陈皮 12g（2 袋），姜厚朴 6g（1 袋），甘草 6g（2 袋），茯苓 10g（1 袋）。

【汤方辨证】咳喘，喉中水鸡声，胃脘痞满。

【方剂】

（1）射干麻黄汤：治咳喘，喉中水鸡声。

（2）平胃散：治胃脘痞满。

（3）二陈汤：治咳嗽痰多。

（4）苓甘五味姜辛汤：治咳嗽，痰稀色白。

【思维秘诀】

（1）本方原名"胃咳合方"，最初是用射干麻黄汤治疗咳嗽，但胃脘痞满者不属于表寒内饮，不能用小青龙汤，所以合平胃散；继而发现患者痰多，拟用二陈汤，射干麻黄冲剂加茯苓即二陈汤；同时又将《金匮要略》的苓甘五味姜辛汤包括在内，这也是著名的"姜辛味法"，如小青龙汤等有名的方剂都包含在此。

（2）"咳而上气，喉中水鸡声，射干麻黄汤主之。"

（3）"冲气即低，而反更咳，胸满者，苓甘五味姜辛汤主之。"

（4）"病痰饮者当以温药和之"；"脾为生痰之源，肺为贮痰之器"。

（5）射干麻黄汤重在宣降肺气，苓甘五味姜辛汤重在温化痰饮，平胃散、二陈汤重在健脾化痰。

第九章　胡兰贵常用膏方

膏方也是胡兰贵教授通过多年的临床实践探索得到较为实战实用、经得住考验的临证效验秘方，故专门作为一个章节来以资共勉，力求发扬中医药事业，为人类健康谋福祉。

一、柴平膏

【组成】柴胡360g（60袋），清半夏300g（30袋），黄芩300g（30袋），党参300g（30袋），甘草180g（60袋），生姜90g（30袋），大枣300g（30袋），苍术300g（30袋），陈皮360g（60袋），厚朴360g（60袋），桂枝360g（60袋），茯苓300g（30袋），苏叶300g（30袋），神曲300g（30袋），人参150g（15袋）。

【适用人群】肝胃不和、脾胃虚弱的人群。

二、清暑益气膏

【组成】黄芪600g（60袋），甘草180g（60袋），党参300g（30袋），当归300g（30袋），麦冬300g（30袋），五味子360g（60袋），青皮360g（60袋），陈皮360g（60袋），神曲300g（30袋），黄柏360g（60袋），葛根450g（30袋），苍术300g（30袋），白术300g（30袋），升麻360g（60袋），泽泻300g（30袋），人参100g（10袋）。

【适用人群】正常人、体质虚弱的人群。

三、补阴益气膏

【组成】黄芪600g（60袋），白术300g（30袋），陈皮180g（30袋），党参300g（30袋），柴胡180g（30袋），升麻180g（30袋），甘草180g（60袋），当归300g（30袋），地黄300g（30袋），山药300g（30袋），山萸肉300g（30袋），牡丹皮300g（30袋），茯苓300g（30袋），泽泻300g（30袋），人参150g（15袋）。

【适用人群】正常人、肾虚人群。

四、十四味温胆膏

【组成】黄芪600g（60袋），当归300g（30袋），党参300g（30袋），麦冬300g（30袋），五味子360g（60袋），陈皮360g（60袋），清半夏300g（30袋），茯苓300g（30袋），甘草180g（60袋），竹茹300g（30袋），枳实360g（60袋），石菖蒲360g（60袋），远志360g（60

袋），地黄 300g（30 袋）。

【适用人群】睡眠不好的人群。

五、参 丹 膏

【组成】黄芪 900g（90 袋），党参 300g（30 袋），丹参 900g（90 袋），黄精 450g（30 袋），地黄 300g（30 袋），当归 300g（30 袋），薄荷 180g（30 袋），白术 300g（30 袋），苍术 300g（30 袋），柴胡 360g（60 袋），三棱 300g（30 袋），莪术 300g（30 袋），夜交藤 900g（60 袋），青皮 360g（60 袋），陈皮 360g（60 袋），砂仁 270g（90 袋），莱菔子 300g（30 袋），人参 100g（10 袋）。

【适用人群】气血亏虚引起心悸的人群。

六、逍狗归芪膏

【组成】柴胡 360g（60 袋），当归 300g（30 袋），白芍 600g（60 袋），茯苓 300g（30 袋），白术 300g（30 袋），甘草 180g（60 袋），生姜 90g（30 袋），薄荷 180g（30 袋），狗脊 900g（90 袋），川断 600g（60 袋），黄芪 600g（60 袋），桂枝 360g（60 袋），大枣 300g（30 袋），阿胶 180g（60 袋），生地 300g（30 袋），红糖 900g（自备）。

【适用人群】经常腰困、腰痛、关节疼痛的人群。

七、柴 龙 膏

【组成】柴胡 360g（60 袋），龙骨 600g（30 袋），牡蛎 600g（30 袋），党参 300g（30 袋），清半夏 300g（30 袋），甘草 180g（60 袋），黄芩 300g（30 袋），生姜 90g（30 袋），大枣 300g（30 袋），桂枝 360g（60 袋），茯苓 300g（30 袋），熟大黄 180g（30 袋），生薏仁 900g（60 袋）。

【适用人群】痤疮人群。

八、附桂六味膏

【组成】附子 180g（30 袋），肉桂 270g（90 袋），甘草 180g（60 袋），党参 300g（30 袋），白术 300g（30 袋），干姜 270g（90 袋），熟地 300g（30 袋），山药 300g（30 袋），山萸肉 300g（30 袋），牡丹皮 300g（30 袋），泽泻 300g（30 袋），茯苓 300g（30 袋），人参 150g（15 袋）。

【适用人群】脾肾阳虚引起腹泻的人群。

九、柴胡疏肝膏

【组成】柴胡 360g（60 袋），白芍 300g（30 袋），枳壳 360g（60 袋），甘草 180g（60 袋），香附 300g（30 袋），川芎 360g（60 袋），苍术 300g（30 袋），陈皮 360g（60 袋），厚朴 360g

（60 袋），生姜 90g（30 袋），大枣 300g（30 袋），苏叶 300g（30 袋），神曲 300g（30 袋）。

【适用人群】容易抑郁焦虑的人群。

十、黄芪鳖甲膏

【组成】黄芪 600g（60 袋），地骨皮 300g（30 袋），紫菀 300g（30 袋），党参 300g（30 袋），茯苓 300g（30 袋），柴胡 360g（60 袋），半夏 300g（30 袋），知母 300g（30 袋），地黄 300g（30 袋），白芍 300g（30 袋），麦冬 300g（30 袋），肉桂 270g（90 袋），甘草 180g（60 袋），人参 100g（10 袋）。

【适用人群】肾虚咳喘的人群。

十一、归芪建中膏

【组成】黄芪 600g（60 袋），当归 300g（30 袋），桂枝 360g（60 袋），白芍 600g（60 袋），生姜 90g（30 袋），大枣 300g（30 袋），甘草 180g（60 袋），阿胶 180g（60 袋），地黄 300g（30 袋），红糖 900g（自备）。

【适用人群】月经量少、备孕的人群。

十二、芪脉地黄膏

【组成】黄芪 600g（60 袋），党参 300g（30 袋），麦冬 300g（30 袋），五味子 360g（60 袋），地黄 300g（30 袋），泽泻 300g（30 袋），牡丹皮 300g（30 袋），茯苓 300g（30 袋），苍术 300g（30 袋），当归 300g（30 袋），肉桂 180g（60 袋），黄连 180g（60 袋），防己 300g（30 袋），人参 100g（10 袋）。

【适用人群】肾病、蛋白尿的人群。

十三、射干麻黄膏

【组成】射干 300g（30 袋），麻黄 180g（30 袋），紫菀 300g（30 袋），细辛 90g（30 袋），五味子 180g（30 袋），款冬花 300g（30 袋），清半夏 300g（30 袋），苍术 300g（30 袋），陈皮 360g（60 袋），姜厚朴 180g（30 袋），甘草 180g（60 袋），茯苓 300g（30 袋）。

【适用人群】哮喘人群。

附 方剂索引

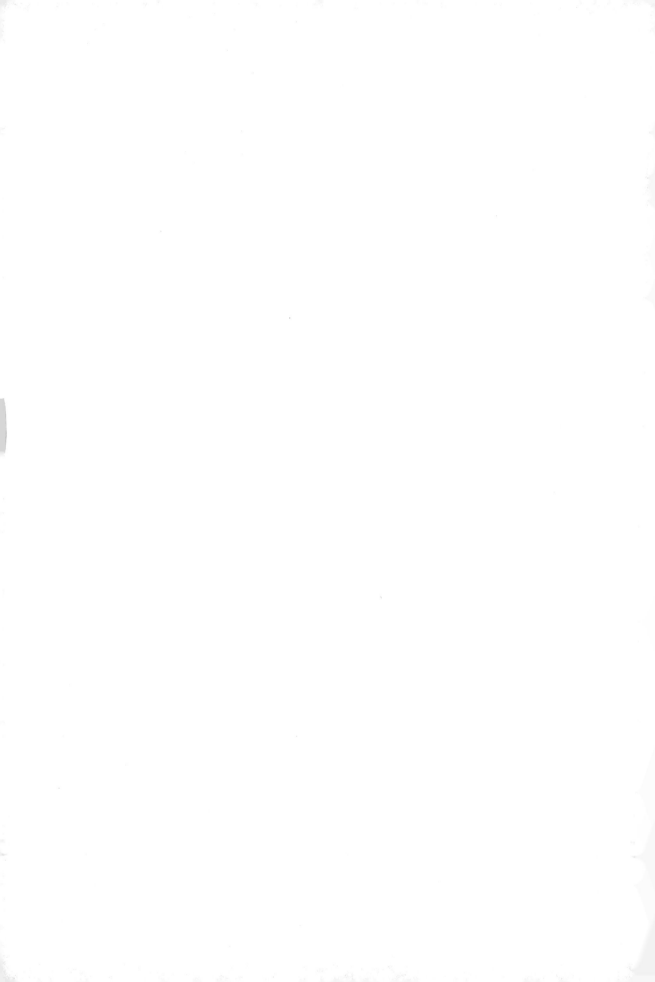